临床眼科护理学

编写单位　中山大学中山眼科中心
　　　　　眼科学国家重点实验室

主　编　吴素虹

副主编　卢素芬　黄思建　刘　文

编　者（以姓氏笔画为序）
卢素芬　刘　文　李卓琼
吴素虹　黄　雯　黄思建

人民卫生出版社

图书在版编目(CIP)数据

临床眼科护理学/吴素虹主编. —北京：人民卫生出版社，2007.10
ISBN 978-7-117-09319-4

Ⅰ. 临… Ⅱ. 吴… Ⅲ. 眼科学：护理学 Ⅳ. R473.77

中国版本图书馆 CIP 数据核字(2007)第 155219 号

临床眼科护理学

主　　编：吴素虹
出版发行：人民卫生出版社（中继线 010-59780011）
地　　址：北京市朝阳区潘家园南里 19 号
邮　　编：100021
E - mail：pmph @ pmph. com
购书热线：010-67605754　010-65264830
010-59787586　010-59787592
印　　刷：三河市宏达印刷有限公司
经　　销：新华书店
开　　本：787×1092　1/16　　印张：18.75
字　　数：445 千字
版　　次：2007 年 10 月第 1 版　　2023 年11月第 1 版第10次印刷
标准书号：ISBN 978-7-117-09319-4/R・9320
定　　价：89.00 元

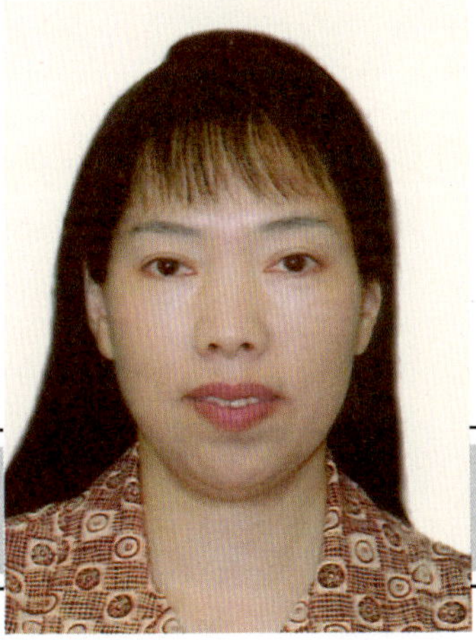

主编简介

吴素虹　眼科副主任护师，现任中山大学中山眼科中心护理部副主任。

广东省护理学会护理教育委员会委员，现代临床护理杂志编委，南方护理学报常务编委。

1981 年中山医学院卫生学校毕业后到中山眼科中心从事眼科护理工作。

1987 年中山医科大学护理专业毕业。

1992 年起担任护士长。

2004 年获英国温布罗大学国际工商管理硕士学位。

从事临床眼科护理工作 26 年，具有丰富的眼科临床护理和眼科病房管理经验，系统地掌握了眼科各专科护理理论与护理技术。在临床眼科护理上不断进取，开拓创新，潜心致力于玻璃体视网膜疾病护理的系列研究，如视网膜脱离眼内气体或硅油填充术后体位护理的改进，玻璃体视网膜术后早期眼压监测等。以设计人获国家实用新型专利三项，获中山大学医疗成果奖二项。参与广东省五官科护理常规编写，完成玻璃体视网膜疾病护理常规编写。以第一作者在中华护理杂志发表论文 6 篇，在国家级和省级核心期刊共发表论文 40 多篇。“高度近视后巩膜加强术患者的护理研究”被美国出版只读光盘（CD-ROM）数据库 Medline《医学文摘》摘录收藏。

前　言

眼科护理工作是眼科医疗、教学、科研和防盲治盲工作的一个重要组成部分，并在促进学科建设中起着重要的作用。

1980 年，中山眼科中心组织编写了国内第一本《眼科护理》，对我国眼科护理知识和技术的发展起到了巨大促进作用。近十年来，眼科学领域里新理论、新技术、新设备不断涌现，在眼病诊断和眼病治疗方面已取得了飞速发展。与眼科学发展相对应，眼科护理的理论和实践也发生显著的变化，眼科护理正向着技术性和专业性方面迅速发展，同时对眼科护士的专业知识、专业技能提出了更高的要求。

为了跟上眼科诊疗技术飞速发展的步伐，让眼科护士系统地掌握现代眼科临床护理的理论与护理技术，本书编写人员在阅读大量国内外相关文献的基础上，总结中山眼科中心四十多年来积累的丰富临床经验，把目前已形成的系统而规范的眼科护理理论与技术编写成了本书，旨在提高眼病护理水平，造福广大眼病患者。

本书共二十五章，包括九个方面的内容：眼科解剖生理、眼科检查、眼科常用技术操作、眼科门诊护理工作、眼科病房护理工作、眼科疾病及护理、眼科手术室护理、眼科常用药物、眼病预防及眼保健。书中护理内容突出“以人为本”，在疾病护理的各章节处处体现了对患者的人文关怀。特别是在治疗护理操作上的告知制度，每一项操作都注意到患者的安全与舒适。操作步骤详细明了，操作程序严谨。既有眼科疾病诊治知识的详细介绍，又重点描述眼科护理原理和过程，对护理的人文伦理和相关法律法规，都做了详尽的阐述。

本书在编写过程中，对已有成熟的眼科解剖和眼科疾病的诊治知识，参考了葛坚教授主编的《眼科学》内容，在此特致以谢意！

由于编者的工作经验和理论水平有限，尽管已做了很大的努力及精心核对，但仍难免存在许多错误，殷切希望读者谅解和指正。

吴素虹

2007 年 9 月于广州

目　录

绪论 ……………………………………………………………………………… (1)

第一章　眼的解剖及生理 ……………………………………………………… (3)

第一节　眼球 ………………………………………………………………… (3)

一、眼球壁 ………………………………………………………………… (4)

二、眼内容 ………………………………………………………………… (7)

第二节　视路及瞳孔反射路 ………………………………………………… (8)

一、视路 …………………………………………………………………… (8)

二、瞳孔反射路 …………………………………………………………… (9)

第三节　眼眶及眼附属器 …………………………………………………… (9)

一、眼睑 …………………………………………………………………… (9)

二、结膜 …………………………………………………………………… (10)

三、泪器 …………………………………………………………………… (10)

四、眼外肌 ………………………………………………………………… (11)

五、眼眶 …………………………………………………………………… (12)

第四节　眼部血管和神经 …………………………………………………… (12)

一、血管 …………………………………………………………………… (12)

二、神经 …………………………………………………………………… (13)

第二章　眼科检查法 …………………………………………………………… (14)

第一节　视觉功能检查 ……………………………………………………… (14)

一、视力检查 ……………………………………………………………… (14)

二、视野检查 ……………………………………………………………… (15)

三、暗适应检查 …………………………………………………………… (16)

四、色觉检查 ……………………………………………………………… (16)

五、立体视觉检查 ………………………………………………………… (17)

六、视觉电生理检查 ……………………………………………………… (17)

第二节　眼附属器及眼前后段检查 ………………………………………… (17)

一、眼附属器的检查 ……………………………………………………… (17)

二、眼前后段检查 ………………………………………………………… (18)

三、眼压测量 ……………………………………………………………… (19)

第三节　眼科影像学检查 …………………………………………………… (21)

一、超声生物显微镜检查 …………………………………………… (21)
二、角膜地形图 …………………………………………………… (21)
三、光学相干断层成像 …………………………………………… (21)

第三章 眼科技术操作 ……………………………………………… (22)
第一节 眼科护理技术操作原则 ………………………………… (22)
第二节 眼科常用治疗技术操作 ………………………………… (22)
一、滴眼药法 …………………………………………………… (23)
二、涂眼膏法 …………………………………………………… (24)
三、眼部冲洗法 ………………………………………………… (25)
四、结膜下注射法 ……………………………………………… (28)
五、球后注射法 ………………………………………………… (29)
六、泪道冲洗法 ………………………………………………… (30)
七、泪道探通法 ………………………………………………… (32)
八、角膜异物剔除法 …………………………………………… (34)
九、电解倒睫法 ………………………………………………… (35)
十、睑结膜结石剔除术 ………………………………………… (36)
十一、剪睫毛法 ………………………………………………… (37)
十二、睑腺炎切开排脓术 ……………………………………… (37)
十三、眼垫、眼罩包封法 ……………………………………… (38)
十四、绷带包扎法 ……………………………………………… (40)
十五、眼部换药法 ……………………………………………… (41)
第三节 眼部检验标本采集法 …………………………………… (42)
一、结膜囊分泌物涂片法 ……………………………………… (42)
二、眼部分泌物细菌培养取材法 ……………………………… (42)
三、结膜、角膜刮片涂片法 …………………………………… (42)
四、活体组织检查标本采集法 ………………………………… (42)

第四章 眼科针刺治疗 ……………………………………………… (44)
一、眼部穴位针刺手法 ………………………………………… (44)
二、眼部常用穴位 ……………………………………………… (45)
三、几种眼病的针刺治疗 ……………………………………… (45)
四、眼部穴位注射法 …………………………………………… (47)
五、针刺眼穴并发症的预防和处理 …………………………… (47)

第五章 眼科物理疗法 ……………………………………………… (48)
第一节 药物离子导入法 ………………………………………… (48)
一、药物离子导入 ……………………………………………… (49)
二、操作方法 …………………………………………………… (49)

三、常见并发症的预防和处理 …… (50)
第二节　超短波疗法 …… (50)
第三节　热敷疗法 …… (51)
一、小热水瓶蒸气薰法 …… (52)
二、湿热敷法 …… (52)

第六章　眼科门诊护理 …… (53)
第一节　门诊的设置和布局 …… (53)
一、门诊大厅 …… (53)
二、门诊候诊室 …… (53)
三、诊室 …… (54)
四、视力检查室 …… (54)
五、暗室 …… (54)
六、治疗室 …… (54)
第二节　门诊护理工作内容 …… (55)
一、预检分诊 …… (55)
二、视力检查 …… (55)
三、开诊前的准备工作 …… (56)
四、服务台工作 …… (56)
五、治疗室工作 …… (56)
六、换药室工作 …… (56)
第三节　眼科常见急诊处理 …… (56)
一、角膜、结膜异物伤 …… (57)
二、电光性眼炎 …… (57)
三、眼球穿通伤 …… (57)
四、化学性眼外伤 …… (58)
第四节　门诊护理管理要求 …… (58)
一、对门诊护士的要求 …… (58)
二、门诊治疗室护理管理要求 …… (59)

第七章　眼科病房护理 …… (60)
第一节　病区布局与设置 …… (60)
一、床位设置 …… (60)
二、眼科病室设置 …… (60)
三、患者单位及设备 …… (61)
四、治疗室 …… (61)
第二节　护理工作制度 …… (61)
一、护理工作核心制度 …… (61)
二、患者管理制度 …… (67)

三、护理业务技术管理 …………（69）
四、病房管理制度 …………（71）
第三节　眼科手术护理常规 …………（72）
一、内眼手术护理常规 …………（72）
二、外眼手术护理常规 …………（74）
三、全身麻醉护理常规 …………（75）
第四节　传染性眼病隔离护理 …………（76）
一、床边隔离护理 …………（76）
二、合并内科传染病的隔离护理 …………（76）

第八章　眼睑病 …………（77）
第一节　概述 …………（77）
第二节　眼睑炎症 …………（77）
一、睑腺炎 …………（77）
二、睑板腺囊肿 …………（78）
三、鳞屑性睑缘炎 …………（78）
第三节　眼睑位置与功能异常 …………（79）
一、倒睫与乱睫 …………（79）
二、睑内翻 …………（79）
三、睑外翻 …………（80）
四、眼睑闭合不全 …………（81）
五、上睑下垂 …………（81）
第四节　眼睑病护理 …………（82）

第九章　泪器病 …………（84）
第一节　概述 …………（84）
第二节　泪液排出系统疾病 …………（84）
一、泪道狭窄或阻塞 …………（84）
二、急性泪囊炎 …………（85）
三、慢性泪囊炎 …………（85）
第三节　泪器病患者的护理 …………（85）

第十章　结膜病 …………（88）
第一节　概述 …………（88）
第二节　细菌性结膜炎 …………（88）
一、超急性细菌性结膜炎 …………（88）
二、急性或亚急性细菌性结膜炎 …………（89）
第三节　沙眼 …………（89）
第四节　流行性角结膜炎 …………（90）

第五节 翼状胬肉 …………………………………………………………… (90)
第六节 结膜病患者的护理 …………………………………………………… (91)

第十一章 角膜病 …………………………………………………………… (92)
第一节 概述 …………………………………………………………………… (92)
第二节 角膜炎 ………………………………………………………………… (92)
第三节 细菌性角膜炎 ………………………………………………………… (93)
第四节 真菌性角膜炎 ………………………………………………………… (94)
第五节 单纯疱疹病毒性角膜炎 ……………………………………………… (95)
第六节 棘阿米巴角膜炎 ……………………………………………………… (96)
第七节 角膜溃疡患者的护理 ………………………………………………… (97)
第八节 角膜移植手术患者的护理 …………………………………………… (98)

第十二章 晶状体病 ………………………………………………………… (100)
第一节 概述 …………………………………………………………………… (100)
第二节 白内障 ………………………………………………………………… (100)
一、白内障的病因学及分类 …………………………………………………… (100)
二、白内障的发病机制 ………………………………………………………… (100)
三、年龄相关性白内障 ………………………………………………………… (100)
四、先天性白内障 ……………………………………………………………… (101)
五、外伤性白内障 ……………………………………………………………… (102)
六、代谢性白内障 ……………………………………………………………… (103)
七、并发性白内障 ……………………………………………………………… (103)
八、中毒性白内障 ……………………………………………………………… (103)
九、后发性白内障 ……………………………………………………………… (103)
第三节 白内障的治疗 ………………………………………………………… (104)
一、药物治疗 …………………………………………………………………… (104)
二、手术治疗 …………………………………………………………………… (104)
第四节 晶状体病护理 ………………………………………………………… (105)

第十三章 青光眼 …………………………………………………………… (108)
第一节 概述 …………………………………………………………………… (108)
第二节 原发性青光眼 ………………………………………………………… (108)
一、原发性闭角型青光眼 ……………………………………………………… (108)
二、原发性开角型青光眼 ……………………………………………………… (111)
三、特殊类型青光眼 …………………………………………………………… (112)
第三节 继发性青光眼 ………………………………………………………… (112)
一、炎症相关性青光眼 ………………………………………………………… (112)
二、糖皮质激素性青光眼 ……………………………………………………… (112)

第四节 发育性青光眼 …… (113)
第五节 青光眼患者的护理 …… (114)

第十四章 葡萄膜病 …… (118)
第一节 概述 …… (118)
第二节 葡萄膜炎 …… (118)
一、前葡萄膜炎 …… (119)
二、中间葡萄膜炎 …… (121)
三、后葡萄膜炎 …… (121)
第三节 特殊类型葡萄膜炎 …… (122)
一、Vogt-小柳原田综合征 …… (122)
二、Behcet 病 …… (122)
三、交感性眼炎 …… (123)
四、急性视网膜坏死综合征 …… (123)
第四节 葡萄膜炎患者的护理 …… (124)

第十五章 视网膜病 …… (126)
第一节 概述 …… (126)
第二节 视网膜血管病 …… (126)
一、视网膜动脉阻塞 …… (126)
二、视网膜静脉阻塞 …… (127)
三、糖尿病性视网膜病变 …… (128)
四、未成熟儿视网膜病变 …… (129)
第三节 黄斑病变 …… (130)
一、中心性浆液性脉络膜视网膜病变 …… (130)
二、老年性黄斑变性 …… (131)
三、黄斑裂孔 …… (131)
第四节 视网膜脱离 …… (132)
第五节 视网膜母细胞瘤 …… (134)
第六节 视网膜病患者的护理 …… (135)
一、视网膜病的一般护理 …… (135)
二、玻璃体视网膜病手术患者的护理 …… (136)
三、视网膜母细胞瘤患儿的护理 …… (140)

第十六章 眼视光学 …… (142)
第一节 眼球光学 …… (142)
一、光与眼的屈光 …… (142)
二、眼的调节与集合 …… (142)
第二节 正视、屈光不正与老视 …… (142)

一、婴幼儿的屈光状态和发育 …… (142)
二、正视 …… (142)
三、近视 …… (143)
四、远视 …… (143)
五、散光 …… (143)
六、屈光参差 …… (143)
七、老视 …… (143)
第三节 屈光不正矫治 …… (144)
第四节 屈光手术护理 …… (145)

第十七章 斜视与弱视 …… (146)
第一节 内斜视 …… (146)
一、先天性内斜视 …… (146)
二、共同性内斜视 …… (146)
第二节 外斜视 …… (148)
一、间歇性外斜视 …… (148)
二、恒定性外斜视 …… (148)
第三节 非共同性斜视 …… (149)
一、先天性上斜肌不全麻痹 …… (149)
二、先天性动眼神经麻痹 …… (149)
第四节 弱视 …… (149)
第五节 斜视手术患者的护理 …… (150)

第十八章 眼眶病和眼肿瘤 …… (152)
第一节 概述 …… (152)
一、眼眶病的检查 …… (152)
二、眼眶病的分类 …… (153)
第二节 眼眶炎症 …… (154)
一、眶蜂窝织炎 …… (154)
二、炎性假瘤 …… (154)
三、甲状腺相关免疫眼眶病变 …… (155)
第三节 眼肿瘤及眼眶病护理 …… (156)
一、眶蜂窝织炎护理 …… (156)
二、甲状腺相关免疫眼眶病变护理 …… (157)
三、眼肿瘤及眼眶手术前后护理 …… (158)

第十九章 眼外伤 …… (161)
第一节 概述 …… (161)
第二节 眼钝挫伤 …… (161)

一、眼前段挫伤 …… (161)
二、眼后段挫伤 …… (163)
三、视神经挫伤 …… (163)
四、眼球破裂伤 …… (163)
第三节 眼球穿通伤 …… (163)
一、穿通伤的临床表现 …… (164)
二、穿通伤的急诊及处理原则 …… (164)
三、穿通性眼外伤的并发症及处理 …… (165)
第四节 眼异物伤 …… (165)
一、眼前部及表浅组织异物 …… (165)
二、眼内异物 …… (166)
第五节 眼酸碱化学伤 …… (166)
第六节 眼外伤患者的护理 …… (167)
一、机械性眼外伤患者的护理 …… (167)
二、化学性眼外伤的护理 …… (169)
三、眼外伤患者的术前准备 …… (170)

第二十章 眼科手术室的要求与设备 …… (172)
第一节 手术室的布局与要求 …… (172)
一、手术室的位置选择 …… (172)
二、手术室的区域划分 …… (172)
三、手术间 …… (173)
四、洗手间 …… (173)
五、手术室的常用设备 …… (173)
六、手术室的常用药品 …… (173)
七、手术室的急救物品 …… (174)
八、敷料室 …… (174)
九、洗涤室 …… (174)
第二节 手术中常用物品 …… (174)
一、布类 …… (174)
二、敷料类 …… (175)
三、缝针 …… (175)
四、缝线 …… (176)
第三节 常用手术仪器 …… (177)
一、手术显微镜 …… (177)
二、超声乳化仪 …… (179)
三、双极电凝镊子 …… (180)
四、玻璃体切割机 …… (180)
五、冷凝机 …… (184)

六、眼科激光机 …… (186)
七、玻璃体切除术的辅助器械 …… (187)
八、眼激光显微内镜系统 …… (189)
九、电凝器 …… (190)
十、W2C—Ⅱ型泪道治疗仪 …… (191)
十一、电磁吸铁器 …… (191)
十二、环氧乙烷灭菌器 …… (192)
十三、快速蒸汽压力灭菌器 …… (192)
十四、超声清洗仪 …… (193)
十五、显微手术器械的保养 …… (194)
第四节 常用手术器械包 …… (194)
一、Phaco手术器械包 …… (195)
二、白内障手术器械包 …… (195)
三、青光眼手术器械包 …… (195)
四、玻璃体及视网膜脱离手术器械包 …… (195)
五、泪囊摘除手术器械包 …… (196)
六、泪囊鼻腔吻合手术器械包 …… (196)
七、矫形手术器械包 …… (196)
八、眶内容物剜出手术器械包 …… (196)
九、眼球摘除手术器械包 …… (197)
十、植皮手术器械包 …… (197)
十一、视网膜脱离显微手术器械包 …… (197)

第二十一章 眼科常见手术的配合 …… (199)
第一节 白内障超声乳化手术的配合 …… (199)
第二节 青光眼手术的配合 …… (200)
第三节 角膜移植手术的配合 …… (202)
第四节 闭合式玻璃体手术的配合 …… (203)
第五节 视网膜脱离手术配合 …… (205)
第六节 眼部异物手术的配合 …… (206)
第七节 斜视矫正手术的配合 …… (207)
第八节 眼球摘出术的配合 …… (209)
第九节 眼眶手术的配合 …… (210)
第十节 泪囊鼻腔吻合手术的配合 …… (211)
第十一节 泪道浚通插管手术的配合 …… (213)

第二十二章 手术室的清洁和消毒制度 …… (215)
第一节 手术物品的清洁 …… (215)
一、清洁的方法 …… (215)

二、注意事项 ……………………………………………………（215）
三、常用手术物品的清洁 ……………………………………（216）
第二节 手术物品的消毒与灭菌 ……………………………（217）
一、物理灭菌法 ………………………………………………（217）
二、化学消毒灭菌法 …………………………………………（221）
第三节 手术野的清洁消毒法 ………………………………（224）
一、眼部手术野的清洁消毒法 ………………………………（224）
二、非眼部手术野消毒（唇黏膜移植术、眼睑植皮术） ……（224）
第四节 手术者的清洁消毒法 ………………………………（225）
一、一般洗手法 ………………………………………………（225）
二、外科手消毒 ………………………………………………（226）
第五节 手术室空气消毒法 …………………………………（226）
一、紫外线灯照射法 …………………………………………（226）
二、静电吸附式空气消毒器消毒法 …………………………（227）
三、乳酸蒸熏法 ………………………………………………（227）
第六节 手术室内环境表面和物体消毒法 …………………（227）
一、地面消毒 …………………………………………………（227）
二、墙面消毒 …………………………………………………（227）
三、物体表面消毒 ……………………………………………（227）
第七节 消毒灭菌的卫生学监测 ……………………………（228）
一、监测原则 …………………………………………………（228）
二、手术物品消毒与灭菌效果监测 …………………………（228）
三、医护人员洗手监测 ………………………………………（230）

第二十三章 手术室管理 ……………………………………（232）
第一节 手术室的质量管理 …………………………………（232）
第二节 手术室人员的培训 …………………………………（233）
一、进修护士的培训 …………………………………………（233）
二、新护士的培训 ……………………………………………（234）
第三节 手术室的护理管理 …………………………………（236）
一、手术室工作制度 …………………………………………（236）
二、手术室各级人员工作职责 ………………………………（241）
三、手术室安全管理 …………………………………………（243）

第二十四章 眼科常用药物 …………………………………（249）
第一节 眼科常用的给药方式 ………………………………（249）
一、局部用药 …………………………………………………（249）
二、全身给药 …………………………………………………（250）
第二节 眼科药物代谢动力学 ………………………………（250）

一、眼部各组织在局部用药后对药物的吸收 ……(250)
二、药物在眼内的分布、代谢和排泄 ……(251)
第三节 眼科常用药物 ……(251)
一、眼科常用抗感染药 ……(251)
二、散瞳剂与睫状肌麻痹剂 ……(256)
三、糖皮质激素及非甾体抗炎药 ……(256)
四、免疫抑制药 ……(258)
五、青光眼用药 ……(258)
六、抗疲劳和营养剂 ……(259)
第四节 手术室常用药物 ……(259)
一、手术室常用药品 ……(259)
二、手术室间的常用药品 ……(271)

第二十五章 眼病预防与保健 ……(272)
第一节 眼外伤的预防 ……(272)
一、儿童眼外伤的预防 ……(272)
二、成人眼外伤的预防 ……(273)
第二节 传染性眼病的预防 ……(273)
一、红眼病的预防 ……(273)
二、沙眼的预防 ……(274)
三、新生儿淋菌性结膜炎的预防 ……(274)
第三节 近视眼的预防 ……(275)
一、近视眼的发病原因 ……(275)
二、近视眼的预防措施 ……(275)
三、眼保健操 ……(275)

参考文献 ……(278)

致谢 ……(281)

绪　论

眼科护理学是研究眼科疾病的发生发展、转归、预防、治疗及护理的专科护理学。

一、眼科学发展及对眼科护理的要求

近年来，随着我国医学科学的飞速发展，眼科学已发展成为现代医学中的一门独立的临床学科，正随着基础医学和各种高新技术的发展而取得前所未有的进展。有些基础研究和临床诊疗技术方面已达到了国际先进水平。由于新器械的引进和新技术的广泛开展，丰富了眼科护理工作的内涵，大大提高了护理工作的技术性与专业性，使眼科护理逐步朝着科学化、规范化、专业化的方向发展。

眼科护理在眼科急症、危重症、疑难症患者的救治，大规模白内障手术的开展、复杂性视网膜脱离手术及角膜移植术，抗青光眼手术等的配合、防盲治盲工作等方面发挥着重要的作用。

目前，眼科学已成为发展最快的临床专业之一，眼科护埋的专业化发展与眼科临床技术的发展存在着一定的差距，研究探索系统的眼科护理理论与护理技术，不断提高眼科护士的专业知识与专业技能，培养眼科专科护士是眼科学发展的需要，也是眼科护理发展的必然趋势。

二、眼科护理的特点

眼是人体十分重要而特殊的感觉器官，由于其解剖学的特点及功能的复杂性，决定其护理方法与其他临床护理学科有很大的差别，并已逐渐形成一门独立的护理学科。

（一）眼的解剖特点及护理操作的风险性

从眼球解剖生理看，结构既精密又脆弱，生理功能既复杂又重要。人从外界获取的信息中，约90%是通过视觉器官完成的。人的视觉敏锐度直接影响着生活、学习和工作。例如：角膜是重要的屈光介质，透明、无血管，是神经感觉最敏锐的部位，轻微的损伤可破坏其透明性造成角膜混浊，导致视力下降，严重者可引起视力丧失，给患者、家庭、社会造成巨大的损失。例如：角膜异物剔除术、泪道冲洗术、泪道探通术、结膜下注射、结膜结石剔除术等护理技术，既精细又高风险，要求护士在执行这些操作时务必做到轻、稳、准，不能有丝毫的偏差。

（二）患者心理护理的特点

眼部的治疗、护理操作均在患者的眼前进行，患者感受直接而明显，不可避免的产生紧张、恐惧心理，治疗操作前做好详细的解释工作显得特别重要。例如给患者做泪道冲洗前必须解释泪道冲洗的目的、方法、患者如何配合，同时还要解释泪道的解剖结构和泪道冲洗针头是钝而圆的，并非注射器针头，这样可有效减轻患者的紧张恐惧心理。

眼科住院患者，部分视力不好，看不清周围情况，对医院的陌生环境产生焦虑恐惧心理，与医护人员的沟通主要靠语言，与视盲患者的语言沟通技巧要求很高，因为这种沟通是心灵与心灵的沟通，患者看不到医务人员的笑容，也就是看不到仪容仪表与姿态，也就是看不到医护人员的态势语言，医护人员对患者的关怀是发自内心的，才能把自己对患者的态度在语言沟通中充分表达出来，才能让患者真正感受到医护人员对他的真心。大部分医疗纠纷是由于沟通不够，信息不对称造成的。用心灵沟通是对眼科患者心理护理有效的方法，对构建和谐医患关系意义重大。

（三）眼的病变与全身其他系统疾病密切联系

糖尿病性视网膜病变，严重高血压引起眼底出血、玻璃体积血、甲亢性突眼、新生血管性青光眼、Behcet 病等，这些眼病是全身病的晚期并发症。眼科护士不仅要掌握眼部疾病的护理，还需掌握全身各系统疾病的护理，如糖尿病、高血压、肾病等。眼科护士必须掌握专科护理的知识，同时还需要掌握通科护理知识。

（四）病房管理的特点

在同一个病房里住着高龄老人（老年性白内障），也住着婴幼儿（先天性白内障或先天性青光眼），感染性与非感染性眼病住在同一个病区，手术与非手术患者住同一间病房，要求严格执行消毒隔离工作，控制院内感染，确保患者的安全。既要做好老年患者的护理，也要作好婴幼儿的护理，特别注意要做好老年患者及婴幼儿的护理安全管理。

（五）如何学习眼科护理技术

1. 熟练掌握眼科学理论知识。

2. 在熟练掌握眼科解剖的基础上进行眼科治疗护理技术操作的训练。

3. 有些治疗操作如翻眼皮可以在新护士当中互相进行练习，避免在患者眼睑上多次翻转，增加患者痛苦。同时采用多媒体教学。

4. 训练护士动作要轻巧，避免损伤眼球。

5. 执行各种技术操作要根据技术的难易度及不同年资护士技术水平来评估操作者的技术胜任程度，以保证患者的安全。新护士要经过规范化培训后才可进行技术操作。

第一章

眼的解剖及生理

第一节 眼　　球

眼球由眼球壁和眼内容组成。

成人正视眼的眼球（eye ball）近似球形（图 1-1），其前面小部分是透明的角膜，大部分为白色的巩膜。正常成人眼球的前后径平均为 24mm，垂直径平均为 23mm 和水平径平均为 23. 5mm，眼球向前方平视时，一般突出与外侧眶缘 12 ~ 14mm。眼球位于眼眶的前部，借眶筋膜韧带与眶壁联系，周围有眶脂肪垫衬，以减少眼球的震动。眼球前面有眼睑保护。

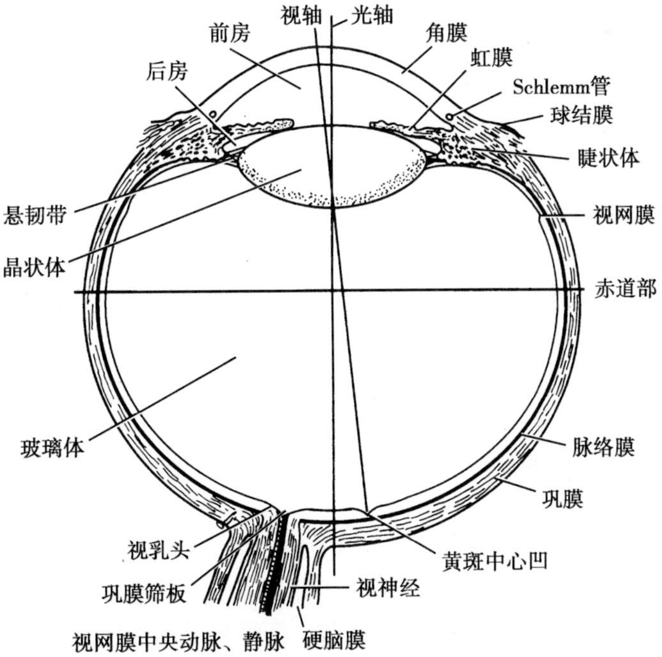

图 1-1　眼球解剖

一、眼 球 壁

【外层】 外层为纤维膜，前 1/6 为透明的角膜，后 5/6 为瓷白色的巩膜，共同构成眼球完整、封闭的外壁，起保护眼内组织、维持眼球形状的作用。

1. 角膜（cornea） 位于眼球的最前部，向前呈半球状突出，呈横椭圆形组织，横径约 11.5～12mm，垂直径约 10.5～11mm。角膜前表面的曲率半径约为 7.8mm，后部表面的曲率半径为 6.22～6.88mm。角膜厚度中央部分约 0.8mm，周边部约 1mm。

组织学上角膜由前向后分为 5 层，依次是：上皮细胞层、前弹力层、基质层、后弹力层和内皮细胞层。角膜无血管，从而保证良好的透明性。

（1）上皮细胞层：由 5～6 层细胞组成，在角膜缘处与球结膜上皮细胞层相移行，厚度均一非常规则，容易与前弹力层分离，滴表麻药或昏迷患者的角膜干燥都可导致其剥离。此层组织再生能力强，损伤后修复快，不留疤痕。

（2）前弹力层（Bowman 膜）：为一层均匀一致无细胞结构的透明膜，此层抵抗力较弱，容易损伤、无再生能力。

（3）基质层：占角膜厚度 90%，为大约 200 层胶原纤维束所组成，与角膜表面有规则地平行排列，具有相同的屈光指数。各层间有固定细胞和少数游走细胞，并含有丰富的透明质酸和粘多糖，此层受损后不能再生，由不透明的疤痕组织修复。

（4）后弹力层（Descemet 膜）：为较坚韧的透明均质膜，富于弹性，抵抗力强，在角膜溃疡穿孔前常可以看弹力层膨出。此层损伤后可迅速再生。

（5）内皮细胞层：为一层六角形扁平细胞构成，具有角膜一房水屏障。内皮细胞损伤后不能再生，若角膜内皮细胞丧失功能代偿，会发生角膜水肿和大泡性角膜病变。

角膜的营养来自角膜缘血管网和房水。角膜上皮层神经末梢丰富，感觉十分敏锐。

2. 角膜缘（limbus） 是角膜与结膜、巩膜的移行区。角膜缘的毛细血管充血时，临床上称为睫状充血。

角膜的生理：角膜维持眼球的完整及对眼内容物的保护，透过光线并参与屈折光线，感知环境和外界刺激。

3. 巩膜

（1）解剖：巩膜（sclera）主要由胶原纤维构成。一般巩膜呈白色，但儿童巩膜较成人薄，能看透见脉络膜的部分颜色，所以呈浅蓝色，老年人则由于脂肪的沉积，可呈淡黄白色。

（2）生理：巩膜与角膜、结膜等共同构成眼内容的外屏障；避光；是眼外肌的附着点。

巩膜的感觉神经来自于三叉神经的眼支，巩膜表层的知觉敏感，炎症时疼痛症状明显。

前房角（anterior chamber angle）位于周边角膜与虹膜根部的连接处。角巩膜缘内面有一凹陷，称巩膜内沟，沟内有网状组织（小梁网）及 Schlemm 管。

Schlemm 管是围绕前房角一周的房水输出管道。

前房角是房水排出的主要通道。

【中层】 葡萄膜（uvea）又称为色素膜（tunica pigmentosa），也叫血管膜。是位于巩膜与视网膜之间富含色素的血管性结构。葡萄膜自前向后分为虹膜、睫状体和脉络膜三个相连续部分。

1. 虹膜

（1）解剖：虹膜（iris）是葡萄膜的最前部，它的根部和睫状体前缘相连，向中央延伸到晶状体前面。虹膜中央有圆孔，称为瞳孔（pupil），瞳孔的大小随光线的强弱而改变，瞳孔平均直径为3mm。环形排列的瞳孔括约肌，使瞳孔收缩；虹膜基质层后面有放射状排列的肌纤维，称瞳孔开大肌，使瞳孔放大。虹膜富含血管。

虹膜有许多大小不等的穴状凹陷，叫虹膜隐窝。

（2）生理：虹膜的间隔作用和瞳孔，成为光学系统上的光栅装置。瞳孔的变化可以调节射入到眼内的光线。瞳孔对光反射的途径是：光→瞳孔→视网膜的黄斑纤维→视神经→视交叉（鼻侧神经纤维交叉，颞侧神经纤维不交叉）→视束→上丘臂→上丘和顶盖前区→顶盖前区又发出神经纤维→到同侧和对测的第三神经核→睫状神经节→瞳孔括约肌。

虹膜的神经纤维丰富，瞳孔括约肌由属于副交神经的动眼神经的纤维支配；瞳孔开大肌由交感神经纤维支配。虹膜的感觉神经纤维来自三叉神经的第一支。

2. 睫状体

（1）解剖：睫状体（ciliary body）是葡萄膜的中间部分，前接虹膜根部，后端以锯齿缘为界移行为脉络膜。睫状体分为两部，前1/3隆起的睫状冠和后2/3睫状体平坦部，睫状冠表面大约有70～80个纵形放射状突起，称睫状突（ciliary processes）。从睫状突和平坦部到晶状体赤道部有纤维的晶状体悬韧带与晶状体连接（图1-2）。

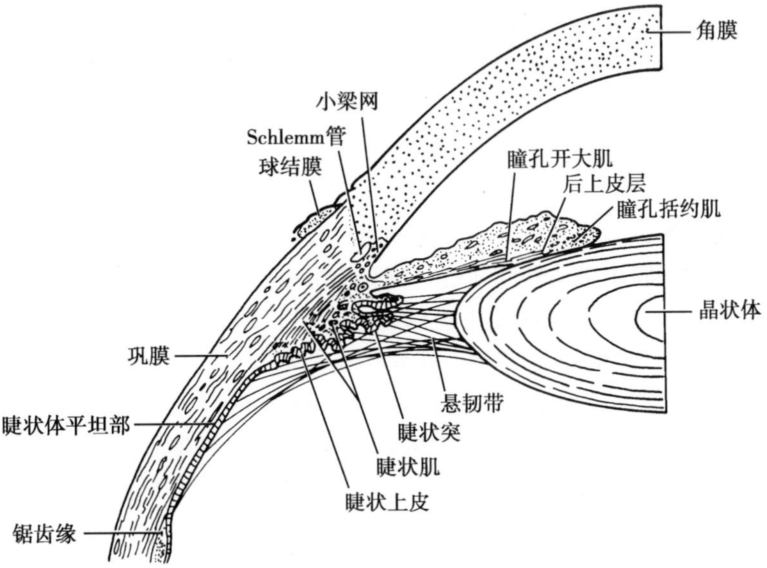

图1-2　眼球前段经向切面解剖简图

（2）生理：睫状突产生和分泌房水。房水是维持眼压，提供角膜、晶状体和小梁网代谢所需要的营养物质。房水还是屈光间质的组成部分。

睫状体非色素上皮间的紧密连接、虹膜组织上皮的连接和虹膜血管构成血-房水屏障。血-房水屏障的存在使得房水的化学成分与血液不同。

平坦部的无色素睫状上皮分泌黏多糖酸，这是玻璃体的主要成分之一。

睫状肌各个部分的协调收缩保证睫状体的调节功能。睫状肌收缩时使晶状体悬韧带放松，晶状体靠自己的弹性回缩变凸，屈光度增加，这是晶状体的调节作用，使该眼能看清近距离的物体。

当睫状肌收缩时，巩膜突被牵引而向后移位，使 Schlemm 管开放，由裂隙状变为圆形或椭圆形，在管内产生负压，吸引房水由前房流入 Schlemm 管。当睫状肌放松时，具有弹性的房角网状组织及巩膜突回到原来的位置及形状，压迫 Schlemm 管使房水进入减慢，通过睫状肌的收缩和放松来调节眼内房水的流动和眼压。

房水不仅经小梁进入 Schlemm 管，同时也进入虹膜和睫状体表面，包括巩膜突、脉络膜上腔及巩膜。

3. 脉络膜

（1）解剖：脉络膜（choroid）是葡萄膜的最后面部分，位于视网膜和巩膜之间，前端以锯齿缘为界，向后止于视神经周围，是一层富含血管的黑色膜。脉络膜主要由血管组成。由外向内分为大、中和毛细血管层。在上下直肌两侧汇集成涡静脉，流出眼球外的眼上下静脉。

（2）生理：眼球内血液总量的 90% 在脉络膜，其中 70% 在脉络膜毛细血管层。脉络膜毛细血管层营养视网膜神经上皮层的外四层和视神经的一部分。

【内层】 视网膜 视网膜是由胚胎时期的神经外胚叶形成的视杯发育而来，视杯外层形成单一的视网膜色素上皮层，视杯内层则分化为视网膜神经上皮层，二者间有一潜在间隙，临床上的视网膜脱离即由此处分离。

1. 解剖 视网膜是一层透明的膜，分为十层、内九层为神经上皮层（也叫感光层），外层是单层的色素上皮叫视网膜色素上皮层，视网膜神经上皮层和色素上皮层之间有潜在的间隙，在病理性情况下容易分离，形成视网膜脱离。其前界为锯齿缘，向后止于视盘，内侧为玻璃体，外侧为脉络膜（图 1-3）。

（1）视盘：距黄斑鼻侧 3mm 处有一约 1.5mm × 1.75mm 境界清楚，橙红色的圆形盘状结构，称为视盘，又称为视乳头，是视神经穿入眼球的部位。视盘中央的凹陷区称视杯。视盘上有视网膜中央动静脉通过，其分支分布于视网膜上。

（2）黄斑部：视网膜后极部上下血管弓之间的区域称为黄斑，中央无血管的凹陷区富含叶黄素使其外观色略黄而得名。正常中心凹常有一清楚的反光点。

（3）周围视网膜：被分为近、中、远和极周边视网膜。近周边部是黄斑区外 1.5mm 宽的带；中周边是赤道部，宽 3mm；远周边部从赤道部延伸到锯齿缘。赤道部到锯齿缘是玻璃体基底部的一部分，大部分周边部的病理改变都发生在这一区域。锯齿缘和睫状体平坦部是极周边部。

（4）视网膜神经上皮的分层：①视锥、视杆细胞层（光感受器细胞层）：由光感受器的内外节组成；②外界膜：为一薄网状膜；③外核层：由光感受器细胞核组成；④外

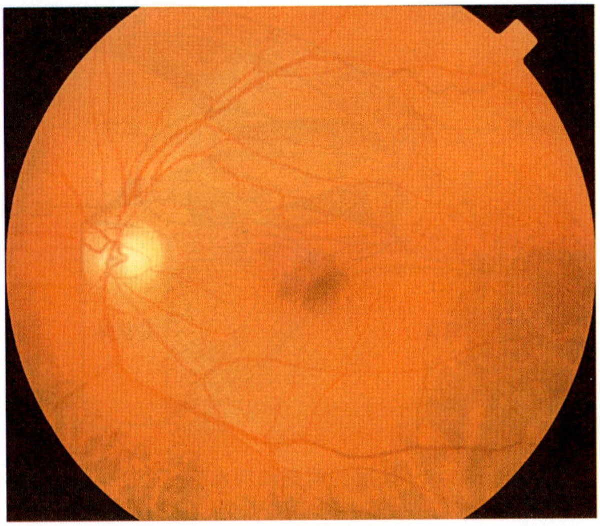

图 1-3　正常视网膜

丛状层：是疏松的网状结构，由视锥、视杆细胞的终球与双极细胞的树突及水平细胞的突起相连接的突触部位；⑤内核层：主要由双极细胞、水平细胞、无长突细胞及 Müller 细胞的细胞核组成；⑥内丛状层：主要由双极细胞、无长突细胞与神经节细胞相互接触形成突触的部位；⑦神经节细胞层：由神经节细胞核组成；⑧神经纤维层：由神经节细胞轴突构成；⑨内界膜：是视网膜最内面的一层均质膜，与玻璃体皮质相邻。由 Müller 细胞的基底膜组成。

（5）视网膜色素上皮：在视网膜神经上皮层和脉络膜之间含有黑色素的上皮层。视网膜色素上皮是单层细胞，纵切面呈立方形，从平面看是六边形的结构。

2. 生理　视网膜的功能是感受和传递外界的光线刺激。

二、眼　内　容

眼内容包括房水、晶状体和玻璃体，与角膜一起构成眼的屈光系统。

1. 房水　由睫状体的睫状突上皮产生，房水充满后房和前房，总量为0.15～0.3ml，其主要成分是水，占总量的98.75%。

房水处于动态循环中，它由睫状突上皮产生后到达后房，通过瞳孔进入前房，然后由前房角经小梁网进入 Schlemm 管，再经集液管和房水静脉最后进入巩膜表层的睫状前静脉而回到血液循环（图 1-4，图 1-5）。

房水功能为维持眼内压、营养角膜、晶状体及玻璃体。

2. 晶状体　位于后房处于虹膜后表面和玻璃体前表面之间。晶状体由晶状体囊和晶状体纤维组成。晶状体是一个透明的双凸透镜，一生都处于不断增长之中。其生理功能：

（1）屈光：正常眼无调节状态下晶状体相当于 20D 的凸透镜，是最主要的眼屈光介质之一。

（2）调节：睫状肌的收缩或松弛通过悬韧带使整个晶状体厚度变薄或增厚，从而

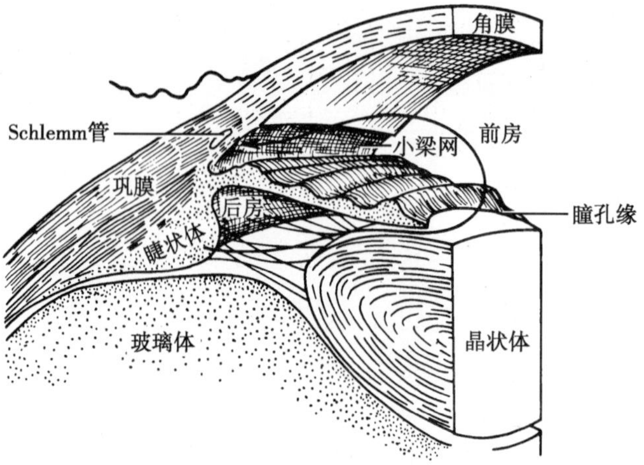

图 1-4　前房的解剖和房水流出途径
房水经睫状突上皮产生，先流入后房，再经瞳孔流入前房，经小梁网排出到 Schlemm 管，再经集液管和房水静脉最后进入巩膜表层

改变眼球屈光力。

（3）吸收紫外线：保护视网膜，晶状体对光线的选择性屏障作用降低了紫外线对视网膜的光损伤。

3. 玻璃体　为无色透明的凝胶体，位于晶状体后面的玻璃体腔内，占眼球内容积的4/5，成人的玻璃体约 4. 5ml。

玻璃体由 98% 的水与 2% 的胶原纤维和透明质酸组成。

玻璃体是眼屈光介质的组成部分，对晶状体、视网膜等周围组织有支持、减震和营养作用。中年以后，排列规则的胶原纤维开始变形，粘弹性下降，玻璃体的胶原支架结构逐渐塌陷或收缩，水分析出，玻璃体凝胶变为液体，称玻璃体液化。

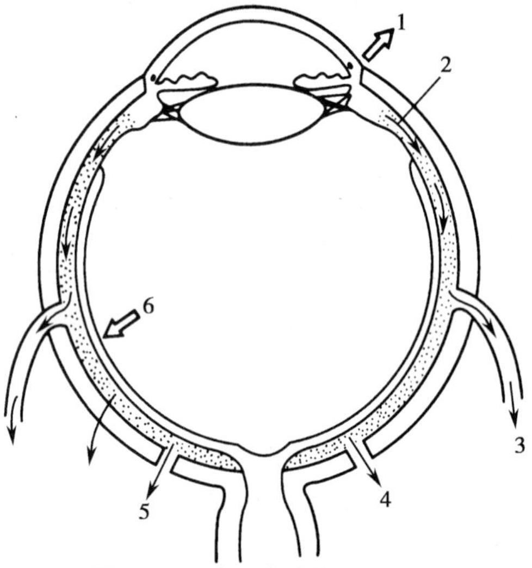

图 1-5　正常眼内液体流出途径
1. 小梁网途径　2. 睫状体脉络膜途径　3. 脉络膜涡静脉途径　4. 葡萄膜巩膜途径　5. 经巩膜途径　6. 玻璃体视网膜脉络膜途径

第二节　视路及瞳孔反射路

一、视　　路

视路指从视网膜光感受器起，到大脑枕叶皮质视觉中枢为止的全部视觉神经冲动传递径路。

视神经由视网膜神经节细胞发出的约 120 万无髓鞘神经纤维轴突在眼球后极偏鼻侧

聚集，形成约1.5mm的视乳头，然后呈束状穿过巩膜筛板形成视神经，经眼眶后部视神经孔进入颅内，两侧视神经在蝶鞍上方汇合，形成视交叉。视乳头是神经纤维聚合成视神经的部位，其上无感光细胞，在视野中形成生理盲点。视神经是中枢神经系统的一部分，全长约50mm，共分为四段，长度分别为：球内段1mm；眶内段25mm，呈S形；管内段9mm和颅内段16mm。

二、瞳孔反射路

1. 光反射　当光线照射一眼瞳孔，引起被照眼瞳孔缩小，称为直接对光反射；而未被照射的对侧瞳孔也相应收缩，称为间接对光反射。

2. 集合（convergence）反射　当两眼注视由远而近的物体时，两眼球同时内转。

3. 近反射　注视近处物体时瞳孔变小，同时发生调节和集合反射，称瞳孔近反射。

第三节　眼眶及眼附属器

眼附属器包括眼睑、结膜、泪器、眼外肌和眼眶。

一、眼　　睑

眼睑（eye lids）分为上睑和下睑，覆盖眼球前面。上下眼睑的游离缘，即皮肤和结膜交接处称睑缘，上下睑缘之间的裂隙称睑裂。上睑缘遮盖角膜上缘1.5～2.0mm，下睑缘则与角膜下缘相切。上下眼睑外侧交接处称外眦，上下眼睑内侧交接处称内眦，内眦与眼球之间有一小湾称泪湖，泪湖的鼻侧部分可见一椭圆形肉样隆起称泪阜，是一种变态的皮肤组织，有时可见长有睫毛。

睑缘宽约2mm，分前后唇。前唇有睫毛，后唇有一行排列整齐的睑板腺导管开口。上睑皮肤面有一弧形沟，称上睑沟即为双重睑（图1-6）。

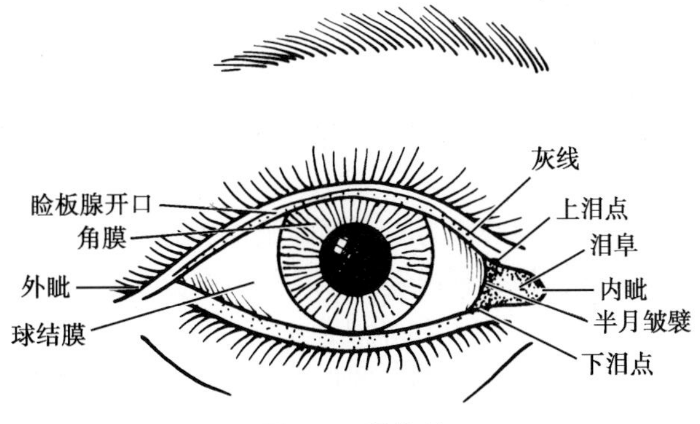

图1-6　眼外观

1. 眼睑组织分为5层，由前向后依次为皮肤、皮下疏松结缔组织、肌层、纤维层和结膜。

（1）眼睑皮肤：是全身皮肤最薄的部位，容易形成皱褶。

（2）皮下组织：为疏松结缔组织，容易发生水肿。

（3）肌层：包括眼轮匝肌、提上睑肌和 Müller 肌（受颈交感神经支配的平滑肌）。

（4）纤维层：包括睑板和眶隔。睑板由致密的结缔组织、丰富的弹力纤维和大量睑板腺组成，是眼睑的支架组织。眶隔是睑板向四周延伸的一层有弹性的结缔组织膜。

（5）睑结膜层：是覆盖眼睑后表面和眼球前部的黏膜。

2. 眼睑的神经

（1）面神经：为运动神经，支配部分眼轮匝肌、皱眉肌和额肌。当面神经麻痹，眼轮匝肌功能丧失，出现眼睑闭合不全。

（2）动眼神经：上支支配提上睑肌。

（3）三叉神经：为感觉神经。其第一即眼神经分出泪腺神经、眼上神经、滑车上下神经等。上睑主要由眶上神经支配。

（4）感觉神经：为颈交感神经的分支，分布于 Müller 肌，血管及皮肤的各种腺体。

二、结　　膜

结膜（conjunctiva）为一连续眼睑与眼球间的透明的薄层黏膜，覆盖于眼睑后面和眼球前面。分为睑结膜、球结膜和二者移行部的穹隆结膜三部分。以睑裂为口，角膜为底，结膜呈一囊，即结膜囊。

1. 睑结膜　覆盖于睑板内面与睑板紧密粘连，不能被推动。上睑结膜在距离睑缘后唇上约 3mm 处为睑板下沟，此处比较容易存留异物。透明的结膜下能遇见垂直行走的小血管和部分睑板腺管。

2. 球结膜　是结膜中最薄的部分，覆盖于眼球前部巩膜表面，止于角巩膜缘。球结膜与其下方组织结合疏松可被推动。

3. 穹隆结膜　介于睑结膜和球结膜之间，该处结膜组织疏松便于眼球活动。

结膜的分泌腺：杯状细胞分布于睑结膜和穹隆结膜的上皮细胞层，分泌黏液湿润角膜和结膜，起保护作用；副泪腺位于穹隆结膜下，分泌泪液。

三、泪　　器

泪器包括分泌泪液的泪腺和排泄泪液的泪道。

1. 泪腺　位于眼眶外上方的泪腺窝内。泪腺共有排泄管 10～20 个，开口于上穹隆部结膜的颞侧。

泪腺神经为混合神经，感觉纤维为三叉神经眼支的分支；支配纤维来自面神经中的副交感神经纤维和颅内动脉丛的交感神经纤维，司泪腺分泌。

2. 泪道　由泪点、泪小管、泪囊和鼻泪管 4 部分组成（图 1-7）。

（1）泪点：位于上、下睑缘内侧端一圆形隆起上，直径为 0.2～0.3mm，泪点开口于泪湖。正常情况下泪点贴附于眼球表面。

（2）泪小管：为连接泪点和泪囊的小管，管长约 10mm。泪小管的开始部分垂直，长约 2mm，然后呈水平位转向泪囊。上、下泪小管多先汇合成泪总管后再进入泪囊。

（3）泪囊：位于泪骨的泪囊窝内。上方为盲端，下方与鼻泪管相连。

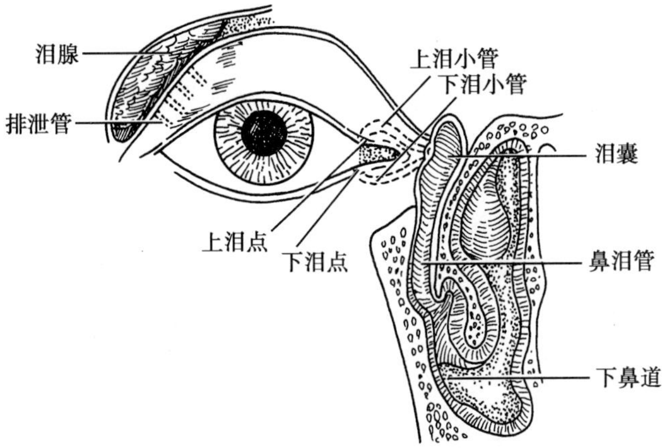

图 1-7　泪器解剖简图

（4）鼻泪管：上接泪囊，向下开口于下鼻道，全长 18mm。鼻泪管下端的 Hasner 瓣膜为胚胎期的残物，如生后仍未开放可发生新生儿泪囊炎，向下方轻轻按压泪囊部，泪囊内液体冲破 Hasner 瓣膜，可使症状缓解。

泪液排到结膜囊后，经瞬目运动分布于眼球的表面，向内眦移动汇集于泪湖，再由泪点、泪小管的虹吸作用，进入泪道。

泪液除含有少量蛋白和无机盐外，尚含有溶菌酶、免疫球蛋白 A、补体系统、β 溶素及乳铁蛋白。泪液除有湿润眼球作用外，还有清洁和杀菌作用。

四、眼　外　肌

包括四条直肌和两条斜肌（图 1-8）。

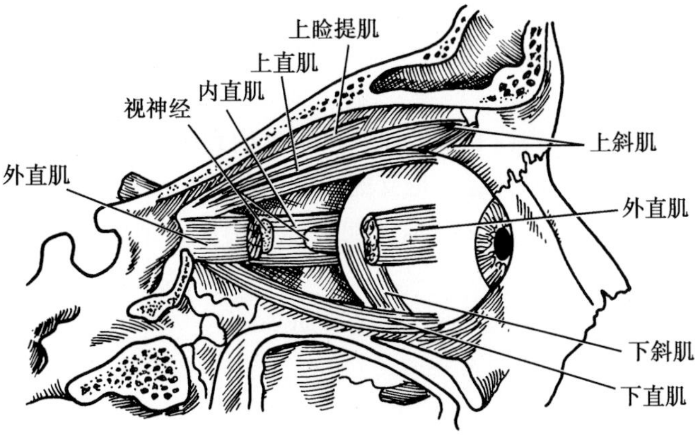

图 1-8　眼肌解剖简图

1. 直肌　内直肌和外直肌、上直肌和下直肌。
2. 斜肌　上斜肌，下斜肌。

眼外肌的神经支配，除上斜肌受第Ⅳ对（滑车神经）和外直肌受第Ⅵ对（外展神经）脑神经支配外，其余四条肌肉均受第Ⅲ对脑神经（动眼神经）支配。

五、眼　　眶

1. 眼眶的解剖　眼眶由额骨、筛骨、泪骨、上颌骨、蝶骨、腭骨和颧骨组成，呈尖端向后底端向前的锥体形（图1-9）。眶尖有视神经孔和眶上裂两个重要的通道。视神经孔有视神经和眼动脉通过。眶上裂位于视神经孔外侧，在眶上壁和眶外壁的分界处，长约22mm，与颅内相通，第Ⅲ、第Ⅳ、第Ⅵ脑神经和植物神经以及眼静脉由此经过。眶壁附着一层疏松筋膜称眼眶骨膜在视神经孔处与硬脑膜和视神经硬膜相移行。

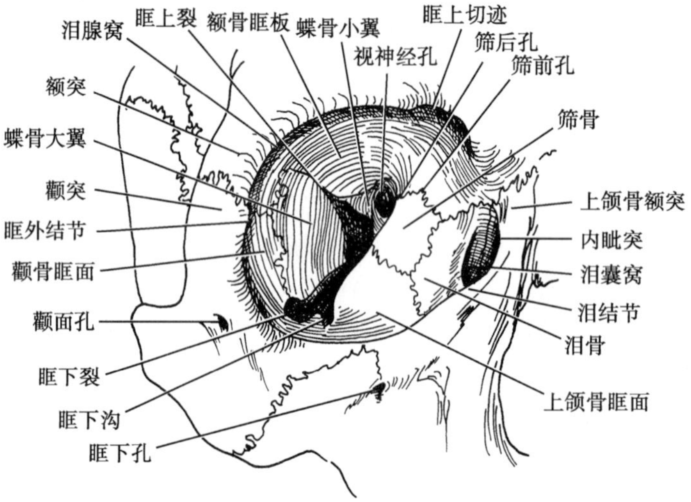

图1-9　眼眶正面观

2. 眼眶血管　眼眶的动脉来自颈内动脉分出的眼动脉,来自上颌动脉的眶下动脉和脑膜中动脉的眶支。眼眶静脉主要向三个方向回流,向后由眼上下静脉回流于海绵窦以及颅静脉系统;向前通过与眼静脉汇合进入面静脉系统;向下经眶下裂流到翼静脉丛。

3. 眼眶神经

（1）视神经：包括了眶内段和管内段，从眼球内到颅内的这一部分。

（2）第Ⅲ、第Ⅳ、第Ⅵ颅神经，是支配眼外肌和提上睑肌的运动神经。

（3）第Ⅴ颅神经的第一、二支，是支配眼球、泪腺、结膜、眼睑及面部周围皮肤区域的感觉神经。

（4）交感神经分布至眼球、泪腺、眶平滑肌。

（5）第Ⅶ颅神经，至泪腺。

第四节　眼部血管和神经

一、血　　管

1. 动脉　眼眶组织主要从眼动脉得到血液供应。眼动脉在眼眶内分支的数量不同，重要的分支有：

（1）泪腺动脉：在眼动脉近端分支分出，泪腺动脉终端支与相邻部位皮肤血管有大量的吻合支

（2）视网膜中央动脉：视网膜中央动脉与它的分支是营养视网膜内层的唯一血管，视网膜对极小的血循环障碍都非常敏感。

（3）肌动脉：是眼动脉向眼外肌发出的分支。

（4）筛动脉：一般有两条，筛前动脉和筛后动脉。

（5）眶上动脉：是眼动脉较粗的分支，在它的分布范围为肌肉、眼眶部骨膜、额骨、上睑的组织、额部肌肉和皮肤提供血液营养。

（6）上、下睑内侧动脉，额动脉，和鼻梁动脉　是眼球动脉发出的皮肤支，它们与面动脉系统的分支吻合。

（7）睫状动脉：分睫状前动脉和睫状后动脉。睫状前动脉是眼肌动脉的延续，在距角膜缘3～4mm处穿过巩膜进入眼内，在虹膜根部与睫状后长动脉分支吻合构成虹膜动脉大环。睫状后动脉从眼动脉发出后，行走到眼球的后方穿入眼内，在葡萄膜内分为睫状后短动脉和睫状后长动脉。睫状后短动脉分成多条分支在视神经周围穿过巩膜后进入脉络膜。睫状后长动脉行走于脉络膜上腔和睫状体后，向前与睫状前动脉系统吻合。

2. 静脉　眼眶组织的血液回流主要依靠眼上静脉和眼下静脉，两条静脉收集全部眶内组织和眼球的静脉血，于眶尖汇合成一总干，经眶上裂进入海绵窦，眼下静脉有一分支经眶下裂注入翼状静脉丛。

二、神　　经

眼神经是第Ⅴ颅神经三叉神经分支，在海绵窦的前方分成泪腺神经、鼻睫状神经和额神经，是眼球和眼眶的主要感觉神经。

支配眼外肌运动的神经有：动眼神经、外展神经和滑车神经。

1. 动眼神经　从眶上裂进入眼眶，然后分成两支，上支支配上直肌和提上睑肌，下支支配内直肌、下直肌和下斜肌；下支还向睫状神经节发出分支，支配瞳孔括约肌和睫状肌。

2. 外展神经　通过眶上裂进入眼眶，行走于动眼神经的外侧。支配外直肌的运动。

3. 滑车神经　通过眶上裂外侧部进入眼眶，最后到达上斜肌，支配上斜肌的运动。

第二章

眼科检查法

眼科检查是眼病诊断的主要依据，包括视功能检查及眼部形态学检查，而视功能检查又可分为主观检查和客观检查。

第一节　视觉功能检查

视功能检查包括视力、视野、色觉、暗适应、立体视觉检查和视觉电生理检查。

一、视 力 检 查

视力（visual acuity）分为中心视力与周边视力，中心视力简称为视力（vision），即视敏度，指的是黄斑中心凹的视功能。5m 或 5m 以外的视力称为远视力，距离 30cm 阅读时的势力称近视力。周边视力又称视野。

（一）远视力检查方法及程序

常用的视力表为国际标准视力表（图 2-1）。在检查时，视力表挂在光线充足或用灯光照明的地方，被检者距离视力表 5m，使 1.0 这一行与被检眼同一高度。两眼分别检查，一般先检查右眼，后检查左眼，从上至下指出“E”字行视标开口的方向，把说对的最小视标一行的字号记录下来。正常视力标准定为 1.0。例如 1.0 行只看到 2 个可记作 0.9^{+2}；又例如 1.0 行只有一个视标看不对可记为 1.0^{-1}。

戴眼镜者必须测裸眼视力和戴眼镜的矫正视力。如远视力未达到正常者可用针孔镜，放在被检者前测远视力。屈光不正者能增加视力由于改变了焦点深度，同时也避免了球面差。黄斑病变或者黄斑乳头束受损等，使用针孔镜则视力可能减退。

视力不能辨认 0.1 者，让被检者逐步走近视力表，直至认出 0.1 视标为止。例如 3m 才能看清 0.1，则视力为 $3/5 \times 0.1 = 0.06$；或按下列公式计算其视力，视力 = [被检查者所在的距离（米）/5m（背光而坐）] ×0.1

指数：走进 1m 不能辨认 0.1 视标者，则改用数手指。被检者背光而立或背光而坐，指间距离略同指粗。例如在 30cm 处能说出指数，则视力 = 指数/30cm（或 V = FC/30cm）。

手动：手指近到眼前 5cm 分不清者，则改为手在被检者眼前左右摆动。并问其能否看到手动，如能看到，连同距离作记录。例如视力＝手动/20cm（或 V＝HM/20cm）。

光感：不能看到眼前手动者，则改为在暗室内用烛光或者手电筒照射眼睛。如能准确的看到光亮，纪录视力为光感（LP）。不能看到光亮者纪录无光感。

光定位：肯定有光感后，还需分别检查视网膜各个部位的视敏度，即光定位或光投射（Light projection），本质上是一种视野或周边视力检查。患者眼向前方注视不动，灯光在 1m 远处，检查上、下、左、右、左上、左下、右上、右下等九个方向，然后记录各方向有无光感（图 2-2）。“＋”表示有光感，“－”表示无光感。

（二）近视力检查

常用的有标准近视力表。在充足的照明下，距眼前 30cm，分别检查右眼、左眼视力，如近视力很差，可改变距离，直到获得最佳测量结果时，纪录视力并标明实测距离。

二、视 野 检 查

视野（visual field）是当眼向前固视某一点时，黄斑区中心凹以外视网膜感光细胞所能见到的范围。视野检查分为周边视野及中心视野。视野检查对眼底病与视路病有重要的诊断价值。

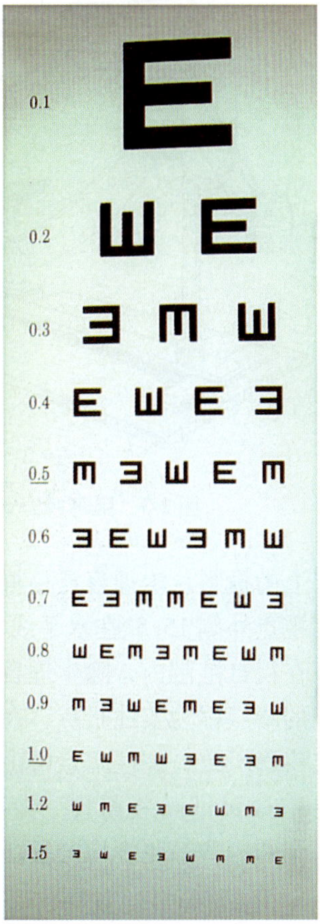

图 2-1　国际标准视力表

1. 对比法　检查时被检者与检查者对面而坐，眼位等高，相距 0.5m。检查右眼时，被检者的右眼与医生检查者的左眼彼此注视，并各遮盖另眼，检查左眼时反之。检查者用手指（或持一棉球）置于两人之间，在各方向从外周向中间移动，如被检者能在各方向与检查者同时看到手指，大体属正常视野。但检查者视野必须正常。

2. 弧形视野计　弧形视野计（图 2-3）为半径 33cm 的半圆弧形板，称视野弓，内面有刻度记录角度。用以动态检查周边视野。检查时患者下颏固定于视野计的下颏托上，被检眼注视视野计弧中心目标，眼与固视点在同一个水平上，相距 330mm，遮盖另眼，将视标沿视野计弧由周边向中心慢慢移动，并同时询问被检者是否能够看到视标，直到受检者看见为止，反复测量数次以求准确，记下视野弓所标的角度，然后转动视野计的弧，用同样的方法测量各个经线度数，最后将记录的各点连结起来。即为被检眼的视野范围，将各方向看不见的视标的各点连接起来便可显示暗点。

－	＋	＋
－	＋	＋
－	－	＋

图 2-2　光定位检查纪录法

3. 平面视野计　检查固视点以外 30°范围以内的视野（图 2-4）。平面视野计为无反光的黑色正方形绒布屏，面积一般为 $1m^2$，被检眼与屏中心固视点等高。

在中心视野里有一生理盲点，为视乳头在视

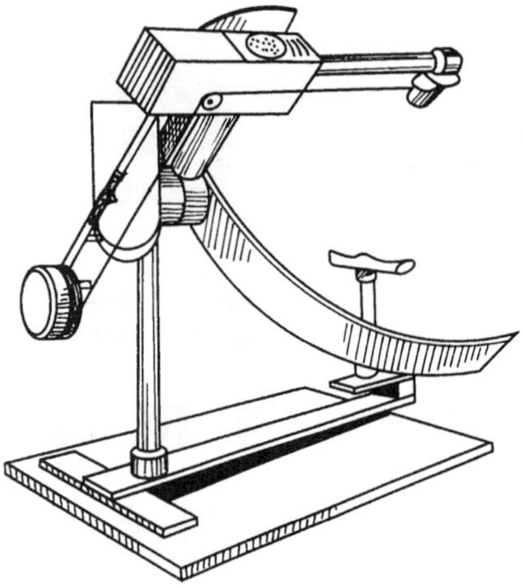

图 2-3 弧形视野计

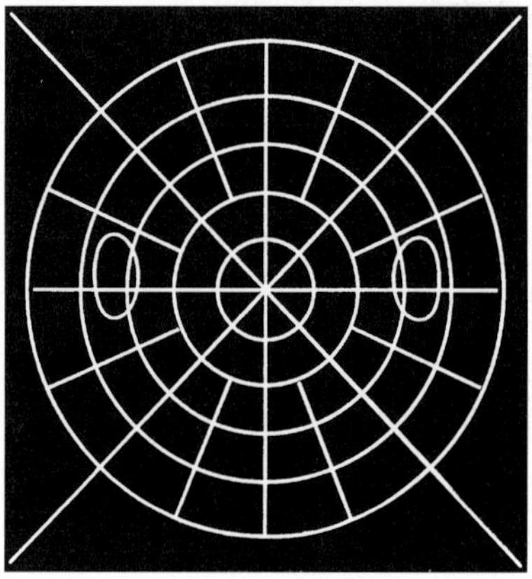

图 2-4 平面视野计

野屏上的投影。生理盲点呈椭圆形，垂直径 7.5°±2°，横径 5.5°±2°。生理盲点中心在固视点外侧 15.5°在水平线下 1.5°处。

在视野范围内，除生理盲点外出现任何其他暗点，都是病理性暗点。患者能自行感觉到的暗点称为实性暗点；在客观检查始发现者，称为虚性暗点。其实暗点常是视网膜外层疾病所致；虚性暗点常由视觉传导系统疾病产生。

4. Goldmann 视野计　为投射式半圆型视野计，它的视标大小、视标亮度能精确控制，半圆形背景照度均匀且能校正增加了视野计检查的量化性、准确性。

5. 自动视野计　自动视野计是利用电子计算机程序控制的静态视野仪。从受检者对光的敏感度检测视野缺损并对其深度定量分析，进行视网膜光阈值定量测定，以光敏度改变定量描述视野损害程度。

三、暗适应检查

当人从明处进入暗处，开始看不清周围的物体，以后随着光敏度的增加，慢慢能看清暗处周围的物体，这一视觉现象。称暗适应，暗适应检查可以对夜盲这一症状进行比较客观和量化的评定。可用于诊断和观察各种夜盲性疾病，如视网膜色素变性，维生素 A 缺乏等。

检查方法：对比法：被检者和暗适应正常的检查者同时进入暗室，在相同距离和条件下分别记录各自在暗室内可辨认周围物体需要的时间，根据需要时间的长短来判断受检者的暗适应功能。

四、色觉检查

色觉是区分不同波长光线成分的视觉功能。是眼在明亮处视网膜锥细胞所产生的主要功能之一。色觉障外包括色盲和色弱。色盲是缺乏或完全没有辨色力，色弱为辨色力不足。色盲检查最常用是假同色图，又称色盲本，在同一色彩图中既有相同亮度不同颜色的斑点组成的图形，也有相同颜色不同亮度的斑点组成的图形。色盲者分辨不清颜色只能以图像的明暗或浓淡来辨别图案或符号而做出错误的回答。

检查方法：在自然光线下进行，距离为0.5m，让被检者在5s内读出，然后按表内所附说明书，判定为何种色盲或色弱。

五、立体视觉检查

立体视觉又称深度觉或空间视觉。是感受三维视觉空间，感知深度的能力。不仅能认识物体的平面形状，又能感知物体的立体形状以及该物体与人眼的距离，或两个物体相对的远近关系。有些职业需要有良好的立体视觉，如交通，绘画雕像，机械精细加工等。立体视觉需以双眼单视为基础。检查立体视觉可利用同视机或用立体视觉检查图片或计算机立体视觉检测系统。立体视锐度的正常值≤60 弧秒。

六、视觉电生理检查

1. 眼电图（EOG）　是测量视网膜色素上皮细胞功能的一种电生理检查。

2. 视网膜电图（ERG）　是光刺激视网膜时电极记录到的视网膜电反应。ERG 又分为闪光视网膜电图（flash-ERG）和图形视网膜电图，闪辉视网膜电图和多焦视网膜电图（multifocal ERG，mERG）。闪光视网膜电图主要以反映神经节细胞以前的视网膜细胞的状态；图形视网膜电图以图形作为刺激，主要反映视网膜神经节细胞层的状态。

多焦视网膜电图是通过计算机控制光刺激器，同时分别刺激后极部视网膜的多个不同部位，通过常规角膜电极来记录，得到连续 ERG 混合反应信号，经计算机分析，得出每个刺激单元相关的局部 ERG 信号，并以波描记阵列图或三维地形图显示。

3. 视觉诱发电位（VEP）　是在视网膜受闪光或图形刺激后，在视皮层枕叶视觉中枢诱发出来的生物电。反映视网膜、视路、视觉中枢的功能状态。

第二节　眼附属器及眼前后段检查

一、眼附属器的检查

1. 眼睑检查　观察眼睑有无红肿、压痛、皮下有无瘀血、气管及硬结，有无瘢痕，睑缘位置有无内翻或外翻。睫毛排列是否整齐及生长方向如何，上睑提起及睑闭合功能是否正常。

2. 泪器检查　注意泪点位置有无外翻及闭塞，泪囊区有无红、肿、压痛、瘘管及隆起。压挤泪囊时，有无分泌物自泪点溢出，并记录其性质及量的多少。泪腺是否能触及，有无压痛及肿块。

3. 结膜检查　检查睑结膜及穹隆结膜时应该上下眼睑翻转，注意其颜色，透明光滑否，有无充血、水肿、乳头肥大、滤泡增生、瘢痕形成；有无溃疡、睑球粘连、新生物及异物。

检查球结膜时，以拇指和示指将上下睑分开，嘱患者向上、下、左、右各方向转动眼球，观察有无充血、出血、异物；是否有色素沉着。

4. 眼球位置及运动　有无眼球震颤、斜视。观察眼球位置、角膜位置、眼球大小、有无突出和内陷。

5. 眼眶检查　观察两侧眼眶是否对称，眶缘有无缺损、压痛及肿物。

二、眼前后段检查

（一）斜照法

用装有聚光灯泡的手电筒作照明，检查角膜、前房、虹膜及晶状体的微细病变。

（二）裂隙灯生物显微镜检查

由光源投射系统和显微镜组成（图 2-5）。可用观察眼前段各层组织结构的变化。加前置镜、接触镜、前房角镜、三面镜，可检查前房角、玻璃体和眼底。再配备前房深度计、压平眼压计、照相机，其用途更为广泛。

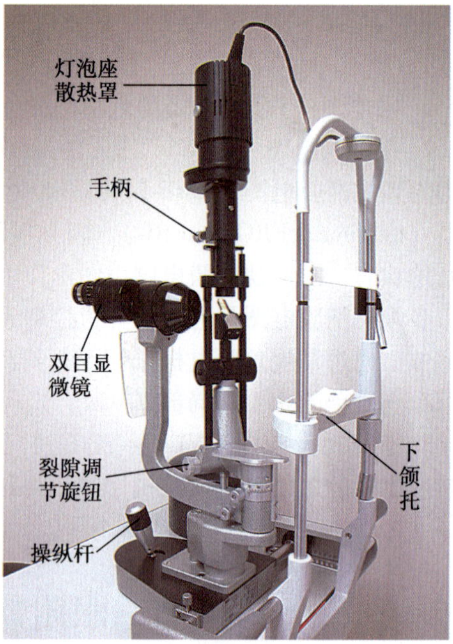

图 2-5　裂隙灯显微镜

裂隙灯显微镜最常用的操作方法

1. 直接焦点照明法　是常用的方法，主要观察：角膜各层的病变、虹膜、晶状体，角膜接触镜表面的异物和沉淀物。将光线调成细小裂隙射入前房可观察：前房的透明程度，可见房水闪光（Tyndall）现象。

2. 弥散光照明法　观察眼睑、睫毛、泪小点、泪膜、结膜、巩膜、角膜、虹膜、瞳孔。

（1）角膜：角膜大小、透明度，表面是否光滑。新生血管及混浊。角膜有无沉着物。

荧光素钠染色法：用 1% ~2% 消毒荧光素钠液滴眼，如角膜上皮缺损或溃疡则呈绿色的染色，瘢痕则不着色。

角膜知觉检查法：从消毒棉签抽出一条纤维，用其尖端从被检者侧面触及角膜，如立即引起反射性瞬目运动，说明角膜知觉正常。

（2）巩膜：颜色，黄染、结节、充血及压痛。

（3）前房：深浅，房水有无混浊、积血、积脓或异物等。

（4）虹膜：颜色、纹理，有无新生血管、色素脱落、萎缩、结节，以及前、后粘连，有无震颤。

（5）瞳孔：瞳孔是否等大、等圆，位置是否居中，是否整齐。正常成人瞳孔在自然弥散光线下直径约 2.5 ~4mm，幼儿及老年人者稍小。

光反射检查：用光直接照射被检眼时，该眼瞳孔缩小称为直接光反射，而另一眼瞳孔也缩小则称为间接光反射。检查应分别记录各眼的直接和间接光反射是否灵敏、迟钝或消失。

看近时比看远时瞳孔缩小，此种瞳孔缩小为调节反射或集合反射。

（6）晶状体：在斜照下进行检查，滴眼散大瞳孔。观察晶状体有无混浊，应描绘其位置及形态，注意有无脱位。

（7）眼底检查是经过瞳孔检查玻璃体、视网膜、脉络膜、视神经疾病的重要方法。

（三）眼底荧光血管造影

眼底荧光血管造影是应用可以发出荧光的染料注入血管内，然后用装有特定滤光片组合的眼底照相机，连续拍摄眼底血管中染料循环时，吸收激发光线所发射出的荧光形态。

荧光素进入机体内无任何毒性，少数人有恶心、呕吐，严重者可有休克。大部分通过肾脏随小便排除，其余小部分由胆道排除，因此有心、肝肾疾病的患者要慎用，严重者应忌用。为防止意外发生，检查室内应备有各种急救药品及器械，一旦需要，可随时取用。

三、眼压测量

（一）指测法

指测法是最简单的估计方法，需要大量的临床实践及丰富的临床经验。测量时嘱被检者双眼向下注视，检查者将双手示指尖放在眼上睑皮肤面，双指交替轻压眼球，像检查波动感那样感觉眼球的张力，估计眼球硬度（图 2-6）。记录时以 Tn 表示眼压正常，用 T^{+1} ～T^{+3}表示眼压增高的程度，用 T^{-1} ～T^{-3}表示眼压降低的程度。

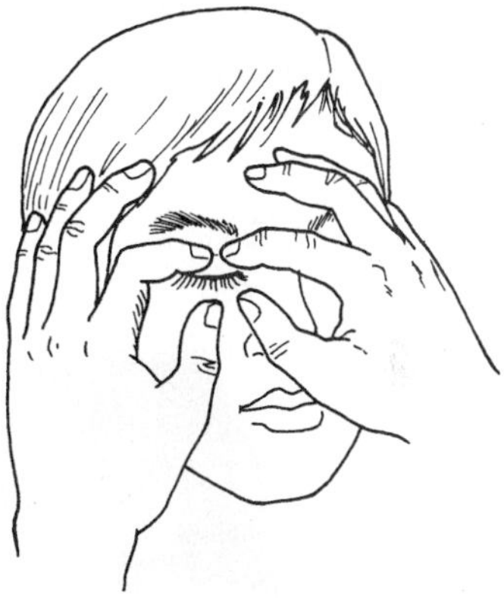

图 2-6　眼压指测法

（二）Schiötz 眼压计

患者仰卧低枕，测量前先滴 0.5% 丁卡因 2～3 次，一边等待角膜充分麻醉，一边准备眼压计，在试板上指针是否指零（图 2-7），并用乙醚小棉签擦拭底板待干。测量时，嘱咐患者伸出示指作为注视点，使角膜恰在水平正中位。检查者右手持眼压计，左手拇指及示指分开上下眼睑固定于眶缘上，可使眼球不受压（图 2-8）。将眼压计足板垂直放在角膜中央，先用 5.5g 砝码，读指针刻度，如读数小于 3，则更换 7.5 或 10 的砝码再量。由刻度读数查表得眼压的实际数字。测毕结膜囊内滴抗生素眼液。此眼压计为压陷式。

（三）Goldmann 压平眼压计

Goldmann 压平眼压计是测量眼内压最常用的方法，通过将眼角膜压平的外力大小来决定的。表面麻醉后，用荧光素钠试纸染色，将患者下颌放在下颌架上，前额贴紧额托。嘱咐患者向前看，双眼睁开。插入钴蓝滤光片，检查角膜有无染色。

调整眼压计的位置使其压平棱镜与一眼目镜对齐，旋转压平棱镜使白色标线与 180°标线对齐。如果患者的散光大于 3D，旋转棱镜使红色标线与其散光负轴对齐，打开裂隙光束至最宽。调节控制杆使蓝光照亮压平棱镜头，照明角度在 45°～60°之间，放大率为 10 倍或 16 倍，将读数鼓调到 10～20mmHg 之间。

当两半环大小相等，位置居中旋转加压旋钮以测量眼内压。当一半环的一端内缘与

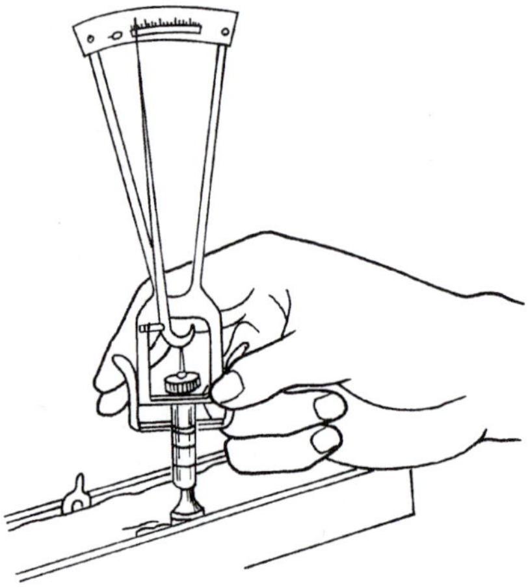

图 2-7 眼压计准确性检查

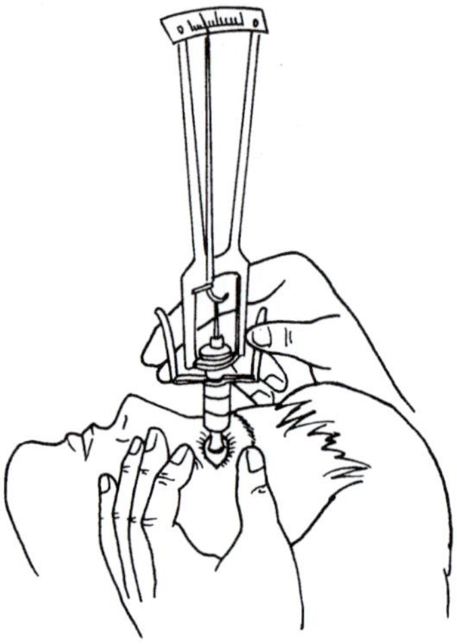

图 2-8 眼压计测量眼压

另一半环的另一端内缘相切，记下读数。

（四）非接触眼压计

其原理是利用可控的空气脉冲，其压力具有线性增加的特性，使角膜压平到一定的面积，通过监测系统感受角膜表面反射的光线，并记录角膜压平到某种程度的时间，将其换算为眼压值（图 2-9）。

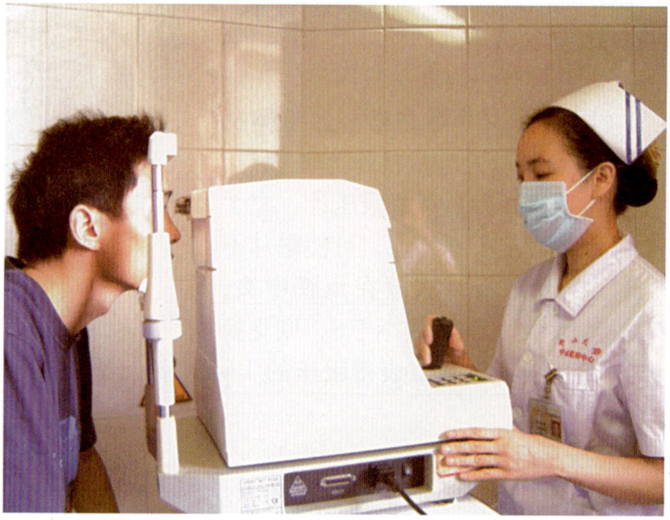

图 2-9 非接触眼压计检查眼压

（五）测量眼压的注意事项

1. 测量前应将注意事项告知患者，以取得配合。

2. 操作宜轻，暴露角膜时，手指切勿压迫眼球。测量前要解松过紧的领扣。

3. 先测右眼，后测左眼，测量眼压不宜连续反复测量多次，以免损伤角膜上皮及影响眼压的准确性。

4. 操作时注意勿遮挡另眼视线，以免影响患者双眼向正前方固视。

5. 角膜有损伤、溃疡或患急性结膜炎、角膜炎时，通常不宜用眼压计测量眼压。

6. 表面麻醉不可用可卡因，因其能散大瞳孔使眼压增高，而影响结果的准确性。

（六）眼压计的检查和保护

1. 每次使用前必须检查眼压计是否正常，以免影响检查结果。用棉签蘸乙醚消毒眼压计的足板及标准试盘，干后将眼压计足板正置于试盘上，如此时指针正好“0”度，说明指针的摆动灵活，才能使用。

2. 每测一个患者后，应用棉签蘸乙醚擦干眼压计足板。清洁消毒眼压计时，应用手指将眼压计的轴心及指针固定好，指针不要随意摆动以免影响灵敏度。干后分别放置在眼压计盒内，次日用时再套上。眼压计要防震防潮，经常保持清洁干燥，定期酒精泡浸消毒，但消毒后注意擦干，以防生锈及用时发生障碍。

第三节　眼科影像学检查

一、超声生物显微镜检查

超声生物显微镜（ultrasound biomicroscope UBM）是利用超高频超声技术，观察眼前节断面图像的一种新的影像学检查装置。眼科专用超声与B超相同，所不同处在于其探头的频率高达40～100MHz，其探测深浅度仅4～5mm，但分辨率高达20～40μm。

选取大小合适的眼杯，置于被检者的结膜囊内，杯内注入接触剂。将探头垂直浸入眼杯内，在监视器上观察。用于检查角膜、房角、睫状体及前段视网膜脉络膜疾病等。

二、角膜地形图

角膜地形图是记录和分析角膜表面形貌和屈光力的检查方法。用于角膜屈光状态观察、隐形眼镜设计和验配、角膜屈光手术设计及评估、角膜疾病诊断等。

三、光学相干断层成像

光学相干断层成像术（optical coherence tomography，OCT）是一种新的光学诊断技术，可对眼透光组织作断层成像，主要用于眼后节检查，也可以观察眼前节。OCT系统由眼底摄像机，低相关干涉仪，监视器，计算机图像处理显示系统组成。

OCT系统适用于眼所有透明屈光间质的检查，眼前段可显示角膜各层，前房为无反射暗区，虹膜表层、晶状体囊均为强反射色彩。眼后段可显示玻璃体为无反射暗区。视网膜前界的红色高反射层为神经纤维层，后界的红色高反射层相当于视网膜色素上皮和脉络膜毛细血管层。其前的暗色层为锥杆细胞层，再之前的黄绿色则为视网膜中内层组织。黄斑中心凹呈绿色。视乳头区呈黄绿色。

第三章

眼科技术操作

眼科技术操作是眼病治疗的重要手段之一，因眼的结构精细、感觉灵敏，是人体十分重要的视觉器官，即使是轻微的损伤，都可以引起患者的不适或视力下降。熟练掌握眼科技术操作原则和操作技巧，对保证患者安全十分重要。

第一节　眼科护理技术操作原则

1. 实施眼科护理技术操作前，应严格遵守三查七对制度。核对患者身份（姓名、年龄、性别、住院号、床号）及眼别。评估患者病情、精神、心理状况和配合程度。

2. 尊重患者的知情权，落实告知制度。向患者或家属解释实施眼科技术操作的目的、方法、程序、可能发生的并发症及风险，操作过程中可能出现的不适及配合方法。对一些侵入性的操作（如泪道探通术），最好与患者或家属签订知情同意书。

3. 检查，治疗，操作的环境应宽敞、明亮、整齐、清洁、安全（特别是角膜异物剔除术）和舒适。

4. 操作前必须备齐所需物品、急救物品。

5. 严格执行无菌技术、消毒隔离、标准预防原则，防止职业暴露。

6. 操作必须轻、稳、准，严防医源性眼部受伤。

7. 密切观察患者的反应，如发生异常情况应及时报告，及时处理和纪录。

第二节　眼科常用治疗技术操作

临床上常用的治疗操作大部分由护士执行，护士必须了解各项操作的目的、意义，操作方法及程序，各项操作的注意事项。为保证治疗操作的顺利进行及患者的安全，操作前必须认真执行护理评估及患者告知制度。

一、滴眼药法

【目的】

1. 防治眼病。

2. 眼部检查前的散瞳，如眼底检查或散瞳验光。

3. 角膜、结膜表面麻醉。

4. 诊断性染色，如滴荧光素检查角膜上皮缺损情况。

【评估】

1. 患者眼部一般情况的评估　如眼部是否清洁、有无分泌物、眼睑及结膜有无充血、水肿、有无眼痛。

2. 眼部用药既往史，药物过敏史。

3. 患者对治疗合作程度，对眼部用药知识的了解情况。

【准备】

1. 执行患者告知制度，向患者及家属详细解释操作目的、配合方法、药物作用及副作用。

2. 操作者洗手、戴口罩。

3. 用物　滴眼液（检查滴眼液质量、有效期），无菌滴管或滴瓶、消毒棉签或棉球、装医疗垃圾容器。

4. 患者取仰坐位（头稍后仰）或仰卧位。

【操作方法、程序】

1. 检查医嘱核对患者姓名、眼别、药名。确认患者及眼别。

2. 用消毒棉签轻轻擦去患者眼部分泌物。

3. 操作者左手拿棉签轻轻拉开患者下眼睑，嘱患者眼向上看，暴露下结膜囊（图3-1），右手持滴管或眼药瓶将药液滴入穹隆部结膜囊内。药液量：一滴或两滴。

4. 嘱患者轻闭眼1～2min。

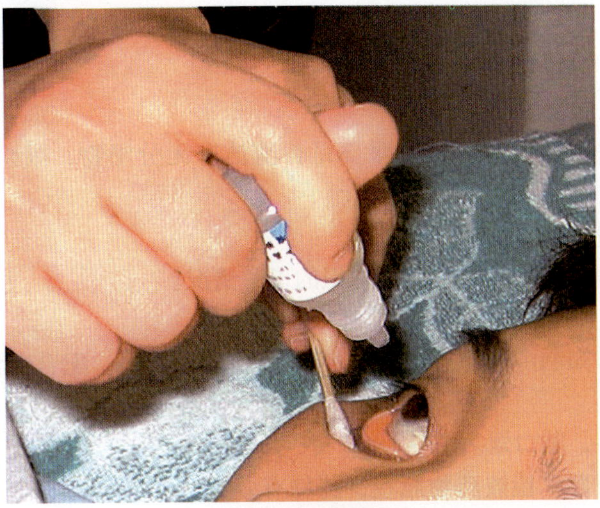

图3-1　滴眼药法

5. 用消毒棉签抹干流出的药液、泪液。

6. 协助患者取舒适体位。

7. 用物分类处理。

8. 观察用药后反应。

【注意事项】

1. 严格执行“三查七对”。

2. 如眼部有分泌物或眼膏者，应先用棉签拭去再点眼药液。

3. 角膜感觉灵敏，药液不可直接滴在角膜上。嘱患者滴药后不要用力闭眼，防止药液外溢。

4. 双眼滴药时，先滴健眼，再滴患眼。

5. 角膜溃疡、眼球穿通伤、手术后患者滴眼药时动作要轻，勿加压眼球。

6. 滴药时，药瓶口不可离眼太近，一般距眼睑1～2cm，勿使滴瓶口碰到眼睑及睫毛，以防眼药瓶内药液被污染。

7. 混悬液用前要摇匀。

8. 正常结膜囊容量为0.02ml，滴眼药时每次一滴，不宜太多，以免药液外溢，造成浪费。

9. 需滴用两种以上滴眼液时，要有时间间隔，不可同时滴入，一般间隔时间为10min以上。

10. 滴用散瞳药、缩瞳药后要指导患者用棉球压迫泪囊区2～3min，防止药液流入鼻腔被吸收后产生毒性反应。儿童滴眼时要特别注意按压住泪囊区。

11. 所有滴眼液按说明书妥善保存，生物制品需放冰箱，防止药物变质。

二、涂 眼 膏 法

【目的】

1. 治疗眼部疾病　涂眼药膏可使药物在眼内的停留时间较长，药物效果较持久。一般用于手术后以及眼外伤、眼部炎症、结膜炎、角膜炎、巩膜炎、眼球突出、眼睑闭合不全。

2. 散瞳验光　晚上睡前涂药膏。

【评估】

1. 患者眼部一般情况的评估　眼部是否清洁有无分泌物，眼睑及结膜有无充血、水肿、有无眼痛、睫毛方向、有无倒睫。

2. 眼部用药过敏史。

3. 患者的合作程度，对眼部用药知识的了解情况。

【准备】

1. 执行患者告知制度　向患者及家属解释操作的目的，配合方法、药物作用及副作用。

2. 操作者洗手，戴口罩。

3. 用物　眼药膏（检查药物瓶签，药物有效期）消毒圆头玻璃棒，消毒棉签，装垃圾容器（放污棉签或污玻璃棒）。

【操作方法及程序】

1. 查对医嘱　再次确认患者眼别及药名。

2. 用消毒棉签轻轻擦去患者眼部分泌物（有分泌物者）。

3. 患者取仰卧位或坐位，头稍后仰，操作者用棉签拉开患者下睑，嘱咐患者眼向上注视，暴露下结膜囊，将消毒玻璃棒圆头一端蘸适量眼药膏与睑裂平行，轻轻放入下结膜囊内，嘱患者轻轻闭眼，然后将玻璃棒从颞侧轻轻抽出。

4. 协助患者取舒适体位。

5. 用物分类处理。

附：软管法

患者取仰卧位或坐位，头稍后仰，操作者一手用棉签向下拉开患者下眼睑，嘱患者眼向上注视，暴露下结膜囊，另一手持眼药膏软管直接将眼药膏挤入结膜内，嘱患者轻闭眼 1min，促使眼药膏在结膜囊内与泪液混合溶化均匀分布。用棉签擦净睑缘及睫毛上的眼药膏。

【注意事项】

1. 严格执行“三查七对”，要再次确认患者姓名、眼别和药名。

2. 如眼部有分泌物或眼睑及周围皮肤不清洁，应先用生理盐水棉签清洁干净再涂眼膏。

3. 挤眼膏时要注意拉开睑缘，并检查睫毛情况，避免睫毛连同眼膏夹在结膜囊内。

4. 用玻璃棒涂眼膏，用前要严格检查玻璃棒圆头是否光滑完整，以免擦伤结膜或角膜。

5. 用软管涂眼膏，软管口不可触及眼部。

6. 对不合作的患儿，不宜用软管法。

7. 角膜溃病、眼球穿破伤，手术后患者，操作时动作要轻巧，勿加压眼球。

8. 要观察药物副作用，儿童涂阿托品眼膏要特别注意阿托品的毒性反应。

三、眼部冲洗法

【目的】

1. 清除结膜囊内的分泌物、异物、化学伤时溅入的酸碱性化学物质。

2. 眼科手术前的眼部常规清洁。

3. 眼睑、角膜、结膜等组织受伤时的创面清洁。

4. 荧光素角膜染色后需做眼部冲洗。

5. 某些角膜、结膜炎症时，清除其分泌物和脱落坏死组织及细菌，如小儿假膜性结膜炎，急性细菌性和病毒性结膜炎。

【评估】

1. 患者眼部一般情况的评估，眼睑及结膜有无充血、水肿、疼痛、有无创口、有无近期手术史、有无角膜溃疡、穿孔或眼球穿通伤，有无翻眼皮禁忌证。

2. 化学伤的性质，眼内异物存留情况。

3. 术前眼部常规冲洗，要检查眼睑及周围皮肤有无感染灶。

4. 室内温度。

【准备】

1. 执行患者告知制度，向患者及家属解释操作目的，配合方法。

2. 操作者洗手、戴口罩。

3. 用物　洗眼液用生理盐水，或2%硼酸溶液等，洗眼壶（图3-2～4），受水器，软皂水，消毒棉签，一次性垫巾，一次性帽子，弯盘。

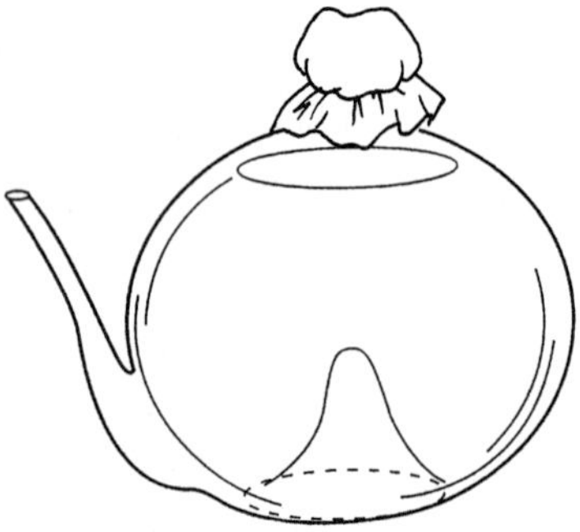

图3-2　壶式洗眼壶

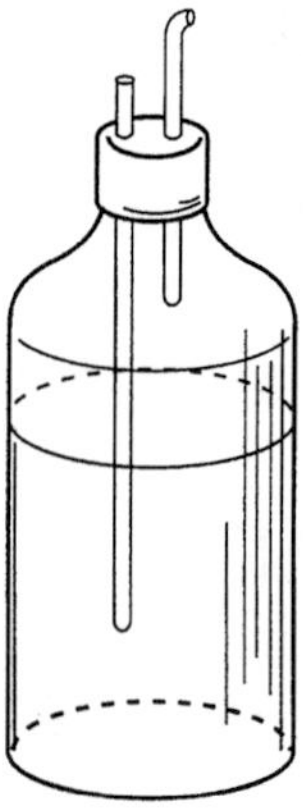

图3-3　盐水瓶代用洗眼壶

【操作方法及程序】

1. 核对医嘱，再次确认患者及眼别。

2. 给手术前准备的患者戴上一次性帽子，并把头发全部包住。洗眼侧颈部铺上垫巾。

3. 眼部有分泌物或眼膏者，应先用棉签轻轻擦去。

4. 患者取仰卧位或坐位，头略后仰并向冲洗侧倾斜，把受水器紧贴洗眼侧颊部，由患者自持，以接受流下的液体。

5. 操作者持眼壶先冲洗眼睑及周围皮肤，让患者适应，消除紧张。

6. 嘱患者闭眼用棉签蘸软皂水擦洗睫毛、眼睑眉毛及周围皮肤。

（1）冲洗范围：上至眉弓上3cm，内至鼻中线，外至太阳穴，下至鼻唇沟。

（2）冲洗顺序：先冲洗眼睑及睫毛、眉毛、然后从眉弓上3cm处往下冲洗。一边冲洗，一边用棉签拭擦，把软皂液冲洗干净直至皮肤清洁。皮肤冲洗完毕，嘱患者睁开眼，用生理盐水冲洗结膜囊，以彻底去除残留的软皂水及使患者适应结膜囊的清洗。

（3）冲洗距离：3～4cm为宜。

（4）冲洗液量：根据皮肤清洁度而定，一般不少于一受水器的容量。

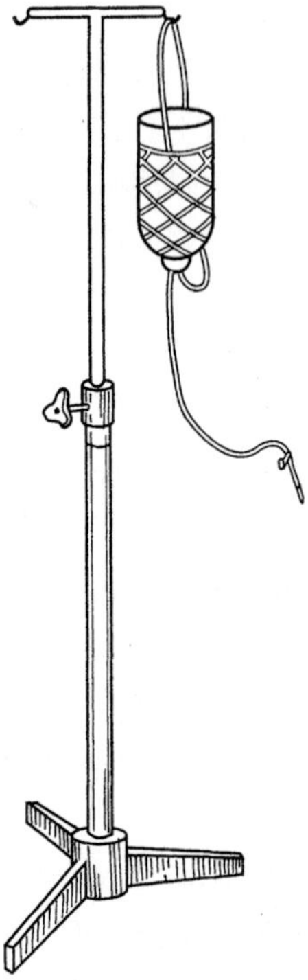

图3-4　洗眼瓶

7. 冲洗结膜囊，用拇指、示指轻轻分开上下眼睑，充分暴露球结膜、结膜囊（图3-5），一边冲洗，一边嘱患者向上、下、左右转动眼球，再嘱患者向下固视，应用眼睑翻转法轻轻翻转眼睑（图3-6，图3-7），同时暴露上下眼睑彻底冲洗，再用生理盐水冲洗干净，回复上眼睑，继续用生理盐水冲洗球结膜，上下穹隆部结膜，以彻底清洁结膜囊。

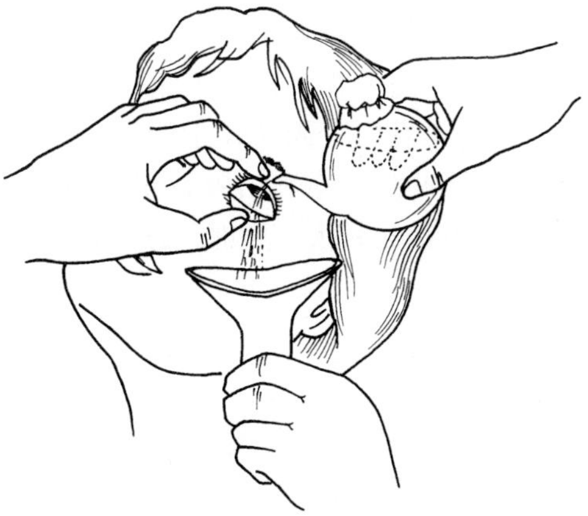

图3-5　暴露球结膜、结膜囊

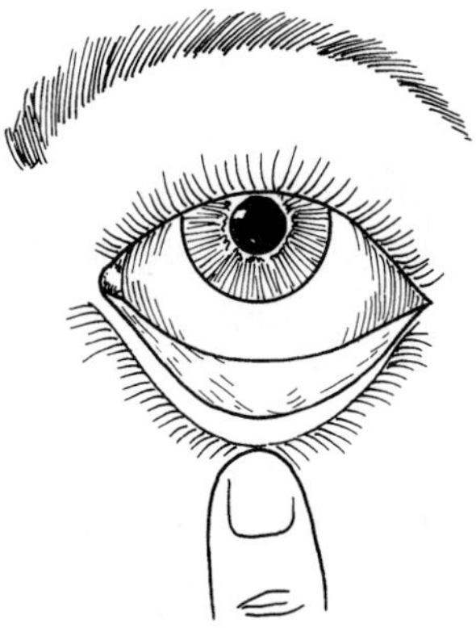

图3-6　下睑翻转法

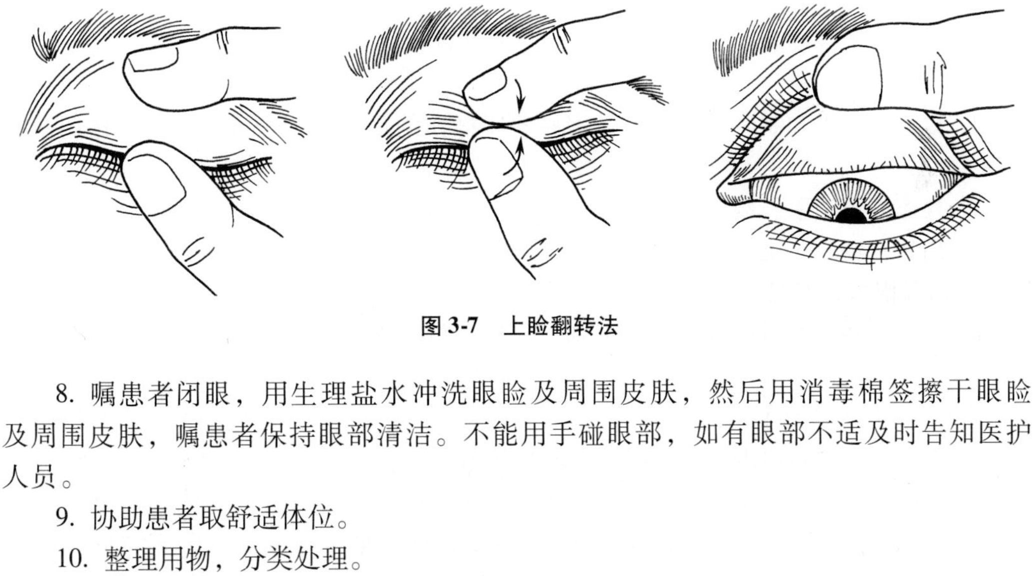

图3-7　上睑翻转法

8. 嘱患者闭眼，用生理盐水冲洗眼睑及周围皮肤，然后用消毒棉签擦干眼睑及周围皮肤，嘱患者保持眼部清洁。不能用手碰眼部，如有眼部不适及时告知医护人员。

9. 协助患者取舒适体位。

10. 整理用物，分类处理。

【注意事项】

1. 翻转眼睑动作要轻巧，特别是上眼睑皮肤较紧或老年人眼睑皮肤松弛及小眼球患者。

2. 一般冲洗时冲力不宜太大，距离3～4cm为宜。

3. 冲洗液不可直射角膜，冲洗器不能触及眼部，以防污染洗眼壶或碰伤眼部。

4. 角膜溃疡、角膜穿孔、眼球穿通伤的眼部冲洗，不能翻转眼睑、不能加压眼球，以防眼内容物被压出，如已发生眼内组织嵌顿作眼部冲洗时应细心分辨眼内组织与异物。

5. 如为不合作小孩、眼痛患者可表麻后再进行冲洗。

6. 小儿假膜性结膜炎的眼部冲洗，要先用蘸生理盐水棉签抹去假膜后再行冲洗。

7. 对不合作或眼睑水肿暴露不完全者可用开睑器拉开眼睑再行冲洗。

8. 天气寒冷时，冲洗液要加温，一般液温 32～37℃为宜。加温方法：将装有冲洗液的洗眼壶置于盛有温水的器皿中，(可用手背试液体的温度)。

9. 化学伤患者的紧急冲洗，要争分夺秒，一边尽快了解病情，一边准备冲洗，冲洗前用 pH 试纸测结膜囊 pH，并作好记录。冲洗时冲力要大，冲洗液量要多。一般在 2000ml 以上，彻底清除结膜囊内的化学物质，如结膜囊内有固体化学物质，如石灰颗粒，要先用镊子取出再行冲洗，最后检查结膜表面已冲洗干净和结膜囊 pH 已正常，才可结束冲洗。要注意一边冲洗一边安慰患者，减轻患者的紧张、焦虑、恐惧心理，使患者能更好地配合治疗。

四、结膜下注射法

【目的】 将药物注入结膜下以提高药物在眼内的浓度，增强药物作用及延长药物的作用时间，治疗眼部疾病，也用于眼球手术的局部浸润麻醉。

【评估】

1. 患者的眼部情况 眼部有无分泌物，结膜有无疤痕，手术创口的位置。

2. 眼部药物过敏史。

3. 患者对眼部用药的了解程度，对治疗的配合程度。

【准备】

1. 执行患者告知制度，向患者及家属解释操作的目的，配合方法，药物作用及副作用。

2. 操作人员洗手、戴口罩。

3. 用物 1ml 注射器，5 号针头、胶布、眼垫、表面麻醉剂，注射用药物，抗生素眼膏、消毒棉签、弯盘。

4. 患者准备 查对患者姓名、眼别、取仰卧位或坐位，按点眼药法给患者点表面麻醉药三次。

【操作方法及程序】

1. 查对医嘱校对患者姓名、眼别、药名和用药方法。

2. 如患者眼部分泌物多者先按眼部冲洗法进行冲洗。

3. 选择注射部位，一般常选择在靠近下穹隆部球结膜。

4. 操作者右手持吸好药物的注射器，左手拉开患者下眼睑，嘱患者向上注视，暴露下方球结膜，持注射针头与睑缘平行，距角膜 5～6mm，避开血管，注射针尖斜面朝下，与眼球表面呈 10°～15°进针，进针时挑起球结膜，缓慢推注药液，可见结膜下药液小泡形成。

5. 注射完毕，遵医嘱眼部用药，盖眼垫包眼。

6. 交待注意事项，记录注射经过。

7. 观察注射后患者的反应。

8. 用物分类处理。

【注意事项】

1. 注射前，应向患者做解释工作，指导患者配合注射，嘱患者不能转动头部及眼球，以免伤及眼球，特别谨防针头穿通眼球壁。

2. 多次注射时，可变换注射部位，以免形成疤痕。

3. 对于不合作或眼球震颤者，应用开睑器开睑，用镊子固定眼球后再注射。

4. 注射时，针头不能朝向角膜或距离角膜缘太近，以免发生危险。

5. 结膜下注射，可能会伤及结膜血管，引起结膜下出血，要向患者解释，以免患者紧张。

五、球后注射法

【目的】

1. 内眼手术时麻醉睫状神经节。

2. 治疗眼底病。

【评估】

1. 观察患者眼部及周围皮肤情况。

2. 患者心理状态、合作程度。

3. 药物过敏史。

4. 患者及家属对眼部治疗知识的了解情况。

【准备】

1. 执行患者告知制度，向患者解释治疗目的及配合方法。

2. 操作者洗手、戴口罩。

3. 物品准备　注射器，球后注射针头（3.5～4.5cm长的7号或5号针头），针体不要过于细软，针尖应稍钝，注射药物，碘伏皮肤消毒剂，消毒棉签和纱布。

【操作方法及程序】

1. 查对医嘱，再次确认患者及眼别、药名。

2. 患者取仰卧位。用碘伏消毒下睑缘至眶下缘附近的皮肤。

3. 操作者站在患者头顶侧，嘱患者向鼻上方注视，左手压紧消毒区眼眶边缘的外1/3与内2/3交界处皮肤进针，如从结膜囊进针，则先拉开下睑，从同一位置的下结膜囊刺入，先靠眶下壁垂直进针2cm，稍用力穿过眶隔膜与肌间膜，越过眼球赤道部，随斜向鼻上方，使针尖进至外直肌与视神经之间，入针约3cm深，回抽注射器筒芯，无回血即可慢慢注入药液。

4. 注射完毕，嘱患者闭眼，轻轻拔出针头，垫以消毒纱布，轻轻按压眼球片刻不少于30s，使注入药物迅速扩散，并防止出血。

【注意事项】

1. 严格执行无菌操作。

2. 进针过程如有明显阻力，不得强行进针，以防刺伤眼球或针头穿通眼球。特别是高度近视眼轴增长者。进针总深度不宜越过3.5cm，以防刺入颅内，也不要过于偏移鼻侧，以防刺伤较大血管及视神经。针尖不宜太锐利。

3. 注射完毕，观察有无球后出血现象，如眼睑皮肤紧绷、眼球突出、眼球运动受限等，如出现上述特征时可用单眼绷带加压包扎止血。

刺伤血管的原因：通常为针头刺入过深、过速、针头太锋利或针体过细太软不能控制方向。操作时，操作者应熟悉针头长度，观察和控制入针方向，如方向不对时，应拔针后再次进针，以免刺伤眼眶内组织。

六、泪道冲洗法

【目的】

1. 检查泪道是否通畅，如有无炎症、狭窄、堵塞及其部位，为泪道疾病的诊断提供临床上的依据。

2. 在伴有严重角膜溃疡或全身病不适宜手术的慢性泪囊炎患者，可作为暂时的治疗方法。常用抗生素溶液冲洗泪道，以清除泪囊内脓液，待眼部或全身情况好转再做泪道手术。

3. 内眼手术前常规冲洗，了解泪道有无炎症及堵塞，清洁泪道，防止术后感染。

4. 泪道手术前后常规冲洗，清除泪道内分泌物或清除泪囊鼻腔吻合术后的血凝块或渗出物。

【评估】

1. 患者眼部情况及泪道情况　结膜有无充血、眼部有无分泌、流泪、溢泪、泪囊区有无红肿，按压泪囊区有无脓液从泪点反流，泪点是否完整，患者有无不适。

2. 眼部药物过敏史。

3. 患者对疾病及治疗的了解程度，合作程度。

【准备】

1. 执行患者告知制度，向患者及家属解释泪道疾病的相关知识，泪道冲洗的目的、过程、配合方法、药物作用及副作用。

2. 操作者洗手、戴口罩。

3. 用物　泪道冲洗针头，5ml 注射器，消毒泪点扩张器、受水器、大小消毒棉签各一包，表面麻醉药、抗生素滴眼液、眼药膏、生理盐水、弯盘。

【操作方法及程序】

1. 查对医嘱，再次确认患者及眼别。

2. 患者取靠背坐或仰卧位，操作者以棉签挤压泪囊区，排除泪囊内的积液、脓液。

3. 患者头略后仰，滴表面麻醉药于泪点处或用消毒小棉签蘸表面麻醉药夹于上下泪点间，嘱患者闭眼夹住小棉签 3～5min，使泪道黏膜表面麻醉。

4. 根据医嘱抽吸冲洗液，用眼药膏润滑针头。

5. 患者取舒适体位，头部固定，向上注视，手持受水器紧贴冲洗侧的颊部，操作者右手持泪道冲洗器，左手持消毒棉签拉开下睑，暴露下泪点把针头垂直插入下泪点 1～2mm（图 3-8A），然后转为水平方向向鼻侧进入泪小管内 3～5mm（图 3-8B），将冲洗液缓缓注入泪道，并询问患者有无液体流入鼻腔或咽部，同时观察泪点处有无液体或分泌物反流，量的多少、分泌物性质，推注冲洗液时有无阻力，用以判断泪道的通畅情况。

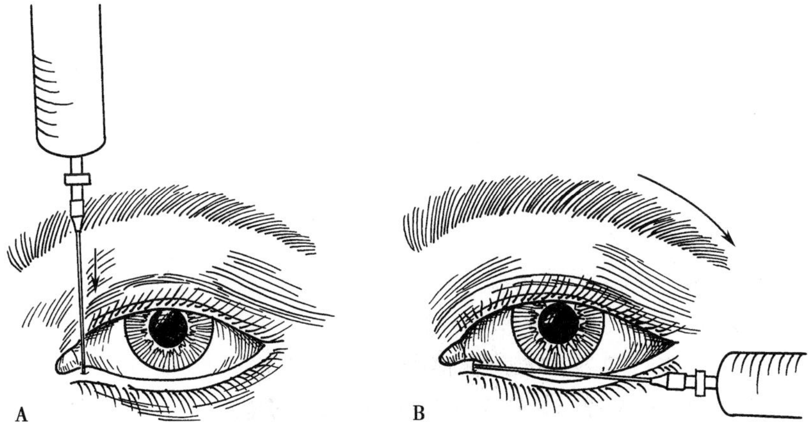

图 3-8　泪道冲洗法

A. 垂直插入下泪点 1～2mm　B. 然后转为水平方向向鼻侧进入泪小管内 3～5mm，开始冲洗

6. 冲洗完毕，直接退出针头，点抗生素滴眼液，用棉签抹干流出的液体及分泌物。

7. 记录冲洗情况　从何处进针，有无阻力，冲洗液流畅情况（包括患者感觉），有无分泌物。

8. 观察患者有无不适及局部有无反应。

9. 用物分类处理。

【泪道通畅情况的判断】

1. 推注冲洗液时患者自觉有液体流入咽部表示泪道通畅。

2. 冲洗时有阻力感觉，要用力加压才有少量液体流到鼻腔或咽部，通而不畅，上泪点也有液体反流，为鼻泪管狭窄。

3. 从下泪小管冲洗，能碰到骨壁，液体从上泪点反流，鼻及咽部无水，为鼻泪管阻塞。冲洗时如伴有大量黏液或脓性分泌物，则表示有慢性泪囊炎。

4. 当冲洗针头插入下泪点转向水平方向进针时有阻力，针头碰不到骨壁，推进冲洗液时阻力大，液体从下泪点反流，但自上泪点冲洗时，泪道通畅，为下泪小管阻塞。

5. 从下泪小管冲洗，针头碰不到骨壁，水从上泪点射出，阻力大，鼻及咽部无水，为泪总管阻塞。

【注意事项】

1. 泪点狭小者，先用泪点扩张器扩大泪点再行冲洗。

2. 操作要轻巧、准确，以免损伤角膜、结膜、泪点和泪小管。进针遇到阻力时，不可暴力推进，以防损伤泪道。

3. 注入冲洗液时，如出现皮下肿胀，为穿破泪小管入皮下，应停止冲洗，并给予抗感染治疗，以防发生蜂窝织炎。

4. 术前常规冲洗泪道，患者无溢泪病史，冲洗通畅，可不必探到骨壁，以免引起患者疼痛及损伤泪道黏膜。如泪道冲洗目的是为了检查泪道通畅情况、判断泪道阻塞部位及治疗泪道疾病，进针时针头要碰到骨壁，如针头碰不到骨壁，示泪小管或泪总管阻塞。要细心操作，认真记录。

七、泪道探通法

（一）泪道探通法

【目的】 因炎症所致的泪道黏膜粘连、泪道狭窄和阻塞所致的溢泪，指压泪囊区分泌物溢出及冲洗泪道无黏液或脓性分泌物时，可用泪道探针扩张泪道，使泪道通畅，以利排泄泪液。也可用于新生儿泪囊炎。

【评估】

1. 患者的泪道及眼部一般情况，眼部是否清洁，有无分泌物，压迫泪囊区有无分泌物溢出，压迫时有无疼痛。

2. 眼部溢泪史及以往治疗情况。

3. 患者对泪道探通法相关知识了解情况及对治疗的合作程度。

【准备】

1. 执行患者告知制度，向患者及家属详细解释操作目的、配合方法、操作过程可能会出现的情况。

2. 操作者洗手、戴口罩。

3. 用物 0.5%的卡因、大小棉签、泪点扩张器、泪道探针、抗生素滴眼剂。

【操作方法及程序】

1. 查对医嘱再次确认患者姓名、眼别。

2. 体位，表面麻醉方法与泪道冲洗法同。

3. 在充分表面麻醉后先扩张泪点 用棉签稍向下向外侧拉开下眼睑，暴露下泪点，同时使下泪小管拉直，用泪点扩张器垂直插入泪点后（图3-9），再水平转向鼻侧，小心旋转扩张器使泪点扩大。

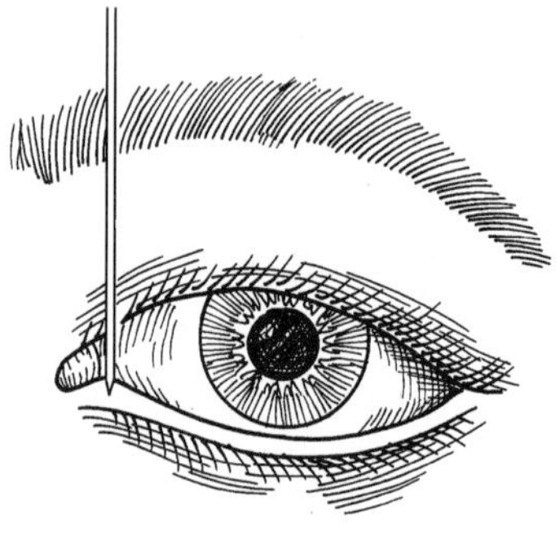

图3-9 泪点扩张
用泪点扩张器垂直插入泪点

4. 选择适当型号的泪道探针，用眼膏润滑探针后，垂直插入下泪点，再转向水平向内慢慢进针（图3-10A），此时宜用棉签向颞侧拉紧下睑皮肤，以拉直下泪小管，以避免探针损伤泪小管黏膜或造成假道。

当探针已进入约10mm，会碰到坚硬的骨壁，表示探针已进入泪囊。如进针时不顺利，有阻力，可能泪小管或泪总管狭窄，可以轻轻地推一推探针，看是否能通过。但不能强行进针，以免造成假道。

5. 如探针确实进入泪囊，即把探针作90°转动，推向额际，垂直向下进针（图3-10B），在转动时应保持探针不后退。如进针阻力不大，通常表示鼻泪管正常。如进针有阻力，通常表示鼻泪管阻塞，可以稍用力推针，但不能用暴力。探针插入深度以探针中央的心状小柄位于眉弓前为合适，留针15～20min。

6. 拔探针时，用手指压住泪囊部，然后敏捷地拔出探针，用抗生素滴眼液点眼。

7. 详细记录探通情况，探针型号等。

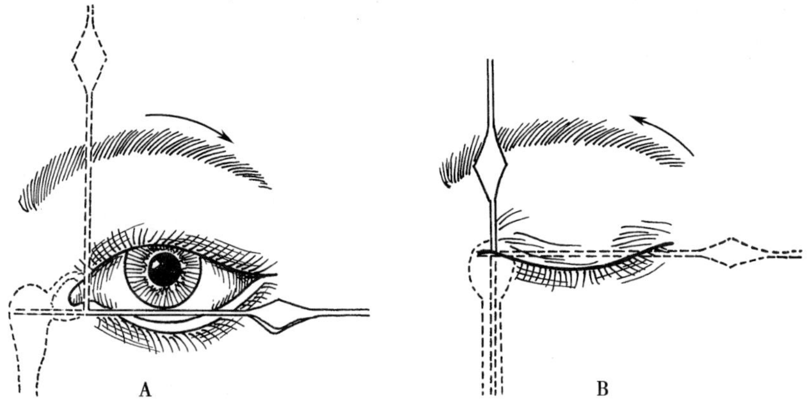

图 3-10　泪道探针法

A. 用泪道探针先垂直插入泪点 2mm，再将探针转向水平（箭头方向）向内插入鼻泪管，直到碰到骨壁　B. 向上转探针 90°（箭头方向），垂直经鼻泪管插入鼻腔

8. 询问患者感觉，观察患者对治疗反应。

【注意事项】

1. 压迫泪囊有分泌物或外眼有炎症者，忌用此法。

2. 操作宜轻巧，进针时阻力大，决不可强行推进，应停止操作，否则会造成泪道损伤，形成假道，引起炎症。

3. 扩张泪道，首先用较小号探针，以后再逐渐增大探针型号。

（二）婴幼儿泪道探通法

【目的】 新生儿鼻泪管的下端被先天性残存膜封闭或管腔被上皮细胞残屑阻塞，泪液无法排出，通过泪道探通及冲洗，可使闭合的膜穿破和冲走细胞残屑，达到泪液排泄通畅的目的。

【评估】

1. 眼部情况　有无溢泪、结膜有无充血、分泌物、泪囊区有无红肿。

2. 新生儿的全身情况　有无合并其他先天性疾病，药物过敏史。

【准备】

1. 向患儿家属详细介绍疾病相关知识，治疗操作目的、方法。

2. 操作人员洗手、戴口罩。

3. 用物　0.5% 新霉素滴眼液，表面麻醉剂、消毒棉签，选择最细的探针，直径 0.6mm。

【操作方法与程序】

1. 查对医嘱，再次确认患儿姓名，眼别。

2. 点表面麻醉剂　将含有表面麻醉剂的小棉球放于上、下泪点处，时间为 2 ~ 3min，或结膜囊内点表面麻醉剂。

3. 体位　患儿取仰卧位，用方巾将患儿的上肢、下肢均包裹起来，由患儿家长按住患儿身体及固定头部（禁止对头部及面门施加压力）。

4. 操作者右手持泪点扩张器，左手轻拉下睑内侧以暴露下泪点，扩张泪点。

5. 用抗生素滴眼液进行泪道冲洗，将泪道的脓液或黏液冲洗干净。

6. 用眼膏润滑探针后垂直插入下泪点再转向水平方向（鼻侧）缓慢进针，当探针碰到坚硬的骨壁，表示探针已进入泪囊。如进针时不顺利，有阻力，可能是泪小管或泪总管狭窄，可以轻轻地推一推探针，看是否有能通过，但不能强行进针，以免造成假道。

7. 确定探针已进入泪囊，即把探针再向上转90°垂直向下进针，在转动时应保持探针不后退，如进针越过膜性组织时会有落空感，如果探针越过狭窄部位时，会感到探针被夹的感觉，直到抵达鼻腔，然后测量暴露在外面的探针长度，留针2min。

8. 拔针后，再做泪道冲洗一次，记录结果。

【注意事项】

1. 固定好患儿。

2. 操作技术娴熟、动作轻柔敏捷，用力方法正确，嘱咐家长用双手掌心紧贴双耳前区并用力向下固定患儿头部，切忌在脑门处施加压力。为避免泪小管撕裂，可以在探针碰到骨壁后把患儿面颊部皮肤向内方向推聚，减少皮肤张力。其他注意事项同成人泪道探针。

八、角膜异物剔除法

【目的】 除去角膜异物。

【评估】

1. 患者眼部一般情况　眼部是否清洁、有无分泌物、结膜有无充血、水肿。

2. 角膜异物特性　异物性质、数量、位置、深浅、大小、颜色、形状、角膜创面浸润范围、有无坏死组织、有无铁锈等（图3-11）。

3. 眼部药物过敏史。

4. 患者对治疗的合作程度。

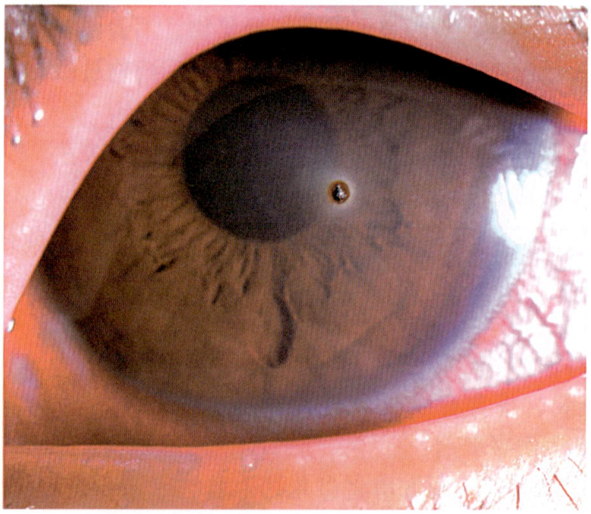

图3-11　角膜异物

4点瞳孔缘相对应的角膜有一铁屑，异物周围已有铁锈，角膜呈白色环形浸润

【准备】

1. 执行告知制度，向患者及家属解释操作目的、配合方法。

2. 操作者洗手、戴口罩。

3. 用物　表面麻醉药、消毒异物针及消毒针头、无菌镊、消毒眼垫、棉签、胶布、生理盐水、软皂水、洗眼壶、受水器、抗生素滴眼液及眼膏、碘伏皮肤消毒剂。

【操作方法及程序】

1. 查对医嘱，再次确认患者，异物部位识别。

2. 充分表麻，给患者点表面麻醉药 3 次。

3. 按眼部冲洗法洗眼，用碘伏作外眼手术常规消毒眼睑皮肤。

4. 在良好的照明条件下或裂隙灯显微镜下，操作者一手拇指和示指分开上下眼睑，嘱患者注视某一方向不动，对浅表异物可用消毒棉签轻轻擦除。擦不掉者，操作者一手持异物针或注射针头自异物边缘轻轻拨动异物，剔除方向应尽量使针头远离瞳孔区，针尖向角膜周边方向拨动，针尖与角膜呈 15°角。异物剔除后，如留有铁锈，可根据具体情况一起刮除，如铁锈祛除困难，铁锈还在角膜深层时不宜勉强刮除，以减少对角膜组织的破坏，可等待 1～2 天铁锈周围组织坏死，刮除就较容易。

5. 异物剔除干净后涂多粘菌素眼膏及妥布霉素眼膏，用眼垫包封患眼，并嘱患者不要自己拿开眼垫，保持干净，次日一定回医院复诊。

【注意事项】

1. 尽量减少对正常组织的损伤，操作要轻巧细致，照明光线要集中，麻醉要充分。较细小的异物要在放大镜或裂隙灯下剔除。

2. 严格执行无菌操作原则。

3. 做好患者健康指导，术后如疼痛加剧、难以忍受，应及时检查，这可能是剔除异物时损伤角膜范围过大，刺激感觉神经所致，或因角膜感染发生炎症性的反应而剧痛。此时应注意角膜创面浸润范围、颜色、有无坏死组织。当疑有铜绿假单胞菌感染时，应立即按铜绿假单胞菌角膜溃疡治疗。

4. 多发性角膜浅层异物，如爆炸伤、烟花爆竹伤等，热烧伤有多量粉末异物，可分期取出，以免过多损伤角膜组织。

5. 深层异物应在手术室显微镜下手术取出。

九、电解倒睫法

【目的】　去除不伴有睑内翻的少数倒睫。

【评估】

1. 患者眼部一般情况　睑缘是否清洁、有无分泌物、结膜是否充血、角膜有无炎症、溃疡、混浊等。

2. 眼睑位置是否正常，有无睑内翻。

3. 患者对治疗的合作程度。

【准备】

1. 执行告知制度，向患者及家属解释操作目的、配合方法。

2. 操作者洗手、戴口罩。

3. 用物　碘伏、消毒棉签、消毒眼垫、电解毛囊器、无菌睫毛镊、表面麻醉药、局部浸润麻醉药、抗生素滴眼液和眼膏。

【操作方法及程序】

1. 查对医嘱，再次确认患者姓名、眼别、倒睫位置。

2. 清洁睑部。

3. 患者取仰卧位，点表面麻醉药。

4. 下睑倒睫嘱患者向上注视，上睑倒睫嘱患者向下注视。消毒睑缘皮肤，在倒睫附近皮下浸润麻醉。

5. 检查电解器，将电解器的阳极包以盐水湿纱布紧贴患者同侧颞部，阴极针沿睫毛方向刺入毛囊深约2mm。

6. 接通电源10～20s，待针周围出现小气泡时，关闭电源，拔针。

7. 用睫毛镊轻拔出睫毛。若睫毛不易拔出，可能为睫毛囊根部未完全破坏，需再次行电解。

8. 电解完毕，眼部涂抗生素眼膏。

【注意事项】

1. 针刺方向要与睫毛方向一致，电解针的方向应紧贴倒睫的根部向毛囊方向刺入。

2. 如发生皮下血肿，可压迫数分钟，严重者包括1天。

3. 操作时勿伤及角膜。

4. 操作前检查电解器连接是否准确。

十、睑结膜结石剔除术

【目的】　剔除结膜结石。

【评估】

1. 患者眼部一般情况　眼部是否清洁，有无分泌物，结膜有无充血等。

2. 结膜结石的大小、数量、深浅和位置。

3. 患者对治疗的配合程度。

【准备】

1. 执行患者告知制度，向患者及家属解释操作的目的、配合方法。

2. 操作者洗手、戴口罩。

3. 用物　一次性注射针头、消毒棉签、眼垫、抗生素滴眼液、表面麻醉药。

【操作方法及程序】

1. 查对医嘱　再次确认患者姓名、眼别、结石部位。

2. 患者取仰卧位，点表面麻醉药2～3次，如眼部不够清洁，可先洗眼。

3. 操作者左手翻开眼睑，暴露睑结膜面。

4. 嘱患者向手术眼睑相反方向注视，用注射针头剔除突出结膜面的结石。

5. 剔出完毕点抗生素滴眼液、涂眼膏、眼部盖眼垫。

【注意事项】

1. 结石量多者，可分次剔除，先剔除大而突出结膜面的结石，不可一次剔除。尽量减少对睑结膜的损伤。

2. 结石位置较深，不可一次剔除，尽量减少睑结膜的损伤。

3. 剔除时，针头斜面向上，纵行挑开睑结膜面上的结石，以减少出血。

十一、剪 睫 毛 法

【目的】 内眼显微手术前剪睫毛，可使术野清洁，便于术中操作。

【评估】

1. 患者眼睑皮肤有无松弛，皱褶、睫毛位置和方向。

2. 操作者洗手、戴口罩。

3. 用物 眼科弯剪，消毒棉签、眼药膏。

【操作方法及程序】

1. 查对医嘱，再次确认患者姓名和眼别。

2. 患者取仰卧位或仰坐位。

3. 在剪刀两片刀刃上涂一层眼药膏，目的是使剪断的睫毛粘附其上。嘱患者闭眼，操作者右手持小弯剪剪去2/3睫毛长度。同时左手用棉签辅助操作，如老年患者上睑松弛。睫毛位置暴露欠佳，可用棉签拉紧上睑皮肤以免剪破睑缘皮肤。

【注意事项】

1. 剪睫毛时，动作要轻稳准，不能剪伤皮肤。

2. 剪睫毛的长度 应剪去2/3睫毛长度，不能剪至睫毛根部。因术后部分患者眼睑水肿，眨眼时短而硬的睫毛残端插到睑缘，使患者不适或疼痛。

十二、睑腺炎切开排脓术

【目的】 睑腺炎已局限、化脓软化，出现黄白色脓点时，及时进行切开排脓，减轻炎症反应，促进早日愈合。

【评估】

1. 患者的眼部情况 眼睑皮肤是否清洁，炎症是否局限，病变部位有无波动感，是否出现黄白色脓点，眼部有无疼痛。

2. 患者的心理状态。

3. 患者对治疗的了解程度，合作程度。

【准备】

1. 向患者及家属解释操作目的和配合方法。

2. 操作人员洗手、戴口罩。

3. 用物 表面麻醉剂，手术尖刀片或尖刀、无齿眼科镊子、皮肤消毒剂、消毒棉签、抗生素眼膏、眼垫、胶布、胶片引流条。

【操作方法及程序】

1. 查对医嘱，再次确认患者姓名、手术部位。

2. 患者取仰卧位。

3. 内睑腺炎（内麦粒肿）切开排脓术（图3-12）

（1）点表面麻醉剂3次，每次间隔3～5min。

（2）翻转眼睑，充分暴露病变部位，用尖刀片或尖刀在睑结膜面脓点明显处做垂直于睑缘的切口，排除脓液，用棉签拭净脓血，如排出脓液较多，排脓后要冲洗结膜囊。

4. 外睑腺炎（外麦粒肿）切开引流术

（1）消毒眼睑病变部位及周围皮肤，用尖刀片在皮肤波动感最明显处（体位最低处）做平行于睑缘的切口（图 3-13），排出脓液。当脓液粘稠不易排出时，用无齿眼科镊子夹取脓头。

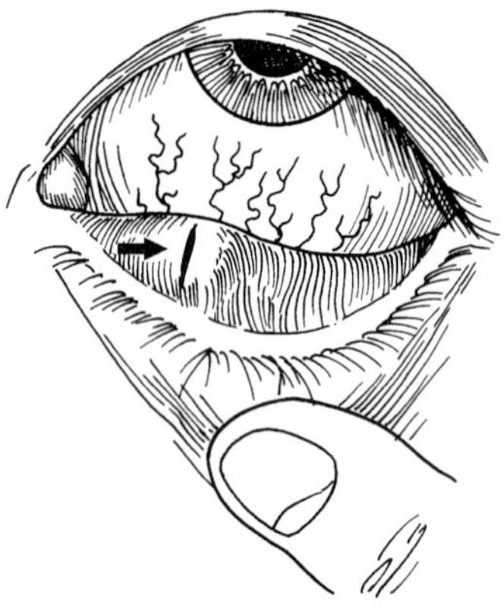

图 3-12　内麦粒肿切开排脓术
切口方向与睑缘垂直（箭）

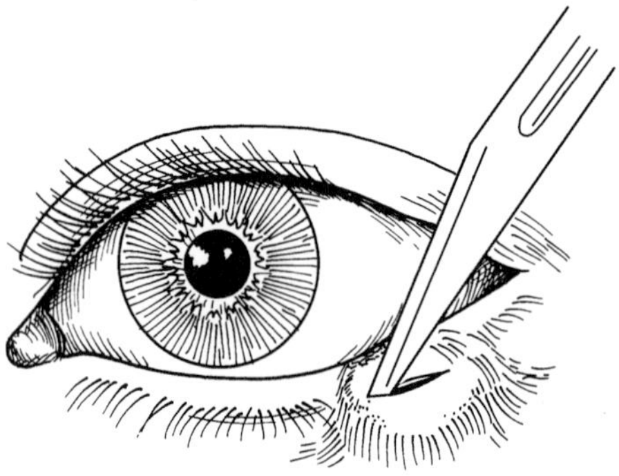

图 3-13　外麦粒肿切开排脓术
切口方向与睑缘平行

（2）如脓腔较大，不能一次排出脓液，要放胶片引流条以利脓液引流。

5. 术毕在结膜囊内涂抗生素眼膏，次日开始点抗生素眼液 5 ~7 天。盖上眼垫。

6. 详细准确记录手术情况，嘱患者术后第一天回院复诊换药。

7. 整理用物，按消毒隔离原则分类处理物品。

8. 若全身症状严重或伴有其他部位感染，应全身应用抗生素。

【注意事项】

1. 内睑腺炎的切口与睑缘垂直，可避免损伤病灶邻近的睑板腺。

2. 外睑腺炎切口与睑缘平行，避免损伤眼轮匝肌，使愈合后无明显瘢痕。

3. 睑腺炎脓肿未形成（未成熟）时，不能过早切开，以防炎症扩散。

4. 操作时，严禁用力挤压排脓，以防炎症扩散，引起眶蜂窝组织炎或海绵窦血栓形成及全身败血症等。

5. 动作轻，外麦粒肿切口够大，引流充分。

6. 避免在睫毛根部做切口，以防术后发生倒睫。

7. 放胶片引流条时动作要轻，以免患者疼痛。

8. 术后第一天换药时，如局部炎症明显消退，脓液已引流干净，可拨去引流条，点抗生素眼液。如脓液未排干净，要继续保留引流条至脓液排干净才可拔除。

十三、眼垫、眼罩包封法

（一）眼垫包封法

【目的】

1. 眼部手术后或外伤，包封患眼保护创口，防止感染，保持局部清洁，促进创口愈合。

2. 角膜溃疡，为了避免光线或机械刺激，并使眼球少运动多休息。

3. 眼睑闭合不全，角膜暴露，避免角膜干燥，预防感染，保护眼球，可暂时用眼垫包封。

【评估】

1. 患者眼部的情况，眼睑及周围皮肤情况。

2. 患者的合作程度。

【准备】

1. 向患者及家属解释操作的目的，配合方法。

2. 操作者洗手、戴口罩。

3. 用物　消毒眼垫、胶布、消毒棉签、抗生素眼药膏、消毒圆头玻璃棒，弯盘。

【操作方法及程序】

1. 查对医嘱，再次确认患者姓名及眼别。

2. 患者取仰卧位或坐位。

3. 按医嘱涂眼膏，盖上眼垫后，用胶布由鼻侧眶上缘斜向颞侧眶下缘固定，固定在眼眶周围的皮肤上（图 3-14），用 2 条胶布固定，胶布长度应是眼垫长的 2 倍。为使眼垫不易脱落，皮肤汗液及油脂应抹干净，胶布才能粘紧。

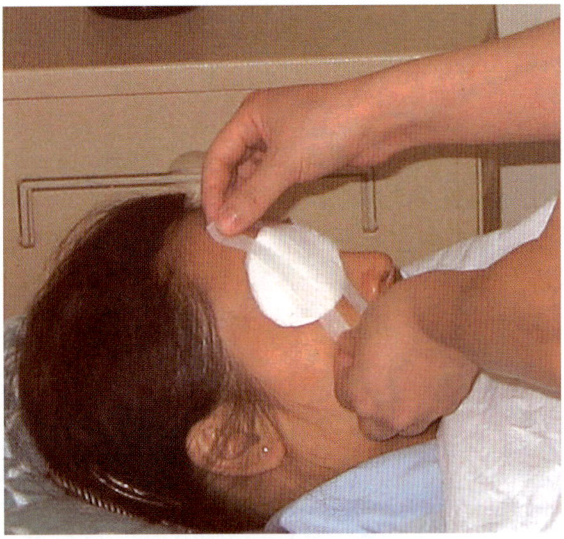

图 3-14　眼垫包封法

（二）眼罩法

眼罩为椭圆形、蚌壳状、铝或塑料制成，中有多数小圆孔。下乡可用硬纸皮（装注射针剂的纸皮盒）制成。一般多用于内眼手术后（如晶状体摘除术、角膜移植术），防止眼球意外受压和患者无意识揉眼，引起伤口裂开。敷盖眼垫后，再用胶布将眼罩固定在眼眶上。

（三）有色防护眼镜

在患有角膜和眼内疾病的患者，以及瞳孔散大者，长期包封眼部不利于治疗或工作、生活，为防止光线对眼的刺激而至羞明或眼痛，常戴保护眼镜。前部眼病戴茶色眼镜，眼底病戴青蓝色眼镜，这样可以减少眩目光线，使患眼得到休息。

十四、绷带包扎法

【目的】

1. 使敷料包眼牢固，加压效果确定，用于某些内眼术后，以固定敷料，防止敷料脱落，减少感染机会。

2. 小儿及不合作又需要包封眼的患者。

【评估】

1. 执行告知制度，向患者及家属解释操作目的和配合方法。

2. 操作者洗手、戴口罩。

3. 用物　消毒眼垫、绷带、胶布、消毒棉签、眼膏、消毒圆头玻璃棒和弯盘。

【操作方法及程序】

1. 查对医嘱，再次确认患者姓名、眼别。

2. 患者取仰卧位或坐位。

3. 单眼绷带包扎　患眼涂上眼膏，用眼垫包封，先在眉心布置一条长约20cm长绷带，再用一卷绷带先由患眼侧耳上开始，经过前额和枕部绕1～2周以固定起端。然后，向后绕至枕骨粗隆下方，经患眼侧耳下方向前上方处于面部经患眼至对侧耳上，如此缠绕数次，最后将绷带绕头1～2周以固定（图3-15A）。绷带末端以小块胶布固定，最后结扎眉心部的短绷带（图3-15B）。

4. 双眼绷带包扎法　双眼涂上眼膏，敷盖眼垫包封后，按“8”字形绷带包扎法包扎双眼。其起端为耳上部（左右均可），如以右侧耳上为起端，先绕头两周以固定起端，然后由前额向下过左眼，由左眼下方向后经过枕骨粗隆下方绕至右耳下方，向前出于面部，经右眼绕至左耳上方，由左耳上方经过粗隆下方及右耳上部过左眼，成“8”

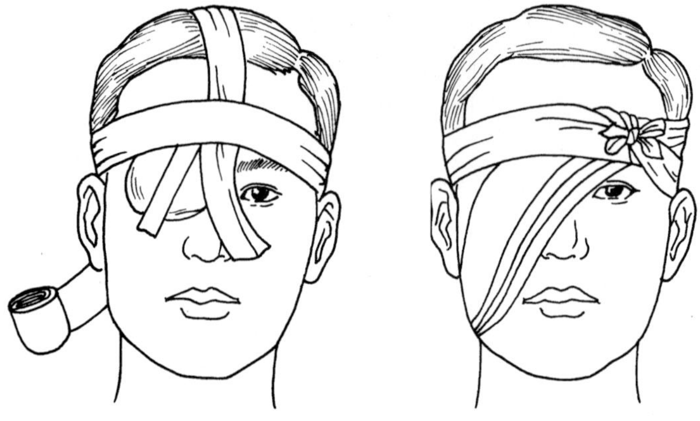

A　　B

图3-15　单眼包扎法

字形状，如此连续数周后再绕头两周固定（图 3-16）。如以左侧起端时，其绷带行径路线恰与此相反。

5. 加压绷带包扎法　包封患眼时应多加几层敷料，如纱布、眼垫，使略高于眼眶缘。然后依绷带包扎法缠绕绷带。缠绕时稍加压力，切记要将绷带拉紧，但注意不要缠绕过紧或压力太大，以免引起头痛和头晕，亦不能太松，否则达不到加压的目的。一般以患者能忍受为限。

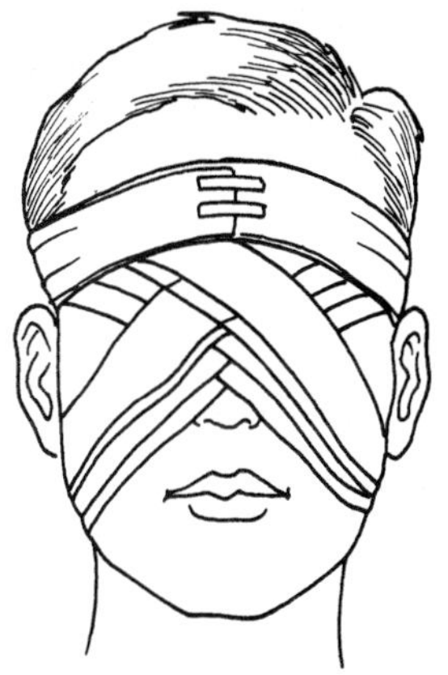

图 3-16　双眼包扎法

十五、眼部换药法

【目的】

1. 保护术后创口，清除眼部分泌物，预防感染，或清除眼部脓性分泌物，上药治疗。

2. 定时清洁眼部、上药和更换敷料。

3. 通过换药观察眼部分泌物的质与量，创口愈合情况，术后效果和反应，如视力、瞳孔大小、刺激症状轻重及有无术后合并症等。

【物品准备】　小托盘，消毒眼垫，生理盐水，消毒棉签，抗生素滴眼液，眼膏和胶布。

【操作方法】　换药前，医护人员应洗净双手，戴好口罩、帽子，注意无菌操作。患者仰卧位或坐位，轻轻揭去敷料的胶布条，再取掉眼垫。敷料与伤口粘连紧密者，先用消毒生理盐水浸湿眼部敷料后再轻轻取下，用棉签轻轻拭去眼部分泌物及残留在睑缘的药膏。

【注意事项】　眼部的眼膏及分泌物常粘住上下睑缘及睫毛，使眼很难睁开，可先用生理盐水棉签浸湿，然后在上下睑缘处，用手指转动棉签将分泌物和结痂除去。眼部分泌物清洁干净后，令患者轻轻睁开眼，检查创口或病变情况。往往由于患者刺激症状较重而需要棉签轻轻拨开上、下睑，才能检查眼部。注意不要压迫眼球，特别是内眼手术后，因易发生前房积血，必要时先滴 0.5% 的卡因后再检查。也不可以用手指强拉眼睑，如皮肤有创口，应用安尔碘棉签消毒创口周围皮肤，由内向外环形消毒，注意勿使安尔碘进入眼内。检查后根据创口情况使用药膏和敷料。

通常在术后第 5 天，拆除结膜创口的缝线。皮肤缝线 5～7 天左右可拆除。有新生血管角膜缝线可拆除，无新生血管角膜缝线要 3 个月后拆除，必要时可分期拆除，以防创口裂开。拆线动作要轻，不可将结头两端同时剪断，以防缝线遗留在组织内。连续缝线如果较紧，拆线时不可暴力抽拉，应分段松解后再拆除。拆线后根据病情再盖敷料 1～2 天。

更换敷料后，嘱患者勿自己打开眼垫（如洗脸、擦汗、流泪、抓痒等），以免创口感染。

更换敷料的间隔，应根据眼部的手术种类、分泌物多少而定，一般每天或隔 1～2 天换一次，有感染者要及时换药。

第三节 眼部检验标本采集法

一、结膜囊分泌物涂片法

为了确定病因，选定治疗方法和药物，或内眼手术前（如独眼，某些全身病：糖尿病、白细胞减少症等），常作结膜囊分泌物细菌检查。通常用涂片法，必要时作刮片或细菌培养。

【物品准备】 消毒小棉签，玻璃片，酒精灯，火柴。

【操作方法】

1. 将玻璃片在酒精灯火焰上烧一下，或用酒精棉球消毒。

2. 操作者以示指拉开患眼下睑，暴露下穹隆部，另手持消毒小棉签，在下穹隆近内眦处轻轻蘸取分泌物抹在玻璃片上，然后用另一玻璃片盖上，两块玻璃片间放上细棉签小竹枝，以免互相接触，然后送检验室。

二、眼部分泌物细菌培养取材法

【物品准备】 无菌培养试管（内有棉签1支，棉签的一头连接棉花塞），酒精灯，火柴。

【操作方法】 患者仰卧位或坐位。操作者左手持培养管，将试管口和棉花塞在酒精灯火焰中灭菌，右手取出连着棉签的消毒棉花塞，然后左手轻轻拉开患眼下睑，暴露下穹隆部，在下穹隆部近内眦处，用棉签蘸取尽可能多的分泌物。角膜溃疡患者，亦可在角膜病灶蘸取分泌物。然后再将试管口及棉花塞在火焰中灭菌，小心地套入棉签，拧紧棉花塞。

【注意事项】

1. 取标本的时间，以在患者早晨或午睡起床、洗脸前为宜。

2. 操作时动作要迅速，并注意无菌操作，棉签及培养管口不要触及其他地方，以免污染。

3. 取标本后即送检，以免放置过久棉签干燥，影响检验结果。

三、结膜、角膜刮片涂片法

【物品准备】 0.5%的卡因，尖刀片，消毒小棉签，酒精灯，火柴，玻璃片。

【操作方法】 患者取仰卧位或仰坐位，先表面麻醉患眼，然后用棉签轻轻拭去结膜、角膜表面的分泌物。如果在角膜上取材时，用消毒的尖刀片沿着角膜弯曲度，在病变区轻轻刮取表层组织后，涂于载物玻璃片上或培养基上。作结膜刮片时如有充血，则可先滴1%肾上腺素再作刮片。操作要轻，以免混有血液。通常将玻璃片空气干燥后，即可送检（如检查包涵体，则应用纯甲醇固定1～2min）。

四、活体组织检查标本采集法

【物品准备】 固定液（10%福尔马林液），标本瓶，小纸块。

【操作方法】　活检标本如果是结膜或角膜组织，取出后即刻贴在标本纸块上，上皮组织向上，分清组织方向（最好有标记），然后放入有固定液的标本瓶中。固定液要比标本大 10 倍，防止标本干涸。标本放入瓶内后，要摇动一下，以免标本贴在瓶子上而未浸在固定液中。

固定标本的瓶子要比标本大，以免挤压标本和检查时难于取出。在标本瓶面贴上患者姓名、住院（门诊）号、病区号，连同写好的病理活检单送到病理室。

第四章

眼科针刺治疗

针刺疗法在眼科临床用于某些眼病治疗，如视网膜色素变性、视神经萎缩、中心性视网膜炎等眼底病，动眼神经麻痹，外展神经麻痹等。

眼科针刺治疗，除具有一般针刺治疗的特点外，尚有其本身的特点。眼眶组织血管较多，组织疏松，并与颅内相通，而且穴位靠近眼球，故针刺眼部穴位时，必须谨慎小心，同时要耐心做好患者的解释工作，取得患者的配合，避免意外发生。

眼部穴位虽多，进针后都有共同的特点，患者有酸、麻、胀以及眼球似有脱出感，称为针感或“得气”，常伴有流泪或结膜轻度充血。针感可向眼内及头部放射。

针刺眼部穴位，进针深度应按各个穴位的要求而不同，但最深的穴位，原则上以不超过两寸（成人不超过3.5cm）为宜。针入皮肤后，在皮下进针宜慢，入针后不要反复提插，这样可以避免刺伤血管，以防出血，但可以小幅度地捻转。对于小孩及精神紧张的患者，应充分作好思想工作，消除不必要的顾虑，切不可强行进针，尽可能多采用眼部的外穴位。空腹饥饿及疲劳时不宜做针刺治疗，以免引起晕针。有出血性疾患、高血压、动脉硬化心脏病及孕妇，针刺治疗应慎用。

应做好预防针刺传播病毒性疾病的工作，如肝炎病毒和艾滋病病毒，应一人一针，不可多人共用一针。

一、眼部穴位针刺手法

【取穴原则】

1. 局部取穴　在眼眶周围取穴。
2. 邻近取穴　于眼病的邻近区选取穴位，如太阳、风池、阳白等。
3. 循经取穴　按照经络循行路线取穴。
4. 按照经络与组织器官的特殊关系取穴，如肝开窍于目，眼病可取肝经的穴位。
5. 经验取穴　如“头面合谷收”就是前人经验取穴的总结，一般眼病常可取合谷穴。

【物品准备】　针灸针（眼穴常用1.5寸、2寸、2.5寸针灸针），75%酒精棉球，干棉球。

【体位】　患者一般取仰卧或仰坐位。

【进针手法】

1. 进针前，仔细检查针体，有无锈蚀、弯曲，针尖有无卷钩等。

2. 选好穴位后，消毒皮肤，嘱患者向规定的方向注视（一般针眼眶上方穴位，嘱患者往脚的方向注视；针下方穴位则反之；内侧穴位往外侧注视；外侧穴位往内侧注视）。进针应避开瘢痕、血管。

3. 进针的手法要熟练。指力要轻、匀、稳；动作轻快而准；捻转幅度要大小合适、均匀。

具体操作方法如下：左手拇指轻按穴位旁，右手拇指、示指消毒后捏住针体，露出针尖2分左右，对准穴位，将针尖轻抵穴位表皮上，稍加轻微压力。快速垂直刺入皮下，然后针体斜向眼眶中心方向进针，沿眼眶壁轻而缓慢地捻插至应刺深度。进针过程如遇到阻力，不得强行刺入，应将针退出，改变方向、调整位置后再次进针。

【针刺方法】

1. 捻转法　针刺到应刺深度时，用右手拇指和示、中两指捏住针柄。一左一右地来回捻转。捻转时注意防止组织纤维缠绕，以免引起疼痛或滞针。

2. 提插法　针刺达到所需的深度后，用右手食、拇两指捏住针柄，以捻转法反复上提下插。提插的幅度应均匀，用力须适当，以防针体弯曲。

眼部穴位一般取用小幅度及较慢的频率的捻转，或提插手法，以免刺伤眼球及引起眼眶内出血。

3. 留针　即在运用手法后，将针体留置在患者穴位内，时间自数分钟至半小时不等，可根据病情决定。留针期间要间断捻针。眼部穴位一般不留针，但对某些顽固性疾患，或患者针感不太需反复运用手法时，可配合留针。

【退针手法】　术者左手拇指持消毒干棉球沿针体压住穴位，右手拇、示、中三指捏住针柄捻转慢慢退出。出针后，用干棉球轻压针孔片刻。

二、眼部常用穴位

治疗眼病的常用体穴：风池、翳明、太阳、翳风、合谷、内关、曲池、肝俞、肾俞、足三里、三阴交、足光明等（图4-1）。针法与一般针刺治疗相同。

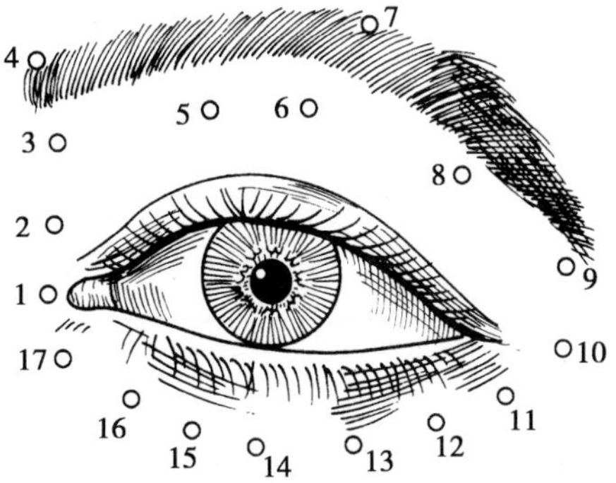

图4-1　眼部穴位图

1. 睛名　2. 上睛明　3. 明忠　4. 攒竹
5. 明忠$_1$　6. 鱼上　7. 鱼腰　8. 明忠$_2$
9. 丝竹空　10. 见阳$_3$　11. 明忠$_3$　12. 球后
13. 见阳$_2$　14. 承泣　15. 见阳$_1$　16. 见阳
17. 下睛明

三、几种眼病的针刺治疗

穴位的组合及选用：一般以3个穴位为一组，多由眼穴1个及体穴2个组成（表4-1）。

疗程：每天或隔天针1次，一般6～10次为一疗程。疗程间可休息3～5天。

1. 角膜炎症后的角膜混浊

【主穴】睛明、见阳（健明）、上睛明。

【配穴】合谷、足三里、内关、风池、足光明、肝俞等。

2. 白内障

【主穴】睛明、见阳、下睛明。

【配穴】合谷、足三里、内关、风池、足光明等。

3. 中心性视网膜脉络膜炎

【主穴】睛明、鱼上、球后。

【配穴】合谷、风池、曲池、足三里等。

4. 视神经炎

【主穴】球后、睛明、上睛明。

【配穴】曲池、足三里、肝俞、太阳、风池、内关等。

表 4-1 眼科常用穴位及针刺方法

穴　位	取　穴	针　法	备　注
睛明	在内眦角内 1 分处	患者平视、沿眶缘直刺 0.3～1 寸深	
上睛明	在睛明穴上外 2 分处	患者平视，沿眶缘直刺 0.5～1.5 寸	
下睛明	在睛明穴下外 2 分处	患者平视，沿眶缘直刺 0.5～1.5 寸	
承泣	眼平视，瞳孔直下 7 分	患者平视，沿眶下缘直刺 0.5～1.5 寸	注意针勿向上，以免刺伤眼球
球后	眶下缘外 1/4 与 3/4 交界处	患者眼向上方注视，向眶尖方向慢慢进针 1.5～2 寸	
鱼上	在眼眶上缘中点处	患者向下注视，针沿眶上缘中点直刺 0.5 寸	
攒竹	在眉毛内侧端凹陷处	针与皮肤呈 45 度角，向外下进针约 0.5 寸	
见阳（健明）	在下睛明下外 2 分	患者向颞上方注视，沿眶下缘向内下斜进针 1.0～1.5 寸	
见阳$_1$（健明$_1$）	在承泣与见阳之间	患者平视，沿眶下缘往下内进针 1.0～1.5 寸	
见阳$_2$（健明$_2$）	在球后与承泣之间	患者平视，沿眶下缘向内上进针 1.5～2 寸	

5. 麻痹性内斜视

【主穴】球后、睛明、承泣、见阳$_3$。

【配穴】太阳、合谷、足三里、风池、攒竹等。

6. 视神经萎缩

【主穴】球后、太阳、上睛明。

【配穴】太阳、风池、曲池、合谷、足三里、内关、足光明等。

7. 视网膜色素变性

【主穴】球后、下睛明、鱼上、承泣。

【配穴】太阳、风池、翳明、翳风、三阴交、足光明等。

8. 近视

【主穴】承泣、鱼上、睛明。

【配穴】风池、合谷、曲池、足三里、翳明等。

四、眼部穴位注射法

穴位注射疗法是一种针刺和药物并用的中西医结合的治疗方法，它是根据经络学说的原理，选用某些适宜于肌内注射的中西药物，注入与疾病有关的穴位，通过针刺与药物的药理作用，以调整机体机能和改变病理状态，达到治疗疾病的目的。

【物品准备】 注射器，针头，皮肤消毒药物，消毒方纱及棉签。

根据不同疾病的需要，按医嘱采用适宜于作肌注的中西药物。

【操作方法】

1. 局部皮肤常规消毒

2. 眼部穴位注射，患者一般取仰卧位。选好穴位后，嘱患者向指定方向注视，针头快速刺入穴位有“得气”感觉后，回抽注射器无血可注入药物。

3. 每穴位一次注入药液量：上眼眶穴位可注 0.2 ~ 1ml，下眼眶穴位 0.2 ~ 2ml，并可根据病情及药物浓度酌情增减。如作小剂量穴位注射，可为药物一般剂量的 1/5 ~ 1/2。

4. 注射完毕，嘱患者闭眼，用消毒纱布或棉签按压注射部位片刻。

五、针刺眼穴并发症的预防和处理

1. 出血　轻者为皮下出血或球结膜下出血，一般不用特殊处理，7 ~ 10 天可逐渐吸收。严重者为球后出血，可用加压绷带包扎 1 ~ 2 天，同时适当口服止血药和镇静药，3 ~ 4 天后可用湿热敷，促进出血的吸收。

2. 刺伤眼球　眼部穴位靠近眼球，针刺方向及角度不对，针刺易刺伤眼球而致眼球穿破伤。故术者必须熟悉眼部的解剖，入针前应估计眼球的位置，认真掌握眼部针刺的手法。如发生刺伤眼球，应按眼球穿破伤处理。

3. 复视　进针时不慎刺伤眼外肌所致。轻者可不作处理，能自行恢复，重者可作热敷，肌内注射维生素 B_1、B_{12} 等。

4. 颅内组织受损　眼眶与颅内相通，针尖可沿视神经孔或眶上裂进入颅内，有引起颅内组织损伤的危险。故要认真掌握进针的深度，选穴要准。一旦发生，必要时可请颅脑外科会诊。

此外，针刺眼穴尚有一般针刺治疗的并发症，如晕针、滞针、弯针、折针等，其预防及处理与一般针刺治疗同。

第五章

眼科物理疗法

第一节　药物离子导入法

通过直流电的电离作用，将带有电荷的药物离子导入体内的方法，称为药物离子导入法。

电离后的药液，分解为阳离子和阴离子，阳离子被吸引向阴极，阴离子向阳极运动。如果将药液阳极放在眼部，阴极置于枕骨粗隆下，药物阳离子向结膜、角膜深层组织或眼内渗透；反之，则药物阴离子向眼内渗透。此法使药物更易到达眼内深部组织，增强药物浓度，提高治疗效果。

要使药物的有效成分通过直流电的控制，有效地导入眼内，首先要了解导入药物的极性和浓度，以及提取方法。凡带有正电荷的药物为阳离子，由阳极导入；带负电荷的药物为阴离子，由阴极导入。金属离子及生物碱都是带正电荷的；非金属离子及酸根等均带有负电荷，某些复杂的化合物，则要按其化学结构来决定。至于高分子量的化合物以及中草药，就要用电泳的方法来测定。

眼科常用离子导入的药物浓度不宜太高，一般为2%～10%（不能超过10%）。阿托品、硝酸士的宁等不能超过极量。为了避免寄生离子，药物应由蒸馏水配制，两种药物不能同时混合导入。应用眼垫法导入时，每一种药物应固定用一种药垫，用后应充分洗涤干净。眼科常用药液的极性和浓度以及适应证，可参考表5-1。

表5-1　眼科常用药物离子导入表

药物名称	极性	浓度	适应证
碘化钾	−	0.3%～0.5%	角膜斑翳、真菌性角膜溃疡、葡萄膜炎、中心性视网膜炎、玻璃体混浊
阿托品	+	0.25%	虹膜炎、葡萄膜炎以及用滴眼法不能扩大瞳孔者
金霉素	+	0.5%	眼内炎、角膜溃疡
新霉素	+	0.5%	眼内炎、角膜溃疡
庆大霉素	+	0.5%	眼内炎、角膜溃疡

续表

药物名称	极性	浓度	适应证
维生素 C	-	3%	眼碱性化学伤、白内障
氢化可的松琥珀酸钠	-	0.25%	葡萄膜炎
透明质酸酶	-	150u/ml	青光眼术后
毛冬青	-	1%	葡萄膜炎、中心性视网膜炎
黄柏	+	10%	葡萄膜炎
田七	-	10%	视网膜静脉周围炎、眼内出血、前房出血
红花	-	10%	同上

一、药物离子导入

直流电的输出是通过导线和电极，电极为铅制的金属板（一般厚为 0.25 ~ 0.5mm）。铅制金属板性质柔软，化学性质稳定，其外层氧化后的氧化铅就不再氧化。铅离子移动很慢，几乎不参加电离过程，不会影响导入效果，所以多用铅片作电极板。但是这种铅制电极板不能直接接触人体皮肤，否则可因直流电的电离作用灼伤皮肤。因此，铅制电极板应套在一个布垫里，布垫可用毛布缝制成（布垫厚 0.8 ~ 1cm），毛布比较柔软，使离子分布较均匀。为了避免金属电极板与皮肤接触，制备布垫时应使布垫边缘超过电极板 2cm 左右。

电极的放置可分对置法、并置法。眼科常用对置法，即一个电极放在眼部，一个放在枕骨粗隆下。应用的两个电极面积不一定相等，一般作用电极要比非作用电极小，作用电极放在眼部，非作用电极放在枕骨粗隆下。

眼科药物离子导入的方法常用眼垫法及眼杯法，将含有药液的药垫置于眼睑皮肤，通过直流电的作用将药物导入眼内的方法，称为眼垫法。

二、操作方法

在此仅介绍常用的眼垫法。

【物品准备】 直流感应电疗机，布垫，铅片，药液，毛巾，定时器，滴瓶。

【操作方法】

1. 患者仰卧位。

2. 把湿布垫置于枕骨粗隆下，垫内置一电极（5cm × 10cm 的铅板），把含有药液的药垫置于眼部，嘱患者闭眼，药垫上放一电极（2cm × 3cm 的铅片），用毛巾将眼垫固定好。为了增加药物导入眼内的浓度，电疗前在结膜囊内滴 2 ~ 3 滴所导入的药液。

3. 将电极与导线相连，阴离子的药物应由阴极导入，阳离子的药物由阳极导入。调节电流强度，一般单眼 2 ~ 5mA，双眼 5 ~ 10mA，但应根据患者的感觉而定。

4. 治疗时间为5～10min，治疗完毕，移开药垫，慢慢将电钮旋至“0”位，再将电疗机开关关闭。

【注意事项】

1. 治疗前应检查电源和治疗机的性能是否正常，治疗机的各种旋钮要在“0”位。铅制电极板要求完整无缺损并压平。将常用药物、布垫、药垫准备好，以便治疗时应用。

2. 治疗前应严格查对医嘱的药物、极性、电流量、通电时间、治疗次数、眼别等，如有疑问，应及时和医生联系。

3. 对首次治疗的患者应告知如下注意事项，治疗时不可移动体位，不可入睡。眼垫法通电时皮肤有轻微针刺感，眼杯法可有轻微温热感或无感觉，若有灼痛或其他不适感，应即向医护人员反映，以免灼伤皮肤。

4. 治疗部位如有破损，要用胶布将其绝缘后方可进行治疗。治疗时布垫要紧贴皮肤。

三、常见并发症的预防和处理

药物离子导入法常见的并发症为灼伤皮肤和角膜，其主要原因是电流过大，电极铅板放置不妥或直接与皮肤接触。故治疗前应注意电极板及布垫要推平，铅板电极切勿接触皮肤，布垫的干湿要合适，太干易引起灼伤，太湿的滴水可引起电流短路。治疗时应严格控制电流量。医护人员应经常巡视检查及观察电流表的指针，如电流量过大或过小，要作适当的调整，并记录好电流量和治疗时间。多询问患者的感觉，如患者主诉有灼痛或其他不适，应适当减少电流，如仍有不适，应关闭电流开关，检查治疗部位，找出原因并作处理。治疗后应检查电疗部位皮肤及角膜，如果发生皮肤或角膜灼伤，宜暂停治疗。皮肤灼伤或有刺激点，应用护肤药物涂擦，角膜上皮有脱落，应用抗生素眼膏包眼。

第二节　超短波疗法

将波长10～1m波段的电磁波应用于临床治疗的方法称为超短波电疗法，是高频电疗法之一种。高频率电流能贯穿人体深部组织，分布均匀，将电能转变为热能，对全身或局部的血液、血管、神经系统、炎症、代谢等有一定的作用，故具有镇痛、消炎等医疗效果。眼科临床上常用于治疗眼部急性炎症、眶上神经痛、眼肌麻痹等疾患。在治疗眼部急性炎症时，小剂量超短波即能达到良好效果，大剂量有时反引起恶化。对恶性肿瘤，禁忌使用超短波疗法。

【电场的计量测定】　高频电场的剂量无精确的确定，主要靠患者的感觉以及电极与眼球间的距离和氖光灯的亮度而定，因氖光灯在高频电场的作用下氖气能电离而发光，故常以氖光灯作为剂量测定的方法之一。临床应用一般分三种剂量：无热量、微热量、温热量，剂量的测定方法如表5-2。

【物品准备】　超短波治疗机，毛巾垫若干，布带、氖灯。

表 5-2　高频电场计量测定

	无热量	微热量	温热量
电极与眼部距离	3～5cm	1～3cm	0.5～1cm
氖光试验	微弱光	有光而不亮	充满明亮的光线
患者眼部感觉	无温度	轻微温热	明显温热

【操作方法】

1. 检查电极导线绝缘情况，导线与电极连接是否良好，电疗机各电钮是否在正确位置上。

2. 患者仰卧位，治疗前除去患者身上的金属物品。

3. 嘱患者闭上眼睛，选择直径 4cm 的圆形绝缘电极置于眼部（一般用双极并置法或对置法），电极与眼部皮肤间用干燥毛布垫保持固定的空气间隙，并用布带固定好电极。

4. 打开电源开关，使灯丝预热 2～5min 后再进行治疗（一般连续使用时，每次预热 2min，若每天初次使用或电疗机停息后再用要预热 5min）。

5. 按照不同的病种及病情给患者以适当的治疗量。

6. 每次治疗时间为 10～15min，隔天或每天治疗一次，10 次为一疗程。

【注意事项】

1. 治疗前要了解患者眼部皮肤有无感觉障碍。如有明显减退者，应注意避免烫伤，要多巡视并控制适当的剂量。

2. 治疗时要注意绝缘，患者身体勿接触墙壁、水管等，以免发生“接地”现象而致电击。

3. 嘱患者在治疗时头不要移动，以免电极移动脱落。手不要触及电疗机、电极、导线及周围的金属物。

4. 电极不能与皮肤直接接触，如有潮湿的敷料，应清除后再治疗。

5. 在治疗中，操作者不应接触患者身体，患者若觉电极下有灼痛感，应关闭电疗机进行检查。

6. 电疗机外壳应与地线相接。两条输出线不能相碰，电极导线不可过于弯曲及接触机体。

7. 电疗机连续使用 2h 后要停息 20min，并加强室内通风。

8. 每天工作完毕，把导线拔出，直放在床上。

第三节　热 敷 疗 法

把热能传导给人体，从而达到治疗疾病的一种方法。热敷能扩张血管、改善血液循环及新陈代谢，促进浸润及炎症的吸收。还可减低神经末梢的兴奋性，对肌肉起松弛作用，用以止痛及解痉。眼科常用于内眼手术后、某些非化脓性炎症，以及麦粒肿、泪囊炎等眼部早期炎症。常用的热敷疗法有以下几种。

一、小热水瓶蒸气薰法

此法使用简便，适用于没有热敷机设备及门诊或病房患者自行热敷。

用热水瓶（茶杯也可以）盛满热水，嘱患者将热水瓶口放在眼下方，以蒸汽熏眼部，眼部与瓶口的距离以患者感觉舒适为宜，不能太近，以免烫伤。治疗时间一般为15～20min。

二、湿热敷法

【物品准备】 消毒纱布、抗生素眼膏、镊子，换药碗，热水。

【操作方法】

1. 先将湿热敷垫煮沸5min。

2. 用凡士林涂抹眼睑皮肤及其周围，眼睑上放消毒纱布1块，令患者闭眼。

3. 用镊子扭干热敷垫，放在眼睑的消毒纱布上，热敷垫每3～5min更换一次，共敷20～30min。热敷后用棉球拭去眼睑及周围的凡士林。

如眼部无创口，可直接用纱布或毛巾浸热水后稍拧干敷在眼睑上。

【注意事项】 行湿热敷法时注意热敷垫的温度，可用手背试温，一般以患者感觉舒适为宜，约在45℃左右，以防烫伤皮肤。

第六章

眼科门诊护理

眼科门诊是医院面向社会的窗口，是眼科医疗工作的第一线，是直接给人民群众提供诊断、治疗和预防眼部疾病的场所。医务人员必须尽一切可能提供安全、舒适、便捷、周到的服务，使患者及时得到诊断和治疗。

第一节　门诊的设置和布局

眼科门诊的设置因各级医院所具备的条件不同而异，要求环境达到安静、清洁、通风、布局合理，标志、路牌醒目、清晰、方便患者就诊。有条件的医院在门诊与城市道路之间设一条 25～30m 绿化带以减少灰尘和噪音，保持门诊环境安静、清洁。

一、门 诊 大 厅

宽敞明亮、整洁、有清楚的门诊布局平面图和路标及就诊指南。有条件医院设信息诱导图标及大型电视屏幕，进行指导就诊、卫生宣传、收费说明等服务。挂号处、收费处、服务台设在门诊大厅醒目合适的位置，有条件的医院敞开式挂号。药房、检验室、放射科、超声波室、视力检查室等应设在大厅附近，以减少患者来回走动，一切以方便患者为原则。大厅有导诊护士指导患者就诊，大厅周围设有患者休息椅，并有饮水供应（最好提供一次性使用水杯）。门诊入口宽敞、避免人流量多时拥挤。为保障低视力患者就诊安全，眼科门诊建筑物的所有墙角、柱、服务台的边角、其他家具的边角应为圆形或者钝角，防止低视力患者撞伤。环境设施应尽一切可能体现对患者的人性化关怀。三楼以上的门诊除楼梯外，应设电梯，分患者电梯和货梯，专人负责开电梯，以保证低视力患者的安全。各层楼应设足够的洗手间方便患者使用并保持洗手间清洁。

二、门诊候诊室

宽敞、清洁卫生、通风良好，有条件的医院尽可能做到环境美观、舒适。候诊厅要保证可容纳适当人流量及候诊人数。室内设分诊台、服务台、呼叫指示灯系统及足够的候诊椅和开水供应，墙壁的宣传栏中有就诊程序、各专科介绍、卫生宣教等。

三、诊　　室

诊室应做到清洁、明亮、通风良好。光线不宜直射患者及医生的头面部，必要时设置窗帘。诊室应保持安静，避免拥挤。诊室内应具有书写病历、做眼前部检查所必须的设备及视力表，以保证医生及患者在诊室中能集中精神完成询问病史、书写病历、不受干扰地检查患者、制定诊疗方案等项工作。

诊病桌上应配备下列物品：病历书写的表格、纸张、笔等，手电筒（要安上聚光灯泡）、棉签、近视力表、15cm 小尺，诊室内设有换药车，车上备有眼垫、胶布、生理盐水、表麻药、散瞳药、荧光素染色液（条）、抗生素滴眼剂、眼膏、棉签、绷带等。诊病桌下设有污物桶。诊室还应设有医生清洁消毒手用溶液，有条件的情况下应安装水龙头及瓷盆。每天开诊前，护士应检查诊室内是否具备了以上物品。

四、视力检查室

视力表应挂在距患者 5m 处，视力表第 10 行视标的高度大约和患者的视线处于同一水平。为检查方便，且减少检查时占用过大的面积，可以将视力表悬挂在患者座位的后上方，患者前面 2. 5m 处悬挂一平面镜，请患者辨认镜里的字形，这样，通过平面反射镜看视力表，患者与视力表之间的距离仍为 5m。患者与视力表（或平面镜）之间的地面，每隔 1m 应有明显的标记，以便准确计算视力。视力表的照明以采用日光灯为好，因为视力表的照明度对视力影响颇大，自然光线易受天气或上、下午时间的影响，照明度过暗或太亮常引起视力检查的结果不准确。为了使视力表的表面照明度稳定，免受外界干扰，将国际标准视力表放在特制的木箱中央，两旁各安装 20W 的日光灯 1 支，或视力表的四个角及两旁各安装 25W 的白炽灯泡 1 个，光线应用木板遮盖，使光线只照在视力表上而不直接射入患者眼内。检查视力还应有带黑头的视标指示棒。

五、暗　　室

眼内部检查须在暗室进行。门诊、病房均应设置一暗室，以供眼内部检查用。暗室内地面应不反光，墙壁为深灰色或墨绿色；窗户设遮光窗帘，以保证室内黑暗。暗室内要保持空气流通，室内须保持干燥，应配备抽湿机，以免室内检查仪器受潮而损坏。

暗室内应设置眼内部检查用的各类仪器，包括眼底镜、裂隙灯显微镜、前置镜、三面镜、前房角镜及擦镜头用的擦镜纸等。还应放置检查用的常用滴眼剂，如散瞳药物、表面麻醉药、荧光素和抗生素滴眼剂。光学仪器的镜头不能用手指触摸，只能用镜头纸或无水酒精清洁。每天收诊前，护士应检查室内各开关是否已关闭，并将所有不用电源插头都断开。

六、治　疗　室

眼科治疗室与外科换药治疗室相似，室内应保持清洁、通风、明亮、定期消毒。布局设计以便于操作、避免拥挤为原则。

室内设1~2张治疗床、五官科椅、治疗桌、椅等，为使某些细致的眼部治疗操作有充足的照明，室内应备有座地照明灯。

眼科注射、治疗及某些小手术、外眼手术的术后换药和拆线等均可在治疗室内进行。故眼科治疗室应具备以下各类物品。

1. 眼科常用的无菌敷料和物品　眼垫、纱布、棉签、引流条、胶布、剪刀、绷带。

2. 清洁消毒用的药品和物品　碘伏、肥皂水、外用生理盐水、2%硼酸溶液、2%碳酸氢钠溶液、洗眼壶、受水器、弯盘、污物桶、处理污器皿用的消毒溶液、工作人员消毒手用的消毒溶液。

3. 眼科治疗常用药物　抗生素眼液、眼膏、散瞳药物、表面麻醉药物、荧光素、乙醚。

4. 急救及注射用品　急救车、除颤器、简易呼吸囊、氧气瓶（袋）、注射器、针头、血压计、听诊器、电动吸引器。

5. 眼科治疗常用的基本器械和用物　异物刀、泪道冲洗针头、泪道探针、泪点扩张器、眼科镊子和显微镊子、眼科手术剪、尖刀片、开睑器、开睑拉钩、睫毛镊、电解毛囊设备、手电筒、眼压计、放大镜、手套等。

治疗室应有专门护士负责，该护士每天开诊前应检查及补充治疗室各类用物，并按各类用物的要求定期清洁、更换、消毒。

除外，医院门诊还应设验光室、视野室、检验室、超声波检查室、理疗室、药房、门诊手术室、换药室。有条件的医院应设感染治疗室，适用于传染性眼病的治疗，如流行性结膜炎、淋菌性结膜炎等。

第二节　门诊护理工作内容

一、预检分诊

预检分诊由临床经验丰富的护士担任。应主动热情接待来院就诊的患者，对初诊患者要简单扼要询问病史，观察病情后作出判断，给予合理的分诊指导，做到先预检分诊，后挂号与就诊。眼科门诊患者挂号后要检查视力再安排候诊与就诊。如患者视力差，要协助患者填写病历卡或门诊病历上的姓名、性别、年龄、职业、住址、电话等。指导患者到视力检查室检查视力。凡属急诊病例，应马上安排就诊，如化学伤患者可即到治疗室做初步处理。

二、视力检查

视力检查是指检查中心视力，了解眼视功能的方法之一，在眼病的诊断和处理上都有着重要的意义。因此，初诊患者首先由护士进行视力检查。护士进行此项检查前，必须向患者耐心说明，尤其采用2.5m平面反光镜法，更需解释清楚，便于患者合作，使检查准确迅速。检查毕，把患者的视力分左、右眼准确地记录在病历本上。在检查视力的同时，应进行初步预诊，如属急诊病例，应按急诊处理，以免延误病情。

三、开诊前的准备工作

开诊前，护士应做好一切诊疗、护理器械和物品的准备工作，检查和补充诊室、暗室、治疗室的药品、用物。按挂号指定时间排列好病历，指导门诊患者按顺序来候诊室就座。候诊室和诊室是患者比较集中的地方，由于往来活动频繁，吵嚷声音也较大，往往影响医护人员的工作。为了保证诊室的安静，使医生集中精力进行检查和诊治工作，并缩短候诊时间，护士需经常注意维持诊室及候诊室的秩序，防止拥挤及争先恐后的现象，按挂号顺序和病情的轻、重、缓、急安排患者就诊，并指导患者诊病后需要办理特殊检查、治疗、取药、交费、化验等手续。巡视诊室、协助医生向患者作必要的解释工作。对行动不便、年老体弱、啼哭的小儿等患者，可酌情先安排就诊。

四、服务台工作

有的患者需要作进一步的特殊检查，有的需要手术治疗或住院治疗，服务台负责安排以上各项的预约登记工作及答复、解释患者有关的询问。门诊服务台的护士应按病情的轻、重、缓、急合理安排住院床位的登记、通知患者入院、介绍办理入院的准备事项，以及办理门诊手术和特殊检查的预约。

五、治疗室工作

门诊治疗室应根据医嘱进行眼科各种医疗护理技术操作，包括测量眼压、眼部冲洗、泪道冲洗、泪道探通、结膜下注射、球后注射、静脉注射、肌内注射、测量血压、角膜异物剔除、麦粒肿切开排脓、电解倒睫等。治疗室护士应按就诊先后有秩序地工作，必须严格执行“三查”“七对”的查对制度，并向患者作必要的治疗前解释工作，以取得患者合作。治疗中必须注意患者的病情有无特殊变化，有时在治疗后需要留患者观察一些时间，以防发生意外情况。治疗或检查后应由护士在病历上详细记录结果并签名，送交医生再诊，或向患者交代复诊或再次治疗时间以及注意事项。每次治疗操作完毕后应洗净双手，防止交叉感染。

六、换药室工作

门诊换药室为门诊手术患者术后换药的地方，因此要求医护人员有严格的无菌观念。换药室的护士应按无菌操作规程进行操作，防止伤口感染。换药时应该协助医生详细询问患者术后情况，细致观察术后反应及术后效果并作好记录。换药后向患者交代下次换药及复诊时间和注意事项。

第三节　眼科常见急诊处理

门诊常见的眼科急诊有结膜、角膜异物伤，电光性眼炎，眼球穿破伤，化学性眼外伤，急性充血性青光眼等等。通常这些患者就诊时，多具有流泪、怕光、眼痛、头痛等痛苦病容和不同程度的视力减退，有时甚至无光感。患者情绪多焦虑，因此，护士应迅速通知医生优先安排急诊患者就诊。若护士能做出判断，如化学伤，应先进行眼部冲洗处理。对急诊患者，首先简单询问病史，并作细致的检查，积极治疗，同时要安定患者和家属的情绪，增强其战胜疾病的勇气和信心。某些眼底病，如急性视神经盘炎、视网膜中央动脉阻塞、视网膜中央静脉阻塞等急诊患者，虽然外表无明显症状，由于突然丧失视力而来急诊，应根据病史详细检查，给予急诊处理，并及时入院治疗，以免贻误。属于急诊处理的眼病，来诊后应先作检查和治疗，挂号收费等手续可缓办或补办。

一、角膜、结膜异物伤

角结膜异物为常见的眼外伤，常见为微小金属或非金属异物进入眼内结膜或角膜。患者有异物感、流泪、怕光、睑痉挛等症状。细小的异物常贴附于睑结膜表面，在角膜表面的异物陷入较深。非金属异物多不起化学作用，但铁质异物、特别是生铁粉，约24h后，在异物与组织接触处即有铁锈形成，有时异物剔除后铁锈仍坚硬不易剥脱。

1. 角膜异物的处理　①及早剔除（包括剔干净铁锈）；②防止感染，（密切观察）。

2. 爆炸伤角膜异物处理　往往在结膜和角膜的表层或深层有弥漫性尘状粉末异物存在（如火药粉、细砂石等），这种异物在表层的可剔除，深层或细小异物可任其自然排除或包埋，必要时可作板层角膜移植。

3. 结膜异物处理　异物多贴于上睑下沟处，翻开上睑后，用蘸有生理盐水的棉签拭除，或用泪道冲洗器进行冲洗，以快速去除多量表浅异物。虽除去异物，但刺激症状仍较重，此时应注意合并有角膜表层擦伤，如有，应按角膜异物剔除后处理。

二、电光性眼炎

常发生于电焊工或旁观者，由于电焊时眼球表层组织受大量紫外线照射损伤角膜及结膜上皮所致。几小时后，患者出现眼部剧痛、灼热感、流泪、怕光，眼睑呈红色和睑痉挛，结膜充血，角膜表面有上皮脱落，用1%荧光素染色清晰地看到小点状染色。急诊处理主要是止痛和预防感染。用0.5%的卡因溶液滴眼后可明显缓解疼痛，共滴3次，每次相隔5min，止痛后，可涂四环素眼膏、多粘菌素B眼膏，包封患眼，或作冷敷，必要时次日复诊。由于此病有4～12h的潜伏期，在白天工作之后往往在夜间突然发病，痛苦较重。急诊时多情绪焦急，医护人员应耐心解除患者的思想负担。

三、眼球穿通伤

眼球穿通伤为常见的眼外伤，可严重损害眼内组织。如发生感染、眼内出血、眼内容脱出、异物存留，可使视力严重下降。因爆炸伤者往往合并全身受伤，护士接诊患者时需首先详细询问致伤原因、致伤时间、曾否经过处理，然后检查视力，清洁伤眼皮肤，并作初步检查，动作要轻。角膜穿通伤后如有虹膜玻璃体等嵌顿于创口处或创口裂开者，更要小心，切不可用力按压眼球，更不可翻转上睑，以免挤压眼球使眼内容物大量流出。在做简单局部清洁后以眼垫包封，请医生诊治。护士应配合医生做进一步检查眼部受伤情况及全身情况。需急诊手术者，即做术前准备。需立即住院的，做入院常规检查（X光透视胸部、血常规、出凝血时间、小便常规）。金属异物伤者，应作眼部X

光照片。若全身受伤情况严重，应先测血压、脉搏、体温、避免移动患者，使患者安静，并请外科会诊。

四、化学性眼外伤

通常是由于化学物质溅入眼内，损伤和破坏眼部组织。常见化学物质为酸性和碱性两大类。酸性物质包括硫酸、硝酸、盐酸、硫化氢、过磷酸钙、硫酸铵等。碱性物质包括氢氧化钠、氢氧化钾、氨水、石灰、漂白粉、来苏水等。

凡化学伤患者，护理人员首先应迅速以生理盐水或蒸馏水反复充分冲洗伤眼和结膜囊，并询问患者或陪人，致伤化学物的性质和受伤情况。若不明性质时，可用 pH 试纸测定酸碱性（酸性显红色，碱性显蓝色）。冲洗时必须使患者睁开眼睛，护士可用左手拇、示指分开眼睑，必要时滴 0.5% 的卡因溶液表面麻醉，用开睑钩拉开上下眼睑充分暴露眼球和穹窿部，并令患者不断转动眼球，持续冲洗 5～10min。如有固体颗粒石灰、漂白粉等，则要翻转眼睑，充分暴露上下睑穹隆部结膜，用棉签或镊子清除颗粒，注意彻底充分冲洗干净。冲洗是否及时和彻底，关系到预后问题。护士应边冲洗边请医生检查处理。应及时准备好物品，较严重者需住院进一步治疗（如前房穿刺，放出有碱性物质的房水）应协助办理入院常规检查。眼局部应涂抗生素眼膏，以眼垫包封，预防感染。

第四节　门诊护理管理要求

一、对门诊护士的要求

1. 门诊护士为最先接触患者的工作人员，要给患者留下良好的第一印象，护士态度要和蔼、文明礼貌，耐心解答患者提出的各种问题、尽量简化手续，有计划地安排患者就诊。

2. 开诊前做好一切准备工作，检查各种器械，备齐各种治疗用品，并按固定位置放好。

3. 安排患者候诊，根据病情合理安排就诊。

4. 随时观察候诊患者的病情，如发现合并高血压、心脏病、心力衰竭及其他病情危重者应安排提前诊治，护理人员在旁陪同，协助医生诊治，必要时由医护人员陪送至急诊室处理或呼 120 急救。

5. 分诊要准确，以免患者来回走动，延误病情。

6. 护士经常巡视诊室，协助医生诊治患者。

7. 检查完毕，协助医师对患者进行个别指导，解释各种检查、治疗、手术、复诊等相关事宜。遇患者对诊疗方面有意见时，护士应主动协助医生进行解释及处理。

8. 对候诊患者，应进行卫生宣传教育工作，介绍眼病预防与眼保健知识，维持好候诊秩序。

二、门诊治疗室护理管理要求

1. 可根据条件设立一般治疗室和感染治疗室，有传染性眼病患者的治疗均在感染治疗室进行。

2. 工作人员进入治疗室要穿工作服，戴帽子、口罩。无关人员不得进入治疗室。

3. 室内保持整齐、清洁、每日治疗前通风30min、进行空气消毒，每月做一次空气细菌培养。室内清洁应在治疗前后进行，先拖地后扫地，治疗进行中不得清扫或抹台。

4. 治疗室内各种物品固定放置，用后放回原处，专人负责保管，每日检查。及时补充物品，保持物品齐全、处于备用状态。滴眼液第一次启用要在药瓶上写开瓶日子，有效期为一个月。

5. 进行各项治疗操作时，要严肃认真，严格执行查对制度及操作规程。

6. 注射各种药物及眼部用药应先询问患者有无过敏史。注射动物血清制剂或青霉素应先做过敏试验。凡青霉素皮试阳性者，应在门诊病历封面上用红色注明“青霉素皮试阳性”；皮试阴性者方可注射。注射后要密切观察药物反应，经15～30min后，无反应方可让患者离去。治疗室应具备过敏反应急救药品，如发生过敏反应立即进行抢救。

7. 严格执行无菌技术操作原则，用过的器械、物品应按消毒常规处理。

第七章

眼科病房护理

眼科病房是眼病患者接受诊疗、护理休养的场所，也是医护人员开展医疗、预防、教学和科学研究的重要基地。随着人民生活水平的不断提高，消费观念逐渐趋向追求高质量与美观舒适的生活空间。人在患病的时候，希望获得最好的医疗服务，更希望在安全、舒适、安静、优雅的环境中接受治疗，以获得最佳的治疗效果。

第一节　病区布局与设置

眼科病区分病房及附属房间。

附属房间包括：办公室、护士站、值班室、示教室、眼科检查室（暗房）、治疗室、配药室、配膳室、库房、杂物间、洗涤间、床垫被褥消毒室、浴室、厕所间等。

一、床 位 设 置

一般每个病区设 30～40 张病床较为合适，为方便治疗、护理操作并保证患者有适当的空间，病床之间的距离不得小于 1m，每张病床在室内所占面积 6～7m^2，病房布局合理，通风良好，符合预防院内感染要求。地面平整、易清洁、快干燥、有排水孔，应有防滑、扶手等安全设施。

二、眼科病室设置

1. 病房设置　可分单人房、双人房，3～6 人房，病室空间高 3～3.3m。所有墙角为钝角、因大多数眼科患者视力差，所有家具均为钝角，防撞伤。房间色调柔和、安静、阳光充足、光照适度，大部分患者术后怕光，室内装修避免反光、光线柔和不刺眼、空气流通。一般室温保持在 18～22℃ 较为适宜。婴幼儿及老人室温保持在 22～24℃。病室湿度以 50%～60% 为宜。

2. 病室装饰　优美的环境让人感觉舒适愉快。病室布置应整洁美观,并注意优美与悦目。在设计上要充分体现人性化,使患者感到舒适、精神愉快。病室窗帘应避光,雅致、清晰,以减少强光刺激(因眼部有炎症者可出现畏光、流泪)。医院环境颜色如调配得当,不仅可促使患者身心舒适,还可产生治疗效果。床与墙壁垂直,横式床位两床顶端距离不小于

1.5m,两床之间设活动的围帘,有条件的医院可增设娱乐设施和通风设备,如电视机、电冰箱、电话机、空调机等。最好设立独立卫生间,病室外阳台设衣物晾晒架。

三、患者单位及设备

患者单位是指医疗机构提供给患者使用的家具和设备，是患者住院期间用以休息、睡眠、饮食、排泄、活动与治疗等的最基本的生活单位。患者单位设备应以患者舒适、安全、利于治疗和康复为前提。每个患者单位固定的设备有病床、床垫、枕芯、棉胎或毛毯、床单、被套、枕套和中单、床旁桌、床旁椅、活动小餐桌，输液架等。病床一般高0.6m，长2m，宽1m。床两侧有活动床栏，有调节体位的靠背架。床头墙壁上方安装呼叫装置，有电源插座，照明装置，床号标记等。病房及走廊应设有地脚灯。患者活动的地方设安全护栏，有防火设备、安全通道。

四、治　疗　室

眼科病房治疗室主要为术前患者做术前检查及术前准备工作，如术前泪道冲洗和剪睫毛，术前眼部冲洗，术前用药，术后患者拆线、结膜下注射和测量眼压等，治疗室应设在医护办公室附近，面积不小于12m^2，室内分清洁区和半污染区，设有易清洁消毒的治疗台，壁柜、药柜、洗眼车、眼科换药治疗车、急救车、除颤器、简易呼吸器、电动吸引器、氧气等。各种治疗及护理用具、输液用品，空气消毒设备、洗手池、五官科椅、治疗床。

治疗室诊疗用品还包括：体温计、血压计、听诊器、手电筒等。

眼科换药治疗车物品如下。

1. 眼科常用药物　滴眼液、眼膏、玻璃棒，散瞳药要有特殊标志。
2. 清洁眼部用的生理盐水。
3. 无菌敷料　消毒眼垫、棉签。
4. 其他物品　绷带、绞布、剪刀、手电筒、弯盘、快速手消毒液。

眼科病房治疗室常用的基本器械和物品同门诊治疗室。暗室（眼科检查室）的设备同门诊暗室。

眼科检查和治疗常用药物：抗生素滴眼液和眼膏、散瞳药、表面麻醉剂、荧光素、甲基纤维素、乙醚。

第二节　护理工作制度

一、护理工作核心制度

（一）查对制度

1. 医嘱查对制度

（1）医嘱经双人查对无误方可执行，每日必须总查对医嘱一次。

（2）转抄医嘱必须写明日期、时间及签名，并由另外一人核对。转抄医嘱者与查对医嘱者均须签名。

（3）临时执行的医嘱，需经第二人查对无误，方可执行，并记录执行时间，执行者签名。

（4）抢救患者时，医师下达口头医嘱，执行者必须大声复述一遍，然后执行，抢救完毕，医生要补开医嘱并签名。安瓿留于抢救后再次核对。

（5）对有疑问的医嘱必须询问清楚后，方可执行和转抄。

2. 服药、注射、输液查对制度

（1）服药、注射、输液前必须严格执行“三查七对”。三查：摆药后查；服药、注射、处置前查；注射、处置后查。七对：对床号、姓名、药名、剂量、浓度、时间、用法。

（2）备药前要检查药品质量，水剂、片剂注意有无变质，安瓿、注射液瓶有无裂痕，密封铝盖有无松动，输液袋有无漏水，药液有无浑浊和絮状物。过期药品、有效期和批号如不符合要求或标签不清者，不得使用。

（3）摆药后必须经第二人核对，方可执行。

（4）易致过敏药物，给药前应询问有无过敏史。使用毒、麻、精神药物时，严格执行《医疗机构麻醉药品、第一类精神药品管理规定》（卫医药［2005］438号文件）。护士要经过反复核对，用后安瓿及时交回药房。给多种药物时，要注意有无配伍禁忌。同时，护理部要根据药物说明书，规范及健全皮试药物操作指导及药物配伍禁忌表。

（5）发药、注射时，患者如提出疑问，应及时检查，核对无误后方可执行。

（6）输液瓶加药后要在标签上注明药名、剂量、并留下安瓿，经另一人核对后方可使用。

（7）严格执行床边双人核对制度。

3. 手术患者查对制度

（1）手术室接患者时，应查对科别、住院号、床号、姓名、手腕带、性别、年龄、诊断、手术名称及部位、眼别、术前用药，生化八项，出凝血时间，试验结果，手术通知单是否相符，手术医嘱所带的药品、物品（如CT、X线片）。评估患者的整体状况及皮肤情况，询问过敏史。

（2）手术护士检查准备手术器械是否齐全，各种用品类别、规格、质量是否合乎要求。患者体位摆放是否正确，尽可能暴露术野和防止发生坠床和压疮。

（3）手术人员手术前再次核对科别、住院号、床号、姓名、手腕带、性别、年龄、诊断、手术部位、眼别、麻醉方法及用药、配血报告等。洗手护士打开无菌包时，查包内化学指标卡是否达标，手术前或术毕缝合前洗手护士和巡回护士都必须严格核对，共同唱对手术包内器械、纱布、缝针等数量，并由巡回护士即时在手术护理记录单记录并签名。术前后包内器械及物品数目相符。

（4）手术切除的活检标本，应由洗手护士与手术者核对，建立标本登记制度，专人负责病理标本的送检。

4. 输血查对制度　依据卫生部《临床输血技术规范》的要求，制订抽血交叉配血查对制度、取血查对制度、输血查对制度。

（1）抽血交叉配血查对制度。

1）认真核对交叉配血单，患者血型验单，患者床号、姓名、性别、年龄、病区号、住院号。

2）抽血时要有2名护士（一名护士值班时，应由值班医师协助），一人抽血，一人核对，核对无误后执行。

3）抽血（交叉）后须在试管上贴条形码，并写上病区（号）床号、患者的姓名，字迹必须清晰无误，便于进行核对工作。

4）血液标本按要求抽足血量，不能从正在补液肢体的静脉中抽取。

5）抽血时对验单与患者身份有疑问时，应与主管医生、当值班高级责任护士重新核对，不能在错误验单和错误标签上直接修改，应重新填写正确化验单及标签。

（2）取血查对制度：到血库取血时，应认真核对血袋上的姓名、性别、床号、血袋号、血型、输血数量、血液有效期，以及保存血的外观，必须准确无误，血袋须放入铺上无菌巾的治疗盘或清洁容器内取回。

（3）输血查对制度

1）输血前患者查对：须由2名医护人员核对交叉配血报告单上患者床号、姓名、住院号、血型、血量，核对供血者的姓名、编号、血型与患者的交叉相容试验结果，核对血袋上标签的姓名、编号、血型与配血报告单上是否相符，相符的进行下一步检查。

2）输血前用物查对：检查血袋的采血日期，血袋有无外渗，血液外观质量，确认无溶血、凝血块，无变质后方可使用。检查所用的输血器及针头是否在有效期内。血液自血库取出后勿振荡，勿加温，勿放入冰箱速冻，在室温放置时间不宜过长。

3）输血时，由两名医护人员（携带病历及交叉配血单）共同到患者床旁核对床号，询问患者姓名，查看床头卡，询问血型，以确认受血者。

4）输血前后用静脉注射生理盐水冲洗输血管道，连续输用不同供血者的血液时，前一袋血输尽后，用静脉注射生物理水冲洗输血器，再继续输注另外血袋。输血期间，密切巡视患者有无输血反应。

5）完成输血操作后，再次进行核对医嘱，患者床号、姓名、血型、配血报告单、血袋标签的血型、血编号、献血者姓名、采血日期，确认无误后签名。将输血记录单（交叉配血报告单）贴在病历中，并将血袋送回输血科（血库）至少保存一天。

5. 饮食查对制度

（1）每日查对医嘱后，以饮食为依据，核对患者床前饮食标志，查对床号、姓名、饮食种类，并向患者宣传治疗膳食的临床意义。

（2）发放饮食前，查对饮食单与饮食种类是否相符。

（3）开餐前在患者床头再查对一次。

（4）对禁食患者，应在饮食牌和床尾设醒目标志，并告诉患者或家属禁食的原因和时限。

（5）因病情限制食物的患者，其家属送来的食物，需经医护人员检查后方可食用。

（二）交接班制度

1. 值班人员应严格遵照护理管理制度，服从护士长安排，坚守工作岗位，履行职责，保证各项治疗护理工作准确及时地进行。

2. 交班时，主班护士应检查医嘱执行情况和危重患者护理记录，重点巡视危重患者和新入院患者，在交班时安排好护理工作。

3. 每班必须按时交接班，接班者提前15min到科室，阅读护理记录，交接物品。做到七不接（患者数不准、病情不清、床铺不洁、患者皮肤不洁、管道不通、各项治疗未完成以及物品数量不符不交接）。

4. 值班者必须在交班前完成本班的各项记录及本班的各项工作，处理好用过的物品，为接班者做好用物准备，如消毒敷料、试管、标本瓶、注射器、常备器械、被服等，以便于接班者工作。遇有特殊情况，必须做详细交代，与接班者共同做好工作方可离去。

5. 早交班时，由夜班护士报告病情，全体人员应严肃认真地听取夜班交班报告。之后由护士长带领日夜班护士共同巡视病房，床边交接病情及病房管理情况。

6. 交班内容。

（1）患者总数，出入院，转科、手术、死亡人数，以及新人院、危重患者、抢救患者，手术前后或有特殊检查处理、有行为异常、自杀倾向患者的病情变化及心理状态。

（2）医嘱执行情况，重症护理记录，各种检查标本采集及各种处置完成情况，对尚未完成的工作，应向接班者交代清楚。

（3）查看特殊体位及低视力患者基础护理完成情况。

（4）查贵重器械和仪器，如：三面镜、房角镜、前置镜的数量、技术状态等，并签全名。

7. 交接班者共同巡视检查病房是否达到清洁、整齐、安静的要求及各项工作的落实情况。

8. 其余班次除详细交接班外，均应共同巡视病房，进行床边交接班。

9. 交班中如发现病情、治疗、器械、物品交代不清，应立即查问。接班时如发现问题，应由交班者负责；接班后如因交班不清，发生差错事故或物品遗失，应由接班者负责。

10. 交班报告（护理记录）应按书写要求字迹整齐、清晰，重点突出。护理记录内容客观、真实、及时、准确、全面、简明扼要、有连贯性，运用医学术语。进修护士或实习护士书写护理记录时，由带教护士负责修改并签名。

（三）分级护理制度

医生根据患者病情开护理等级医嘱，级别分为特级护理和一、二、三级护理，并做出标记（一级护理为红色、二级护理为蓝色、三级护理可不设标记）。

1. 特级护理。

（1）适用对象：病情危重，需随时观察的患者，合并严重全身性疾病。

（2）护理内容

1）安排专人护理，严密观察病情及生命体征变化，随时准备抢救。

2）制定护理计划，严格执行各项诊疗及护理措施，及时准确逐项填写危重患者护理记录。

3）备好急救所需药品和用物。

4）做好基础护理，严防并发症，确保患者安全。

2. 一级护理

（1）适用对象

1）病情重或危重，需严格卧床休息，生活不能自理者。

2）术后需要包封双眼者。

3）双眼视力低于0.05的患者。

4）独眼手术后包眼的患者。

（2）护理内容

1）严密观察病情变化。根据病情需要定时测量体温、脉搏、呼吸、血压等，观察用药后的反应及效果。

2）严格执行各项诊疗及护理措施，及时准确填写护理记录。

3）加强基础护理，严防并发症，满足患者身心需要。

3. 二级护理

（1）适用对象

1）患者病情较重，部分生活不能自理。

2）眼部术后恢复期，生活尚未能完全自理者。

3）年老体弱，视力不良者。

（2）护理内容：①观察病情；②按相应护理常规护理；③给予必要的生活照顾和心理支持，满足患者身心需要。

4. 三级护理

（1）适用对象：患者病情较轻，生活能基本自理。

（2）护理内容：①每班巡视患者，观察病情；②按相应护理常规护理；③给予卫生保健指导，督促患者遵守院规，满足患者身心需要。

（四）护理缺陷和纠纷登记报告制度

1. 在护理活动中必须严格遵守医疗卫生管理法律、行政法规，部门规章和医疗护理规范和常规，遵守护理服务职业道德。

2. 各护理单元有防范处理护理缺陷和纠纷的预案，预防缺陷和事故的发生。

3. 各护理单元应建立护理缺陷登记本，及时据实登记病区的护理缺陷。

4. 发生护理缺陷和事故后，要及时上报，积极采取挽救或抢救措施，尽量减少或消除由于缺陷和事故造成的不良后果。

5. 发生缺陷事故后，有关的记录、标本、化验结果及造成缺陷和事故的药品、器械均应妥善保管，不得擅自涂改和销毁。

6. 发生护理缺陷后的报告时间　凡发生缺陷，当事人应立即报告值班医师，科护士长、区护士和科领导，由病区护士长当日报科护士长，科护士长报护理部，并交书面报告。

7. 各科室应认真填写护理缺陷报告表，由本人登记发生缺陷的经过、原因、后果，及本人对缺陷的认识。护士长应对缺陷及时调查研究，组织科内讨论，护士长将讨论结果呈交科护士长，科护士长要将处理意见和报表一周内报送护理部。

8. 对发生的护理缺陷，组织护理缺陷鉴定委员会对事故进行讨论，提交处理意见；缺陷造成不良影响时，应做好有关善后工作。

9. 发生缺陷后，护士长对缺陷发生的原因、影响因素及管理等各个环节应作认真的分析，及时制订改进措施，并且跟踪改进措施落实情况，定期对病区的护理安全情况分析研讨，对工作中的薄弱环节制订相关的防范措施。

10. 发生护理缺陷和事故的科室或个人，如不按规定报告，有意隐瞒，事后经领导或他人发现，须按情节严重给予处理。

11. 护理事故的管理按《医疗事故处理条例》参照执行。

（五）护理查房制度

1. 护理业务查房　参照医师三级查房制度，上级护士对下级护士护理患者的情况进行的护理查房。

（1）护理查房主要对象　新收危重患者，住院期间发生病情变化或口头或书面通知病重或病危患者。诊断未明确或护理效果不佳的患者，潜在安全意外事件（如跌倒、坠床、走失、自杀等）和高危患者。

（2）具体方法

1）科（区）护士长、护理组长或专科护士每天早上组织对新入院、重患者或手术前后的患者进行查房。

2）初级责任护士对分管患者的情况、护理措施及实施效果向护士长或上级护士汇报。

3）上级护士根据患者的情况和护理问题提出护理措施，由下级护士将其客观情况记录在护理记录中，并注明“护士长查房”、“高级责任护士×××查房”等。并根据上级查房时的要求实施护理。

4）查房过程中，根据病情需要，下级护士可以向上级护士提出护理会诊的要求。

2. 护理教学查房

（1）护理技能查房：观摩有经验的护士技术操作示范，规范基础或专科的护理操作规程，学习临床应用操作技能的技巧等。通过演示、录像、现场操作等形式，不同层次的护士均可成为教师角色，参加的人员为护士和护生。

（2）临床带教查房：由带教老师负责组织，护士与实习护生参加。重点是护理基础知识和理论，根据实习护生的需要确定查房的内容和形式。围绕实习护生在临床工作中的重点和难点，按照《护理教学查房规范》，每月进行1～2次的临床带教查房，如操作演示、案例点评、病例讨论等。

（六）护理会诊制度

专科护理会诊制度如下：

1. 高级责任护士以上人员具备会诊资格。

2. 遇有本专科不能解决的护理问题时，应由病区或本专科组织跨病区、多专科的护理会诊，必要时护理部负责协调。

3. 护理会诊由专科护士或护士长主持，相关专业护士及病区相关护理人员参加，认真进行讨论，提出解决问题的方法或进行调查研究。

4. 进行会诊必须事先做好准备，负责的科室应将有关材料加以整理，尽可能做出书面摘要，并事先发给参加会诊的人员，做发言准备。

5. 讨论时由高级责任护士负责介绍及解答有关病情、诊断、治疗护理等方面的问题，参加人员对护理问题进行充分讨论，并提出会诊意见和建议。

6. 会诊结束时由专科护士或病区护士长总结，对会诊过程、结果进行记录并组织临床实施，观察护理效果。对一时难以解决的问题可以立项专门研究。

（七）危重患者抢救制度

1. 要求　保持严肃、认真、积极而有序的工作态度，分秒必争，抢救患者。

2. 一切抢救物品、器材及药品必须完备，定人保管，定位放置，定量储存，所有抢救设施处于应急状态，并有明显标记，不准任意挪动或外借。护士须每日核对一次物品，班班交接，做到账物相符。

3. 工作人员必须熟练掌握各种器械、仪器的性能及使用方法和各种抢救操作技术，严密观察病情，准确及时记录用药剂量、方法及患者状况。

4. 当患者出现生命危险时，医生未到前，护士应根据病情给予力所能及的抢救措施，如及时给氧、吸痰、测量血压、建立静脉通道，行人工呼吸和心脏按压。

5. 参加抢救人员必须分工明确，紧密配合，听从指挥，坚守岗位，严格执行各项规章制度和各种疾病的抢救规程。

6. 抢救过程中严密观察病情变化，对危重的患者应就地抢救，待病情稳定后方可搬动。

7. 及时和正确执行医嘱，医生下达口头医嘱时，护士应当复诵一遍，抢救结束后，所用药品的安瓿必须暂时保留，经两人核对记录后方弃去，并提醒医生立即据实补记医嘱。

8. 对病情变化、抢救经过、各种用药等应详细、及时、正确记录，因抢救患者未能及时书写病历的，有关人员应当在抢救结束后6h内补记，并加以注明。

9. 及时与患者家属或单位联系。

10. 抢救结束后，做好抢救记录小结和药品、器械清理消毒工作，及时补充抢救车药品和物品，并使抢救仪器处于备用状态。

二、患者管理制度

（一）患者入院、出院制度

1. 入院制度

（1）患者入院须将本院医师签署的入院卡按规定办理入院手续。如病情危重者应由住院接待处护士护送患者到病区。

（2）病房护士接到患者需急诊手术的通知后，立即准备床位和做好手术的准备工作。

（3）病房护士应与护送人员做好患者交接，热情接待患者及家属。介绍住院环境和住院制度，使患者及家属尽快熟悉环境。入院当天做好入院评估，了解患者的病情，心理状态和生活习惯，患者视力、生活自理能力，注意有无合并心脏病、高血压、糖尿病等。

（4）通知主管医生检查患者，并及时执行医嘱。

2. 出院制度

（1）病房护士要了解医师安排患者出院的时间，协助提前通知患者或家属做好出院准备。

（2）病区护士根据医嘱给患者办理出院手续。

（3）护士接到患者出院结算清单后，协助其整理用物，把门诊病历，疾病证明，出院小结交给患者。

（4）做好出院指导，如出院用药方法、眼部保护方法、复诊时间。征求患者及家属对医院护理工作的意见，热情欢送患者出院。

（5）清理患者床单位，传染性眼病患者用物需进行终末消毒。注销各种卡片、整理病历。

（二）健康教育制度

1. 健康教育组织　由高级责任护士以上的人员负责实施。

2. 健康教育内容

（1）介绍医院规章制度：如查房时间、探视制度、陪床制度、膳食制度等。

（2）介绍病室环境：作息时间、卫生间使用、贵重物品的保管及安全注意事项、呼叫器的使用等。

（3）相关疾病知识宣教：相关检查、治疗、用药知识介绍指导，术前宣教、术后指导、康复指导、出院患者健康指导等。

（4）相关疾病的重点及患者自我护理知识指导，如饮食、休息与活动等。

3. 健康教育形式　个别指导，集体讲解，文字宣传，座谈会，展览，视听教材等。

（三）患者告知制度

1. 患者有权接受提供的治疗和护理信息，也有权接受和拒绝治疗。

2. 护士在实施各项护理操作前，应先向患者及家属进行详细的解释，使其明白治疗的过程、潜在的危险、副作用和预期后果，使患者主动配合。

3. 护士在讲解时应使用规范的语言及患者能够明白的语言向患者（家属）交代相关诊疗信息，尽量避免使用专业术语，若患者使用的是方言，应配以适宜的语言翻译人员，对语言表达不佳者宜使用文字资料与图示。

4. 告知要在患者完全理解的情况下进行，对患者反馈的意见应予以确认，并记录于病历之中。

5. 当患者需实施自我护理时，护士应为患者和（或）陪护人员提供健康教育，应包括潜在并发症的预防方法和应急措施。

6. 患者在病情不稳定的情况下，坚持外出时，应告知患者外出后可能造成的后果及注意事项，使患者理解，并办理好请假手续。

7. 护士在进行危险性较大或侵入性护理操作技术时，如泪道探通术，应首先告知患者或家属，经患者或家属同意后，才能进行操作。

8. 患者入院后应对患者进行安全告知，如电插座的使用规定、防火安全、防盗安全、热水器的使用、安全警示、防跌倒警示等。

9. 操作中做到耐心、细心、技术熟练、诚心地对待患者，无论何种原因导致操作失败时，应礼貌道歉，取得患者谅解。

10. 患者使用一次性医疗物品时（除普通注射器和输液器外），均应遵循此告知程序。

（四）患者膳食管理制度

1. 患者的饮食种类由医生根据病情决定。医生开出医嘱后，护士应及时通知营养科，按规定做好饮食标志，并向患者宣传治疗膳食的临床意义。

2. 对禁食患者，应在饮食牌和床头设有醒目标志，并告诉患者或家属禁食的原因和时限。

3. 开饭前停止一般治疗，对生活不能自理的患者要予以协助。

4. 注意食物保温，护士要协助配餐员将饭菜及时送到患者床旁，保证患者吃到热饭菜。

5. 因病情需要禁忌或限制食物的患者，其家属送来的食物须经医护人员同意后方可食用。

6. 护理人员要关心患者饮食情况，加强巡视，对食欲不振的患者适当鼓励进食，以加强营养，并随时征求患者意见，及时和营养科取得联系，加以改进。

三、护理业务技术管理

（一）护理文书管理制度

1. 书写要求　依据《广东省病历书写规范》（中医医疗机构按照《广东省中医医疗机构护理文件书写护理》），护理记录的书写必须遵循以下基本规则和要求。

（1）护理记录的书写应当客观、真实、准确、及时和完整。

（2）护理记录书写应当使用蓝黑色墨水笔，体温单中体温和脉搏曲线分别用蓝色和红色绘画。

（3）护理记录书写应当使用中文和医学术语，通用的外文缩写或无正式中文译名的症状、体征和疾病名称等可以使用外文。

（4）护理记录书写应当文字工整、字迹清晰、表达准确、语句通顺和标点正确。书写过程中出现错字时，应当划双线在错字上（并签名），不得采用刮、粘、涂等方面掩盖或去除原来的字。

（5）护理记录应当按照规定的格式和内容书写，并由相应的护士签名。实习期或试用期护士书写的护理记录，由持有护士执业资格证和注册的护士审阅并签名。

（6）进修护士由护理部根据其胜任本专业工作的实际情况做出认定后方可书写护理记录。进修护士书写的护理记录必须由本院执业护士修改并签名。

2. 管理要求

（1）护理部建立护理记录质量控制标准，危重患者护理记录随时检查，保证记录真实性。

（2）重视护理记录书写过程质量控制，护理记录重点是专科观察（疾病变化、治疗效果、用药效果）和护理行为（护理操作、安全措施等）。

（3）住院病历是解决医疗事故争议的重要依据，每个护士要重视自己的法律权利，做好住院病历的管理。病历车加锁，注意防止偷窃、抢夺病历资料。

（4）病历保管方面在解决争议过程中负有举证的责任。严格病历管理，严禁任何人涂改、伪造、隐匿、销毁、抢夺、窃取病历。①住院病历一般由医院管理，患者有权复印其中客观部分的资料，主观部分的资料在发生争议时，共同封存。②门诊病历在医疗机构建成有病历档案的门诊患者，由医疗机构保管，未建有病历档案的，由患者自己保管。

（5）健全相关资料的保存制度，患者和家属知情和选择治疗的证明材料，护理差错、意外的报告材料。

（6）护理资料的复印　可复印体温单，一般患者护理记录单、危重患者护理记录单、手术护理记录单；不可复印患者入院评估单、医嘱治疗执行单和交班本等。

（7）护理记录必须按照《医疗机构病历管理规定》的要求严格管理，保持其准确性、完整性、真实性、纳入病历资料一并保存。

（8）各病区要妥善保管治疗执行单，严格执行“谁执行谁签名”的规定，各种执行单保管时间为一年，按照时间顺序放置，以利于查询。

（9）各护理单元可根据专科特点，提出修改护理文件书写格式的要求，经过医院护理部同意后，方可在临床使用。

（二）输血、输液反应的处理报告制度

1. 输液反应的处理报告制度　当输液患者可疑或发生输液反应时，及时报告当值医师，积极配合对症治疗，如寒战者给予保暖，高热者给予冰敷，必要时吸氧，并按医嘱给予药物处理，同时做好下列检查工作。

（1）立即停止输液，启用新的输液器，改用静脉滴注生理盐水维持静脉通路，并通知值班医生。

（2）配合值班医师，对症治疗、抢救。

（3）留取标本及抽血培养。

（4）检查液体质量，输液瓶是否有裂缝，瓶盖是否有松脱。记下药液、输液器及使用的注射器的名称、剂量、厂家、批号，用消毒巾、胶袋把输液瓶（袋）连输液器包好放冰箱保存，与药剂科和检验科联系，填写药物不良反应报告单。药品由药剂科转交相关部门抽样检查，输液器等用具应由检验科细菌室做相关的细菌学检验。

（5）上述各项均应填写输液反应报告表，24h 内上报护理部，并做好护理记录及交班工作。

（6）准确记录病情变化及处理措施

2. 输血反应的处理报告制度　输血过程中应先慢后快，再根据病情和年龄调整输注速度，并严密观察受血者有无输血不良反应，如出现异常情况应及时作如下处理。

（1）减慢或停止输血，用新的输液管静脉滴注射生理盐水维持静脉通道。

（2）立即通知值班医师和输血科值班人员，报告医务科、护理部，及时检查、治疗和抢救患者，并查找原因，做好记录。

（3）疑为溶血性或细菌污染性输血反应，应立即停止输血，启用新的输液管滴注静脉注射生理盐水维持静脉通路，及时报上级医师，在积极治疗抢救患者的同时，做以下核对检查。

1）核对用血申请单、血袋标签、交叉配血试验记录。

2）尽早检测血常规、尿常规及尿血红蛋白，如怀疑细菌污染，除上述处理外，应做血液细菌培养。

3）将血袋连输血管包好送血库做细菌学检验。

4）准确做好护理记录。

四、病房管理制度

（一）探视、陪伴制度

1. 为了建立良好的休息环境，减轻患者的负担，应适当减少陪护率。患者陪护由患者的病情决定，以便于家属随时了解病情和医务人员的沟通。

2. 陪护者必须遵守法律法规、医院及病区的规章制度，配合医务人员帮助患者早日康复，不谈论有碍病员健康和治疗的事宜。陪护者不得擅自翻阅病历和其他医疗记录，不得私自将患者带出院外，离开医院要办理书面的请假手续。

3. 为了保持病房整洁安静，减少交叉感染，陪护者不要使用病员的用具，不在病床上坐卧，不在病房吸烟，要爱护公物，节约水电。

4. 探视者要按病区规定的时间探病，学龄前儿童不宜带入病房。

5. 危重患者的家属可持病危通知单随时探视，如病情不宜探视者，医护人员须做好解释工作。

6. 凡探视人员和陪护人员损坏和丢失的医院物品，应负责赔偿。

（二）病房安全制度

1. 病房安全教育

（1）评估患者安全危险因素，向患者、家属、陪伴人员做好安全教育工作。

（2）儿童、老年患者、意识障碍和需要卧床休息的患者，应设提示牌，加护栏等，落实床边安全护理措施，并向患者做好解释，防坠床、跌倒等意外事故发生。向患者解释呼叫器的使用，保持呼叫器的完好，护士随叫随到。

（3）落实患者请假外出制度，并做好解释。

（4）告知患者不要使用热水袋，如确定必须使用，使用时应告知护士，严格执行操作规程，并向家属做好解释工作，交代注意事项。对使用热水袋的患者要经常观察、加强巡视，防止烫伤，做好书面记录及床边交班。

2. 环境安全制度

（1）病区物品固定放置，不影响患者行走，保证患者的行动安全，病房走廊要求地面保持清洁、干燥，拖地时要放防滑标志，防止患者滑倒和跌倒。

（2）患者使用的物品合理放置，便于患者拿取。

（3）提供足够的照明措施。

（4）洗手间、浴室要有防烫和防滑标志，热水器要有操作指导。

3. 防火安全制度

（1）病房内一律不准吸烟，禁止使用电炉、酒精灯及点燃明火，以防失火。

（2）防火通道保持通畅，有明显的标志，不堆堵杂物。

（3）消防设施应完全齐全（如灭火筒等）。

（4）有火灾应急预案。

（5）医护人员能熟练应用消防设施和熟知走火通道。

4. 停电安全制度

（1）有停电的应急措施，病房应备应急灯或其他照明设备。

（2）有停电的应急预案。

5. 氧气安全制度

（1）中心氧房防燃设备完好。

（2）防火标志明确。

（3）氧房要上锁，做好交接工作。

（4）有氧或无氧牌标志清楚。

（5）对用氧患者进行宣教应注意事项。

6. 防盗安全制度

（1）做好陪人的管理。

（2）晚上 9 点以后应及时清理病房探视人员，并劝导其按时离开病区。

（3）患者贵重物品劝其不要放在病房，做好个人物品上锁保管及防盗措施。

（4）加强巡视，如发现可疑人员，及时报告保卫处。

（5）空病房要及时上锁。

（三）纠纷、事故处理程序

严格执行《医疗事故处理条例》（国务院第 351 号）规定。

1. 当发生纠纷或事故后，护理人员应（在）积极参与抢救和护理。同时，及时向科主任、护士长汇报，争取在科内协调解决，无效情况下应向医务处、护理部汇报。

2. 医疗纠纷或事故处理途径　①院内调解；②无效时，医患双方均有权申请上级机构进行医疗鉴定；③司法诉讼。

3. 紧急封存病历程序

（1）患者家属提出申请后，护理人员应及时向科主任、护士长汇报，同时向医务处、院级相关部门汇报。若发生在节假日或夜间，直接通知医院医疗和护理值班人员。

（2）在各种证件齐全的情况下，由医院专职管理人员（病案室人员）、医疗值班员、患者家属双方在在场的情况下封存病历（可封存复印件）。

（3）特殊情况时需要由医务人员将原始病历送至病案室，护理人员不可直接将病历交给患者或家属。

（4）封存病历之前护士应完善的工作：①完善护理记录，要求护理记录要完整、准确、及时；护理记录内容全面，与医疗记录一致，如患者死亡时间、病情变化时间、疾病诊断，以及患者治疗护理中的一切原始材料。②检查体温单、医嘱单记录是否完整，包括医生的口头医嘱是否及时记录。③病历封存后，由医务处指定专职人员保管。

（5）可复印病历资料：门（急）诊病历和住院病历中的入院记录、体温单、医嘱单、化验单（检验报告）、医学影像检查资料、特殊检查（治疗）同意书、手术同意书、手术及麻醉记录单、病历报告、护理记录、出院记录。

第三节　眼科手术护理常规

一、内眼手术护理常规

【手术前护理】

1. 入院评估　包括全身状况评估和眼部评估。全身状况评估包括：一般资料、既往病史、过敏史、家族史等。手术成功与否和患者的全身健康状况有一定关系。有些术中或术后发生的问题不在于手术本身，而是由于忽视了患者的全身情况。术前发现患者发热、高血压、高血糖、心功能不全、腹泻、感冒、月经来潮、颜面及全身感染病灶等情况，应及时报告医生，暂时推迟手术，以免术后并发症的发生。如是心血管系统疾病、糖尿病患者，还需协助医生邀请相关专科会诊，在认为不致影响手术安全时，方可手术。眼部评估包括：眼病史、视力、眼压、结膜有无充血，分泌物；泪道是否通畅、有无慢性泪囊炎；眼睑及周围皮肤有无感染灶等内眼手术禁忌证。

2. 术前解释　向患者及家属解释疾病的病因、发生发展、手术的目的及意义，解除患者的顾虑，取得患者及家属的积极配合。

3. 预防手术感染　术前术眼用抗生素滴眼液滴眼 2 天以上。

4. 术前剪除睫毛　按医嘱执行，方法按剪睫毛法。

5. 泪道冲洗　术前一天可用抗生素溶液冲洗泪道。

6. 预防感冒　嘱患者注意保暖。

7. 术前避免吸烟，以免刺激气管黏膜，增加分泌物，诱发咳嗽。并向患者说明在术中应尽量避免咳嗽或喷嚏，如确实无法避免时，应告知医生，暂停手术操作，待咳嗽停止，再进行手术，以防术中发生意外。预防咳嗽或喷嚏的方法：可张口深呼吸，或舌尖顶向上颚。训练患者眼球向各个方向运动，尤其向下方固视，使患者能配合手术操作的需要。

8. 术前一、二天，患者要做好全身清洁，包括理发洗头、洗澡、剪指甲等。

【手术日护理】

1. 手术当日早晨测体温、脉搏、呼吸、血压，尤其是高血压患者。

2. 术前排空大小便，更换衣服，穿对胸结扣的衣服为适宜，以免术后脱衣服时碰伤术眼。长发妇女应编成两条辫子，带有耳环、头花的要脱下，以防对裹头有不适或误伤。做异物磁吸术的患者要脱下手表，以防手术时磁场对手表的损害。戴活动义齿的患者需取下义齿，以免松脱影响手术。

3. 术前再详细检查双眼有无眼睑皮肤病，睑缘炎、泪囊炎、急性结膜炎、角膜炎等。如有以上情况，应及时报告医生，考虑延期手术，以免发生手术感染。

4. 按眼部冲洗法作眼局部冲洗消毒。

5. 按医嘱给予术前用药。术前半小时携带病历送患者到手术室。如术前滴注甘露醇，则用车床护送，做好交接班。

6. 按手术种类准备床单位。麻醉患者，备好急救物品。

【手术后护理】

1. 迎接术后患者返病房，协助患者过床，嘱患者放松头部，张口呼吸，不可震荡头部。

2. 听取手术室工作人员的交班，询问患者感觉，评估患者。根据手术方式及术中情况，制定护理措施。

3. 饮食护理　术后进食半流质一天，避免吃带有骨刺及难以咀嚼的硬性食物，刺激性食物如辣椒、浓茶、咖啡等亦要避免。适当增加蛋白质及维生素，对切口愈合有帮助，特别是身体较弱的患者。糖尿病患者给予糖尿病饮食，高血压患者给予低盐饮食，鼓励患者进食新鲜蔬菜、水果，保持大便通畅，以防术后便秘，患者用力排便腹压增加，可导致眼部切口裂开，眼内出血等并发症的发生。

4. 手术当晚测体温、脉搏、呼吸一次，血压不稳定者，应监测血压。如有发热，及时报告主管医生，并每天常规测量三次，至热退后三天停止测量。

5. 眼部情况观察　注意敷料有无松脱、移位、渗血、渗液等，患者有无眼痛、头痛、恶心、呕吐等。术后一般伤口疼痛，可按医嘱给予止痛剂，若伴有同侧头痛，术眼胀痛，恶心、呕吐及其他特殊情况，应及时报告医生处理，检查是否发生眼压升高或术后感染。

6. 全身情况观察　合并高血压、糖尿病患者，应密切监测术后的血压、血糖，患者的一般情况，如精神、胃纳、睡眠等，严防并发症的发生。

7. 术眼保护　内眼手术后需加保护眼罩，避免碰伤术眼。嘱患者避免头部用力、低头，和弯腰动作，不能用力挤眼。

8. 体位　根据病种和手术方式按医嘱给予合适和舒适的体位。前房出血患者，应取半卧位；视网膜脱离患者行眼内气体填充术后，需根据裂孔位置取相对应的体位。行眼内硅油填充术患者，则需取面向下体位或按医嘱处理。

9. 保持术眼清洁　每天用生理盐水清洁眼睑和周围皮肤，每晚睡前涂抗生素眼膏，眼垫包封术眼，并加防护眼罩。

10. 药物护理　术后准确、及时执行术后医嘱，了解患者有无过敏史，并注意观察药物的副作用。

11. 健康指导　根据不同的疾病，手术方式，给予相应的健康指导。

二、外眼手术护理常规

（一）一般护理

【术前护理】

1. 术前评估　包括全身情况和眼局部评估。重点了解患者有无糖尿病、高血压、心脏病、呼吸系统疾病、出凝血时间、有无感冒、咳嗽、发热、月经来潮及眼局部炎症等情况。

2. 术前解释　向患者及家属解释疾病的病因、手术目的，配合方法。

3. 术前用抗生素滴眼液点眼。

4. 术前一天患者做好全身清洁、洗头、洗澡、剪指甲。

5. 术前进行眼部冲洗。

6. 按医嘱按时给予术前用药。

【术后护理】

1. 嘱患者避免头部用力，避免碰撞术眼，多休息。

2. 保持术眼敷料不松脱，注意术眼卫生，按时点眼，预防感染。

3. 观察术眼有无疼痛，伤口有无渗血、渗液，按时换药。

4. 注意体温、脉搏、呼吸、血压。

5. 多吃蔬菜、水果，保持大便通畅，避免感冒咳嗽，促进伤口愈合。

6. 定期复诊。

（二）唇黏膜移植术

1. 按手术护理常规。

2. 术前注意口腔清洁，排除疾患，如：溃疡、龋齿、牙龈炎等，术前三天开始用漱口水于进食后漱口，每天三次，送手术室前应漱口一次。

3. 术后流质饮食 1～2 天，可避免因进食而致创口疼痛，可用牛奶、豆浆等，以后视病情改半流饮食。

4. 术后注意口腔清洁，每天更换唇黏膜创口敷料 1～2 次，进食后漱口水漱口。观察唇黏膜创口生长情况。

（三）植皮术

1. 按手术护理常规。

2. 术前三天做供皮区的清洁，剃毛、消毒（按外科备皮常规），并每天清洁和消毒皮肤一次，禁用碘酊。

3. 手术当日用 75% 酒精消毒供皮区皮肤并包封。

4. 术后给予二级护理。

5. 术后眼部加压包扎 7～10 天，如有松脱，应重新包扎，注意观察敷料有无渗血、渗液，分泌物有无腐臭，观察皮瓣的颜色。

6. 如大腿内侧为供皮区，术后应避免激烈运动，以防敷料脱落，创口裂开，皮肤缝线 7～10 天拆除，应间断拆线。

7. 嘱患者出院后不能碰撞植皮区，只能用温水（低于 50℃）清洁，以防烫伤。

三、全身麻醉护理常规

（一）麻醉前护理

1. 做好解释工作，了解有无全麻禁忌证（如上呼吸道感染，发热），及时报告。

2. 术前一天的晚上，测体温、呼吸、脉搏一次。手术当日清晨再测体温、血压一次，进行清洁灌肠一次。如果手术当日晨体温超过 37.5℃，要报告医生。

3. 术前禁食，成人术前 12h，2 岁以上儿童 6～8h，婴儿 4h。

4. 按手术前护理常规。

（二）麻醉后护理

1. 按手术护理常规。

2. 准备全麻床、急救用物、药物、体温计、血压计、听诊器、吸痰机、氧气和输液架等。

3. 患者去枕平卧侧位至全醒，注意清洁口腔内分泌物、呕吐物，防治舌根下坠。

4. 患者未醒前，测量体温、脉搏、呼吸、血压，每半小时一次共 4 次，以后每小时一次共 2 次，再后每 2h 一次至患者清醒稳定。以后视病情决定是否继续测量。

5. 患者未醒前需要热水袋保温者，水温不得超过 49℃，避免烫伤皮肤。

6. 全醒后无呕吐，2h 后方可饮食。

7. 密切观察病情，做好记录。

第四节 传染性眼病隔离护理

眼部传染性疾病，一般采用床边隔离。常见有细菌或真菌性角膜溃疡，患某种眼疾而又合并有急性卡他性结膜炎者。眼眶蜂窝组织炎，眼部有感染创口或有全身化脓性病灶，亦需床边隔离。

一、床边隔离护理

1. 患者应住单人隔离室或同病种患者住同一病室。如因条件所限，眼部有感染创口者，可不住隔离室，但应避免与手术患者同病室，并严格执行床边隔离。

2. 患者不可互相接触、交换物品；一切用物、食具和眼部用品固定专用，并隔离消毒。

3. 患者用过的敷料、棉签等按感染性医疗垃圾处理。

4. 治疗车、病历车等不能推入隔离病室，病历、检查用器械不能放置在室内。

5. 隔离患者的检查和治疗应安排在最后（急处理例外），做检查或治疗后，要消毒隔离患者双手及头面部接触过的器械物品。

6. 患者出院后，做终末消毒，室内家具用消毒剂擦洗，床垫、棉被和棉衣等可用日光暴晒，房间作空气消毒。

二、合并内科传染病的隔离护理

患某种眼病，合并有呼吸道传染性疾病，如流行性感冒、开放性肺结核等，则按传染病科呼吸道隔离护理；合并有消化道传染性疾病，如肝炎等，则按传染病科胃肠道隔离护理。

第八章

眼 睑 病

第一节 概 述

眼睑分为上睑和下睑，覆盖于眼球表面，其功能在于保护眼球。眼睑反射性闭合动作，可使眼球避免强光的刺激和异物的损伤。经常性的瞬目动作可去除眼表的尘埃和微生物，还将泪液均匀地散布于角膜表面，形成泪膜，保持角膜湿润，发挥正常的生理光学功能。睑缘前部的睫毛具有遮挡灰尘和减少强烈光线刺激的作用。

眼睑常见的疾病有炎症、位置与功能的异常、先天性异常和肿瘤等。眼睑血液供应丰富，眼睑的静脉和面静脉相延续，缺少静脉瓣，因此眼睑炎症时不可随意挤压眼部，以免导致感染向眼眶深部组织及颅内扩散引起颅内或全身感染。

第二节 眼 睑 炎 症

眼睑位于体表，容易受到外界有害因素的侵袭，发生炎症反应，眼睑各种腺体的开口多位于睑缘和睫毛毛囊的根部，容易受到细菌感染。

一、睑 腺 炎

睑腺炎又称麦粒肿，是眼睑腺体的感染性病变，睑板腺（Meibomian 腺）受累称之为内睑腺炎（又称内麦粒肿），眼睑皮脂腺（Zeis 腺）或汗腺（Moll 腺）感染称为外睑腺炎症（又称外麦粒肿）。

【病因】 大多数睑腺炎由葡萄球菌感染引起，其中金黄色葡萄球菌引起的感染最为常见。

【临床表现】 眼睑有红、肿、热、痛的急性炎症表现。外睑腺炎的炎症反应主要位于睫毛根部附近的睑缘处。开始时红肿范围弥散，疼痛明显，眼睑有压痛性硬结，同侧耳前淋巴结可有肿大和压痛。内睑腺炎受睑板限制，肿胀范围较局限，有硬结、疼痛明显，病变处有硬结触之压痛。相应睑结膜面局限性充血水肿。睑腺炎发生 2～3 天后，病灶中心形成黄白色脓点。外睑腺炎向皮肤面发展，硬结软化可自行破溃排出脓液，内睑腺炎多数向结膜囊内破溃，少数向皮肤破溃。破溃后症状明显减轻，1～2 天内逐渐消退。

【治疗】 硬结未软化时采用湿热敷，每日3～4次，每次15min。抗生素眼液点眼，每天4～6次。结膜囊内涂抗生素眼膏以控制感染。症状较重者要全身使用抗生素治疗。超短波理疗或清热解毒中药内服也有一定疗效。脓肿形成后切开排脓，外睑腺炎切口在皮肤面，与睑缘平行，减少瘢痕形成。如果脓肿较大，可放置引流条。内睑腺炎切口在结膜面，与睑缘垂直，避免损伤睑板腺导管。脓肿尚未形成不宜切开，切忌用手挤压，以免细菌进入血管可引起海绵窦血栓或败血症，导致生命危险。

二、睑板腺囊肿

睑板腺囊肿又称霰粒肿，是睑板腺排除导管阻塞、腺体分泌物潴留，对周围组织产生慢性刺激而形成的无菌性慢性肉芽肿性炎症。

【病因】 可能由慢性结膜炎或睑缘炎导致睑板腺分泌物排除阻滞引起。

【临床表现】 多见于青少年或中年人，可能与其睑板腺分泌功能旺盛有关，多发生于上睑，也可以上下眼睑或双眼同时发生，病程进展缓慢。睑板上可触及单个或2～3个边界清楚的坚硬肿块，不红不痛，表面皮肤隆起，与肿块无粘连。较大的囊肿压迫眼球引起散光。睑板腺囊肿无感染性炎症表现，肿块的睑结膜面呈紫红色或灰红色充血。小的囊肿可自行吸收，多数睑板腺囊肿可长期不变或逐渐长大，也可自行破溃，排出胶样内容物，当有继发感染时，即形成内睑腺炎。

【治疗】 睑板腺囊肿有自愈可能，早期保守治疗（热敷），如不能消退且影响视力和外观时可行切开刮除术。

三、鳞屑性睑缘炎

鳞屑性睑缘炎是临床常见睑缘炎的一种类型，是睑缘表面、睫毛毛囊及腺体组织的慢性或亚急性炎症。

【病因】 鳞屑性睑缘炎病因未十分明了，可能与卵圆皮屑菌部分解皮脂产生刺激性物质有关。睑板腺功能异常容易引起本病。屈光不正、视力疲劳、营养不良、长期使用劣质化妆品，也可能是本病的诱因。

【临床表现】 睑缘充血、红肿，睑缘刺痛感、烧灼、搔痒、眼部潮红。睑缘皮肤表面及睫毛根部可见灰白色上皮鳞屑，睑缘表面有点状皮脂溢出，皮脂集于睫毛根部，形成黄色蜡样分泌物，干后结痂。除鳞屑与痂皮后暴露发红充血的睑缘，没有溃疡形成。睫毛易脱落但可再生。

【治疗】 去除诱因和避免刺激因素，如有屈光不正及时矫正，治疗全身慢性病，加强营养和锻炼，增加机体抵抗力。

保持眼部清洁，先用生理盐水清洁局部，拭去鳞屑。涂抗生素和皮质激素复合眼膏。症状较重者可以全身应用抗生素治疗。

第三节 眼睑位置与功能异常

一、倒睫与乱睫

倒睫与乱睫是指睫毛向后或不规则生长，以致睫毛触及眼球（图 8-1）。

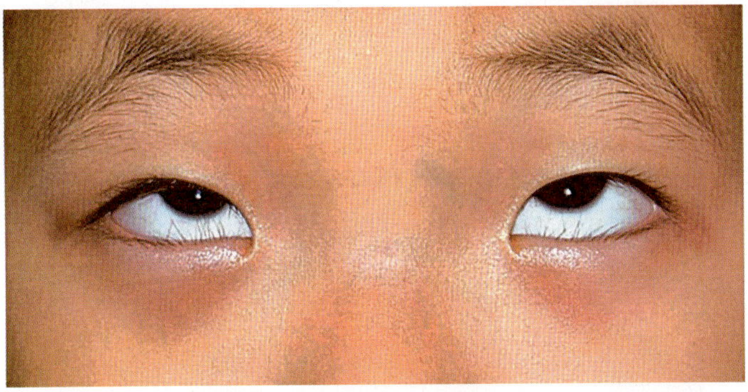

图 8-1 双眼先天性下睑倒睫

【病因】 凡能引起睑内翻的各种原因，均能造成倒睫，其中以沙眼最为常见。其他睑缘炎、睑腺炎、睑烧伤、睑外伤等，形成瘢痕后牵引睫毛倒向角膜。乱睫可由先天畸形引起。

【临床表现】 倒睫多少不一，有时全部向后或不规则生长，触及结膜、角膜，患眼疼痛流泪，持续性异物感。倒睫长期摩擦结膜、角膜，可导致结膜充血、新生血管，角膜浅层混浊、角膜上皮角化，重者可引起角膜溃疡。

【治疗】 少数几根倒睫可用拔睫镊拔除，单纯拔除倒睫后很快又长出，用电解法破坏毛囊并拔除可防止倒睫再生。倒睫数量较多者应行睑内翻矫正手术。

二、睑 内 翻

睑内翻是指睑缘向眼球方向内翻的眼疾。睫毛随之倒向眼球（图 8-2），刺激角膜。睑内翻与倒睫常同时存在。

【病因和分类】 睑内翻分为先天性和后天性两种。后天性可分为痉挛性和瘢痕性。先天性睑内翻少见，大多数由内眦赘皮、睑缘部轮匝肌过度发育或睑板发育不良所致。随着年龄的增长，老年人皮肤萎缩失去正常张力，皮下组织松弛，使睑缘内翻。瘢痕性睑内翻是由于结膜或眼睑瘢痕形成收缩所致。

【临床表现】 有畏光、流泪、异物感、摩擦感等症状，角膜溃疡者有刺痛。相应球结膜充血，角膜上皮脱落，荧光素弥漫性着色。继发感染可致角膜溃疡，如长期不愈者新生血管长入，角膜失去透明性，视力不同程度下降。

【治疗】 先天性睑内翻随年龄增长、鼻梁发育，睑内翻可自行消失，不必急于手术，5 ~6 岁可考虑手术矫正内翻，矫正睑缘位置。老年性睑内翻可试行肉毒杆菌注射，无效者手术矫正。

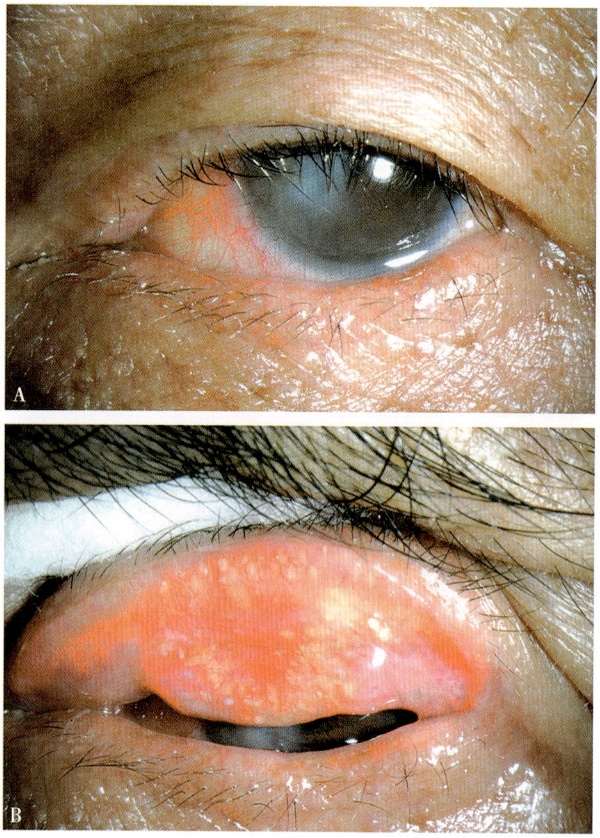

图 8-2 瘢痕性上睑内翻

A. 上睑内翻，睫毛倒向角膜，长期刺激角膜引起角膜混浊

B. 反转上睑，见上睑板瘢痕形成，睑板腺内大量黄白色物

三、睑 外 翻

睑外翻是指睑缘离开眼球，向外翻，睑结膜不同程度暴露在外（图 8-3），常合并睑裂闭合不全。

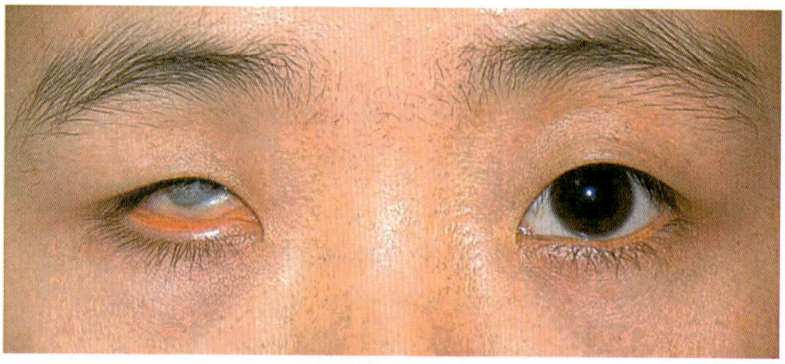

图 8-3 右眼球萎缩下睑外翻

【病因和分类】 分为三大类：①瘢痕性睑外翻最为常见，常见的原因有创伤、烧伤、化学伤、眼睑溃疡、睑部手术；②老年性睑外翻为眼轮匝肌及眼睑皮肤松弛。③麻

痹性睑外翻是由于外伤或其他原因导致面神经麻痹，眼轮匝肌收缩功能丧失。

【临床表现】 轻者睑缘离开眼球表面，下泪小点向外不能吸引泪湖的泪液以致溢泪，泪液的长期浸渍产生下睑湿疹。严重者眼睑向外翻转。眼睑闭合不全，角膜失去保护，角膜干燥，可发生暴露性角膜炎，甚至角膜溃疡。

【治疗】 瘢痕性睑外翻必须手术治疗。

四、眼睑闭合不全

眼睑闭合不全亦称兔眼，指闭眼时眼睑不能完全闭合，致使部分眼球暴露。

【病因】 眼睑不能闭合的最常见原因是面神经麻痹，其次为瘢痕性外翻或严重睑球粘连限制了眼睑的移动。

【临床表现】 自然闭眼时眼睑不能闭合或闭合不全。闭眼时眼球反射性上转（Bell现象），下方球结膜暴露，结膜充血、干燥，严重者角膜暴露引起暴露性角膜炎，角膜溃疡。

【治疗】 首先针对病因治疗，并采取有效措施保护角膜。用人工泪液频繁点眼，睡眠时予以抗生素眼膏或含透明质酸钠的眼用凝胶涂眼，神经麻痹性眼睑闭合不全，可在睑裂区内、外侧分别各作一个永久性睑缘缝合，可有效避免暴露性角膜炎的发生。瘢痕性眼睑闭合不全，根据手术适应证行眼睑植皮手术、眼睑成形或睑球粘连分离术。

五、上睑下垂

上睑下垂指睑肌（动眼神经支配）和 Müller（颈交感神经支配）功能部分或完全

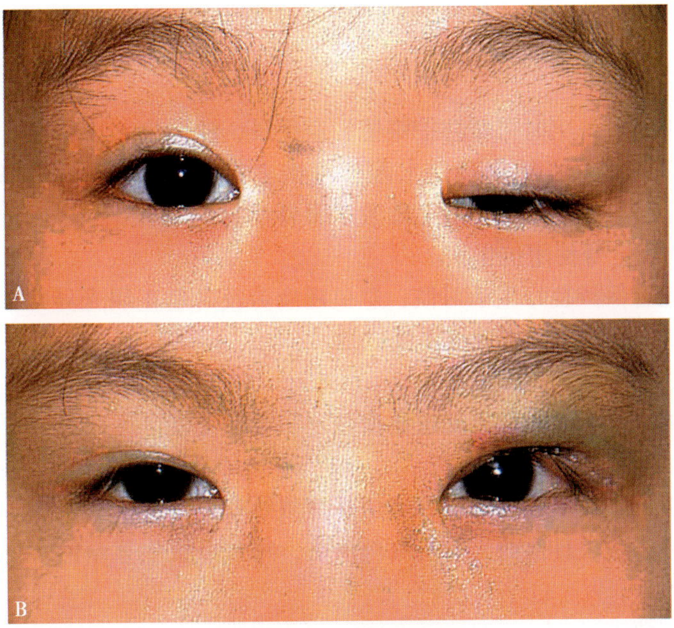

图 8-4 先天性上睑下垂

A. 术前，左眼上睑提起功能障碍，遮盖大部分角膜，患儿试图通过额肌提高眼睑，双侧眉毛呈弓形 B. 左上睑提肌缩短术后，睑裂与对侧对称，双眉弧度自然

丧失，致使一侧或两侧的上睑明显低于正常位置（图 8-4A）。

【病因】 可以分为先天性和获得性两大类。先天性者多为动眼神经核或提上睑肌发育不良，为常染色体显性或隐性遗传。获得性者常见原因包括动眼神经麻痹、提上睑肌损伤、交感神经疾患、重症肌无力、上睑炎性肿胀或新生物等。

【临床表现】 自然睁眼平视时，轻者上睑缘遮盖角膜上缘超过 3mm，中等程度下垂遮盖角膜 1/2，重度下垂者超过角膜 1/2 或遮盖全部角膜。双眼上视时，患侧额部皮肤有明显横行皱纹。双侧下垂者常需仰头视物。如重症肌无力引起的上睑下垂存在晨轻暮重，有注射新斯的明后下垂程度减轻的特点。

【治疗】 先天性上睑下垂以手术治疗为主（图 8-4B）。

第四节 眼睑病护理

【护理评估】

1. 患者的年龄、职业、文化程度。

2. 患者的现病史、既往病史、过敏史。

3. 眼部情况：眼睑有无红、肿、热、痛、脓肿形成。眼睑位置形态。结膜有无充血、分泌物、溢泪等。

4. 患者的心理状态，对治疗的配合程度。

5. 患者的视力、屈光状态。

6. 患者的营养状态，有无糖尿病及维生素 A 缺乏等。

【护理措施】

1. 睑缘炎

（1）睑缘炎患者外出时可戴防护眼镜，避免风、沙、尘、强烈光线等刺激。

（2）保持眼部清洁，用生理盐水湿棉签拭去睑缘鳞屑，再用棉签蘸黄降汞眼膏（对汞过敏者禁用）或用抗生素糖皮质激素眼膏涂抹睑缘及睑缘皮肤，每日 2～3 次。症状严重者按医嘱全身使用抗生素。

（3）指导患者保持良好生活习惯，避免视疲劳及时矫正屈光异常。减少烟酒刺激，注意加强营养和体育锻炼，增强机体抵抗力。

2. 睑腺炎

（1）炎症早期采用湿热敷以促进血液循环和炎症吸收。每日 3～4 次，每次 15min。注意温度适宜，避免烫伤。

（2）当睑腺炎脓肿形成后按睑腺炎切开排脓处理。

（3）切开排脓后次日换药，保持眼部清洁，每日点抗生素眼液 4～6 次至炎症完全消退。

3. 睑内翻倒睫

（1）注意眼部清洁，积极防治沙眼。

（2）少量倒睫可用睫毛镊拔除或行电解倒睫术。

（3）大量倒睫和睑内翻要手术矫正，常用术式：结膜下睑板切除术和结膜睑板切除法，部分睑板切除法，按外眼手术常规护理。术前 1～2 天点抗生素滴眼液，每日 4 次。

（4）术后第一天换药，换药时用生理盐水湿棉签擦去眼部分泌物，清洁、用 75% 酒精棉签消毒缝线部位，结膜囊内涂抗生素眼膏，用眼垫包眼，术后第五天拆线。

4. 睑外翻及睑闭合不全

（1）保护角膜，防止暴露性角膜炎，可点复方氯霉素滴眼液，晚上涂润滑性眼膏及眼垫包眼。

（2）需手术治疗者，按外眼手术常规护理，术前 2 天点抗生素滴眼液，术后结膜囊内涂抗生素眼膏，术后第一天开始换药，每天一次，术后第 5～7 天拆线。

第九章

泪 器 病

第一节 概 述

泪器分为泪液分泌系统和泪液排出系统。分泌系统由泪腺、副泪腺（包括 Krause 腺、Wolfring 腺等）、结膜杯状细胞组成。排出系统包括泪点、泪小管、泪总管、泪囊和鼻泪管。正常情况下，眼部各种腺体的分泌成分组成泪液。泪液分泌系统或排出系统的病变，包括先天异常、炎症、变性和肿瘤，统称为泪器病。泪器病的主要症状是流眼泪，泪液排出受阻不能流入鼻腔而溢出眼睑之外，称为泪溢；泪液分泌增多，排出系统来不及排走而流出眼睑外，称为流泪。泪腺疾病相对较少见，主要为炎症及肿瘤。

正常情况下，泪液的生成和排出保持平衡，每次瞬目、闭睑动作使泪液在眼表涂布，同时推送到内眦部形成泪湖，然后通过虹吸现象进入泪点。

第二节 泪液排出系统疾病

一、泪道狭窄或阻塞

泪道阻塞常发生在泪点、泪小管、泪囊与鼻泪管交界处以及鼻泪管下口。

【病因】

1. 泪点狭窄、闭塞或缺如，使泪液不能进入泪道。

2. 泪小管至鼻泪管的狭窄或阻塞，如先天性闭锁、炎症、肿瘤、外伤、异物、药物毒性等导致的泪道结构和功能不全，亦可使泪液不能排出。

【临床表现】 主要症状为泪溢，先天性泪道阻塞通常是覆盖于鼻泪管下端的 Hasner 瓣发生膜性阻塞所致，患儿父母诉在出生时或出生后不久发现患儿有溢泪症状，可单眼或双眼发病，泪囊若有继发感染，可在患眼出现黏脓性分泌物。

成人泪道狭窄或阻塞引起的泪溢多在刮风或寒冷气候时症状加重。

【治疗】 大部分先天性 Hasner 瓣阻塞可在出生后 4～6 周自行开放，因此可先行局部按摩和抗生素眼药水点眼。若不能自行痊愈或治疗无效，半岁以后可考虑行泪道探通术。

泪小点膜闭者可用探针或泪点扩张器直接刺穿，然后行泪道冲洗；泪点狭窄通过扩张或硅胶管植入进行治疗。泪管的阻塞可通过留置泪道硅胶管治疗，泪道激光亦有较满意的治疗效果。鼻泪管阻塞者可行泪囊鼻腔吻合术。

二、急性泪囊炎

急性泪囊炎由毒力强的致病菌感染引起，多为慢性泪囊炎的急性发作，新生儿泪囊炎的致病菌多为流感嗜血杆菌。

【临床表现】 急性泪囊炎起病急，患眼充血、流泪，有脓性分泌物。泪囊部红、肿、热、痛明显，常波及眼睑及颜面部。眼睑肿胀，结膜充血、水肿，颌下及耳前淋巴结肿大。全身可有发热、不适。数日后局部形成脓肿，在泪囊皮肤面破溃排出脓液后炎症减轻，以后可形成慢性瘘道。

【治疗】 控制感染，缓解疼痛，早期局部热敷，超短波理疗，滴抗生素眼药水，全身应用抗生素或磺胺类药物。脓肿出现波动感则切开排脓放入引流管，慢性瘘道应做泪囊摘除术。

三、慢性泪囊炎

慢性泪囊炎，在鼻泪管下端阻塞，泪囊内有分泌物滞留并发细菌感染引起，常见致病菌为肺炎球菌、链球菌、葡萄球菌等。

【临床表现】 主要症状为泪溢，泪溢使下睑鼻侧皮肤出现慢性湿疹表现。挤压泪囊区有黏液或黏脓性分泌物自泪小点溢出。鼻侧球结膜充血。

慢性泪囊炎是眼部的感染病灶，角膜存在损伤的情况下，可导致角膜溃疡。慢性泪囊炎对眼球构成潜在威胁，在施行内眼手术前，必须给予治疗，避免引起眼内化脓性感染。

【治疗】 治疗原则是药物控制炎症后，做高频泪道浚通术、泪道插管或泪囊鼻腔吻合术，使堵塞的泪道重新通畅。

第三节 泪器病患者的护理

【护理评估】

1. 患者的年龄，职业，文化程度，对泪道疾病相关知识的了解情况。

2. 眼部情况 有无溢泪、脓性分泌物，结膜有无充血，泪囊区有无红肿、疼痛、有无脓肿形成。

3. 患者的现病史、既往病史、过敏史。

4. 患者的心理状态，对手术及治疗的配合程度。

【护理措施】

1. 急性泪囊炎的护理

（1）急性泪囊炎早期全身应用抗生素治疗和局部热敷，热敷前后在泪囊区皮肤涂抗生素眼膏，可增加热敷的效力。

（2）泪囊脓肿形成时应切开排脓放橡胶条引流。

（3）眼部点抗生素眼液。

（4）切开排脓术后次日换药，炎症完全消退后按泪道阻塞处理。

2. 新生儿泪囊炎护理

（1）每日按摩泪囊数次，按摩方法：用示指沿上泪道按摩泪囊，并向后向下加压，按摩后在结膜囊内点抗生素眼液。

（2）用生理盐水冲洗泪道，利用注入水的压力将膜穿破。

（3）如果泪囊按摩和泪道冲洗均无效，可采用泪道探通术（如半岁以上的患儿）。

（4）泪道探通术后每日用0.5%妥布霉素地塞米松溶液冲洗泪道1次，共3次。仍有分泌物时，可酌情增加冲洗次数。如果泪道冲洗不通或阻力大时，可再进行泪道探通1次。

（5）小儿泪道冲洗时，应采用头侧位，以免冲洗液误吸，引起肺部炎症。

3. 泪囊摘除术的护理

（1）按眼科手术护理常规

（2）术前应用抗生素溶液冲洗泪道1~2天。

（3）术后切口处放一棉枕绷带包扎，观察敷料有无渗液渗血，绷带有无松脱，患者有无疼痛不适。

（4）术后24~48h常规换药，以后隔日一次。

（5）术后第5~7天拆除皮肤缝线。

（6）结膜囊内点抗生素滴眼液及口服抗生素。

4. 泪囊鼻腔吻合术的护理　泪囊鼻腔吻合术是在泪囊内侧与相邻的中鼻道间建立一个新通道，代替原已闭塞的鼻泪管。

（1）手术适应证：①泪点与泪小管均正常，冲洗时针头可触及泪囊窝骨壁。②泪囊无明显缩小。③鼻部无息肉、无严重鼻中隔偏曲，无严重化脓性副鼻窦炎，无严重萎缩性鼻炎。④年龄在65岁以下，无明显高血压、心脏病及出血性疾病。

（2）术前护理：①按外眼术前常规护理，主要检查血压，出血与凝血时间，血小板、心电图等。②术前冲洗泪道，了解泪点、泪小管、泪总管是否通畅，针头是否碰到骨壁，有无分泌物，分泌物为脓性，可用抗生素溶液冲洗泪道后才手术，术前一天必须用抗生素溶液再冲洗一次。③协助检查鼻部是否正常。如无异常，术前1~3天给予麻黄素滴鼻液滴鼻。④术前10min用浸有1%的卡因和1:1000肾上腺素（1%麻黄素）的长棉签，从患侧前鼻孔进入，经中鼻甲前端，填塞于中鼻道准备手术处。

（3）术后护理：①术后眼垫包眼，应观察敷料渗液渗血情况。②如有引流管，术后3~4天拆除，并作泪道冲洗，记录冲洗情况，以防积血造成阻塞，以后每隔1~2天冲洗一次，共冲洗3~4次，术后5~7天拆除皮肤缝线。③术后出血观察及处理：术后出血多见于术后48h内，观察患者鼻部和咽部出血情况，少量渗血需安静休息，一般不做处理，给予半卧位。渗血多者可用含0.1%肾上腺素药液棉签塞术侧鼻腔。泪囊鼻腔吻合术后患者吐出唾沫含有少量血丝，如出血量增加应及时报告医生，可用0.1%肾上腺素液和1%的卡因纱布条作鼻内填塞止血，全身应用止血药。术后第二天可用生理盐水湿润后缓缓拔出纱条。

5. 高频泪道浚通术患者的护理　高频泪道浚通术是一种简单、有效的微创性泪道手术。治疗仪器是 WZC—Ⅲ泪道高频治疗仪，其主要工作原理是用高频电炭化膜鼻泪管内的阻塞组织。

（1）术前护理：①协助请鼻科医师会诊，以排除手术禁忌证。②完善术前常规检查，包括血常规、出凝血时间，心电图及监测血压。③做好患者的心理护理，详细解释疾病相关知识，手术目的，配合方法。④术前用抗生素滴眼液点眼，每天 4 ~6 次。⑤对精神紧张的患者，术前可适当使用镇静剂。⑥术前按外眼手术常规护理及术前冲洗泪道。并记录冲洗情况。

（2）术后护理：①术后嘱患者安静休息，协助生活护理。②观察患者眼部有无疼痛及眼部有无分泌物。眼痛时可适当使用止痛药。保持眼部及周围皮肤清洁。③按医嘱使用抗生素滴眼液点眼。④为防止泪道分泌物及鼻腔黏膜水肿阻塞泪道，常规滴 1% 麻黄素滴鼻液滴鼻，每天 3 ~4 次。⑤一般术后第四天开始冲洗泪道，每周用 5ml 含激素的抗生素冲洗液冲洗泪道一次，共 4 次。若术前泪囊分泌物较多且粘稠，自术后第 3 天起隔日冲洗泪道一次，至无分泌物反流改为每周冲洗泪道一次。⑥嘱患者注意眼部卫生。⑦出院后继续按医嘱用抗生素滴眼液点眼。⑧嘱患者定期门诊复诊。

第十章

结　膜　病

第一节　概　　述

结膜与外界环境直接接触，多种外界因素可引起结膜病变，如物理、化学和生物因素。在正常情况下，结膜具有一定的预防感染和使感染局限的能力，但当防御能力减弱或外界致病因素增强时，可引起结膜组织的炎症发生，这种炎症称为结膜炎。

结膜致病原因可分为微生物性和非微生物性两大类。最常见的是微生物感染，致病微生物可为细菌（如肺炎球菌、流感嗜血杆菌、金黄色葡萄球菌、脑膜炎双球菌、淋球菌等）、病毒、衣原体。物理性刺激（如风沙、烟尘、紫外线等）和化学性损伤（如医用药品、酸碱和有毒气体等）。免疫性病变（过敏性）、全身病（肺结核、梅毒、甲状腺病等）、邻近组织炎症蔓延引起。

结膜炎症状有异物感、烧灼感、痒和流泪。如果有畏光、眼痛表明炎症波及角膜。

重要的体征有结膜充血、水肿、分泌物、乳头增生、滤泡肥大、伪膜和真膜形成、肉芽肿、假性上睑下垂，耳前淋巴结肿大等。

第二节　细菌性结膜炎

当患者有结膜炎症和脓性渗出物时，应怀疑细菌性结膜炎。按发病快慢可分为超急性（24h 内）、急性或亚急性（几小时至几天）、慢性（数天至数周）。

一、超急性细菌性结膜炎

超急性细菌性结膜炎是一种传染性极强，破坏性非常大的化脓性结膜炎，其中以淋球菌性结膜炎最多见。

【病因】　超急性细菌性结膜炎由萘瑟菌属细菌（淋球菌或脑膜炎球菌）引起。潜伏期短，急性进展性病程，伴有大量脓性分泌物。成人主要是通过生殖器—眼接触传播而感染，新生儿主要是出生时由患有淋球菌性阴道炎的母体产道感染。

【临床表现】　潜伏期 2 ~5 天者多为产道感染，出生后 7 天发病者为产后感染。双眼常同时受累。有畏光、流泪，眼睑高度水肿，可有假膜形成。分泌物由病初的浆液性很快转变为脓性，脓液量多，不断从睑裂流出，故又有“脓漏眼”之称。

【治疗】 及时清除眼部分泌物，做好隔离工作。使用大剂量敏感抗生素治疗，局部频繁滴眼和全身给药；未波及角膜者，成人大剂量肌注青霉素或头孢曲松钠，新生儿用青霉素 G 静脉滴注或用头孢曲松钠肌注。

二、急性或亚急性细菌性结膜炎

【病因】 急性或亚急性细菌性结膜炎又称“急性卡他性结膜炎”，俗称“红眼病”，传染性强，多见于春秋季节，可散发感染，也可流行于幼儿园、学校、工厂等集体生活场所。发病急，潜伏期 1 ~3 天，两眼同时或相隔 1 ~2 天发病。发病 3 ~4 天时病情达到高潮。主要致病菌为肺炎双球菌，少部分病例由葡萄球菌或其他链球菌引起。流感嗜血杆菌Ⅲ型是儿童急性细菌性结膜炎的最常见病原菌。

【临床表现】 临床表现为患眼红、烧灼感，或伴有畏光、流泪。结膜充血，中等量黏脓性分泌物，夜晚睡眠后，上下睑睫毛常被分泌物粘合在一起。视力一般不受影响，病情较重者可出现结膜下出血。部分患者伴有体温升高、身体不适等全身症状。

【治疗】

1. 结膜囊冲洗，切勿包封患眼，可佩戴太阳眼镜以减少光线的刺激。

2. 局部治疗 当患眼分泌物多时，用 3% 硼酸水或生理盐水或 1∶10000 高锰酸钾溶液冲洗结膜囊。局部充分滴用有效的抗生素滴眼液和眼药膏，如 0. 1% 利福平、甲氧苄啶等。

3. 全身使用敏感抗生素治疗。

第三节 沙 眼

沙眼由衣原体感染所致的一种慢性传染性结膜角膜炎，是导致盲目的主要疾病之一。

【临床表现】 一般起病缓慢，多数为双眼发病。沙眼衣原体感染后潜伏期 5 ~14 天。成人沙眼为亚急性或急性发病过程，早期即出现并发症。幼儿患沙眼后，症状不明显，可自愈，不留后遗症。

急性期症状有畏光、流泪、异物感，较多黏液或黏液脓性分泌物。眼睑红肿，结膜充血，乳头及滤泡增生，病变以上穹隆及睑板上缘结膜显著；慢性期无明显不适，仅眼痒，异物感，干燥和烧灼感。并可出现角膜血管翳，结膜瘢痕形成。沙眼性角膜血管翳及睑结膜瘢痕为沙眼的特有体征。

晚期发生睑内翻和倒睫、上睑下垂、睑球粘连、角膜混浊、实质性结膜干燥症、慢性泪囊炎等并发症。

沙眼分期：

Ⅰ期（进行活动期）：上睑结膜乳头与滤泡并存，上穹隆结膜模糊不清，有角膜血管翳。

Ⅱ期（退行期）：上睑结膜自瘢痕开始出现到大部分变为瘢痕，仅留少许活动病变。

Ⅲ期（完全瘢痕期）：上睑结膜活动性病变完全消失，代之为瘢痕，无传染性。

【治疗】 包括全身和眼局部药物治疗及对并发症的治疗。局部用0.1%利福平眼药水或0.5%新霉素眼药水。

急性期或严重期沙眼应全身应用抗生素治疗。

手术矫正倒睫及睑内翻，是防止晚期沙眼瘢痕形成致盲的关键措施。

第四节 流行性角结膜炎

【病因】 流行性角结膜炎是一种强传染性的接触性传染病，由腺病毒8、19、29和37型（人腺病毒D亚组）引起。潜伏期为5～7天。

【临床表现】 起病急、症状重、双眼发病。初发时有异物感、结膜充血、疼痛、畏光、流泪伴有水样分泌物。急性期眼睑水肿，结膜充血水肿，48h内出现滤泡和结膜下出血。少数可出现结膜假膜或膜的形成。数天后，角膜可出现斑点状上皮损害。儿童可有全身症状，如发热、咽痛、中耳炎、腹泻等。

【治疗】 急性期可使用抗病毒滴眼液如0.1%三氮唑核苷、0.1%碘苷、4%吗啉双胍等，每小时一次。合并细菌感染时加用抗生素治疗。

第五节 翼状胬肉

翼状胬肉是一种慢性炎症性结膜病，多在睑裂斑的基础上发展而成。睑裂区肥厚的球结膜及其下纤维血管组织呈三角形向角膜侵入，形似翼状（图10-1）。具体病因不明，可能与紫外线照射、烟尘等有一定关系。

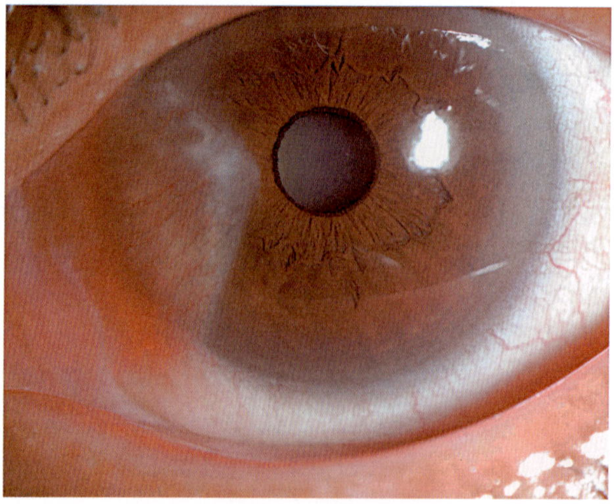

图10-1 翼状胬肉

【临床表现】 多双眼发病，以鼻侧多见。一般无明显自觉症状，仅有轻度异物感，当病变接近角膜中央时，因引起角膜散光或直接遮挡瞳孔区而引起视力下降。

翼状胬肉可分为进行性和静止性两型。进行性翼状胬肉头部隆起、其前端有浸润、体部充血、肥厚，向角膜内逐渐生长（图 10-1）。静止性翼状胬肉头部平坦，体部菲薄，静止不发展。

【治疗】 胬肉小而静止时一般不需治疗，应尽可能减少风沙、阳光等刺激。胬肉进行性发展，侵入瞳孔区，可进行手术治疗。手术方式有单纯胬肉切除或结膜瓣转移术，胬肉切除 + 自身球结膜移植，胬肉切除 + 羊膜移植术或联合角膜缘干细胞移植。

第六节　结膜病患者的护理

1. 向患者及家属解释病情，消除思想顾虑。

2. 做好健康指导　详细介绍疾病传播途径及消毒隔离知识，强调传染性流行性结膜炎患者注意个人卫生的重要性，提倡勤洗手。发病期间避免到公共场所、游泳池等，减少传播机会。

3. 嘱患者不用手和衣袖擦眼，接触眼部后要洗手，不使用公共毛巾、脸盆，患者用过的物品须清洁消毒。滴眼液、眼膏要专用。

4. 医务人员检查患者后要洗手及消毒，防止交叉感染，必要时应戴防护眼镜。

5. 眼部护理。

（1）眼部分泌物多时，可用生理盐水或3% 硼酸溶液冲洗结膜囊。冲洗时要翻转眼睑，把穹隆部分泌物冲洗干净。儿童睑结膜有假膜时应翻转眼睑去除假膜。

（2）指导患者点眼方法，一眼患病时应预防另眼感染。

（3）急性卡他性结膜炎，禁用热敷，不能包眼。

（4）淋菌性结膜炎要尽早治疗，抢救视力，如单眼患病，要保护健眼，被污染的物品彻底消毒，敷料按感染性医疗垃圾处理。

6. 急性期患者需隔离，以避免传染，防止流行。一眼患病时应防止另眼感染。

7. 严格消毒患者用过的洗面用具、手帕及接触的治疗器皿。

8. 新生儿出生后应常规用涂 0.5% 四环素眼膏或 0.5% 红霉素眼膏，以预防新生儿淋菌性结膜炎和衣原体性结膜炎。

9. 沙眼患者要坚持用药，养成良好卫生习惯，避免接触传染。改善环境卫生，洗脸用具专用。行睑内翻倒睫的矫正术的按内翻倒睫矫正术护理。

第十一章

角 膜 病

第一节 概 述

角膜位于眼球前部，和巩膜一起构成眼球最外层的纤维膜。角膜是重要的屈光间质，是外界光线进入眼内在视网膜上成像的必经通路。从前到后角膜可分为上皮层，前弹力层，基质层，后弹力层和内皮层。上皮层表面覆盖一层稀薄的泪膜，完整的角膜上皮层和泪膜、基质层胶原纤维束规则排列，角膜无血管以及“脱水状态”共同维持角膜的透明性。角膜是机体神经末梢分布密度最高的器官之一，角膜敏感度是结膜的100倍，任何的角膜损伤或炎症可引起不适或疼痛。

角膜总屈光力约为+43D，占眼球全部屈光力的3/4，因此，通过角膜屈光手术改变角膜的屈光力可矫正眼的屈光状态。

第二节 角 膜 炎

角膜防御能力的减弱，外界或内源性致病因素均可引起角膜组织的炎症发生，统称为角膜炎（keratitis）。

【病因】

1. 感染源性　感染性角膜炎至今仍是世界性的常见致盲眼病，具有发病率高，损害视力严重的特点，甚至可摧毁眼球而致残。主要病原微生物为细菌、真菌、病毒，其他还有棘阿米巴、衣原体、结核杆菌和梅毒螺旋体等。

2. 内源性　一些自身免疫性全身病如类风湿关节炎，可出现角膜病变。某些全身病也可以波及角膜，如维生素A缺乏引起角结膜干燥或角膜软化。

3. 局部蔓延　邻近组织的炎症可波及角膜。

【病理】

1. 第一阶段为浸润期　致病因子侵袭角膜，引起角膜缘血管的充血，炎性渗出物及炎症细胞随即侵入病变区，产生的酶和毒素扩散，造成角膜组织结构破坏，形成局限性灰白色混浊灶，称角膜浸润。

2. 第二阶段即溃疡形成期　坏死的角膜上皮和基质脱落形成角膜溃疡（图11-1）。

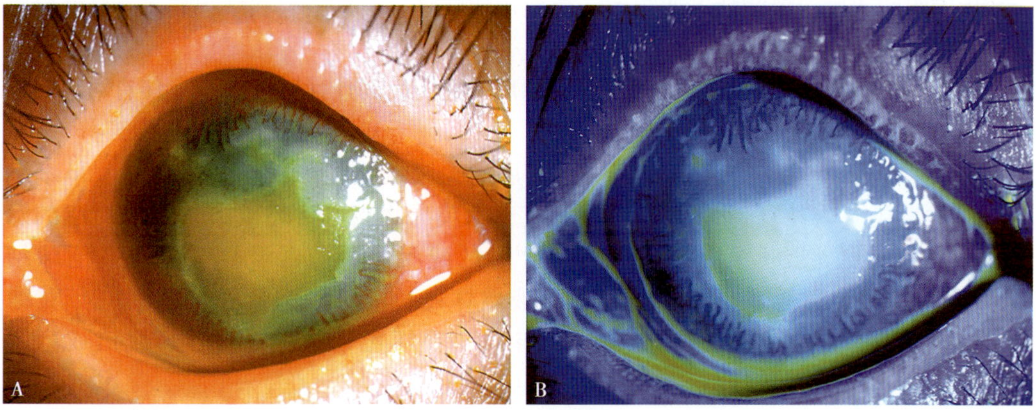

图 11-1 角膜溃疡

A. 角膜上皮和部分基质层溶解，形成地图状角膜溃疡，荧光素染色呈黄绿色，溃疡周角膜水肿。角膜缘血管扩张，开始长入角膜 B. 钴蓝光照射，角膜溃疡区呈灰白色

3. 第三阶段即溃疡消退期 经药物治疗，以及患者自身的体液、细胞免疫反应，抑制了致病因子对角膜的侵袭，阻止了基质胶原的进一步损害。此期患者症状和体征明显改善，溃疡边缘浸润减轻，可有新生血管长入角膜。

4. 第四阶段即愈合期 溃疡区上皮再生，前弹力层和基质缺损由成纤维细胞产生的瘢痕组织修复。溃疡面愈合后遗留厚薄不等的瘢痕。

浅层的瘢痕性混浊薄如云雾状，通过混浊部分仍能看清后面虹膜纹理者称角膜云翳。混浊较厚略呈白色，但仍可透见虹膜者称角膜斑翳。混浊很厚呈瓷白色，不能透见虹膜者称角膜白斑。若虹膜与白斑粘连称粘连性角膜白斑。虹膜与角膜粘连广泛，则可能堵塞房角，房水流出受阻致使眼压升高，引起继发性青光眼。高眼压作用下，混杂有虹膜组织的角膜瘢痕膨出形成紫黑色隆起，称为角膜葡萄肿。

【临床表现】 角膜炎最常见症状为眼痛、畏光、流泪、眼睑痉挛等。角膜炎常伴有不同程度的视力下降，若病变位于中央光学区，则视力下降更明显。化脓性角膜炎除出现角膜化脓性坏死病灶外，其浸润灶还伴有不同性状的脓性分泌物。

【治疗】 角膜炎治疗的原则为积极控制感染，减轻炎症反应，促进溃疡愈合，减少瘢痕形成。

第三节 细菌性角膜炎

细菌性角膜炎是由细菌感染引起，角膜上皮缺损及缺损区下角膜基质坏死的化脓性角膜炎，又称为细菌性角膜溃疡。

【病原学】 引起角膜炎的细菌，主要为表皮葡萄球菌，其次为铜绿假单胞菌，再次为金黄色葡萄球菌，其他还有肺炎链球菌、肠道杆菌等。

【临床表现】 常有角膜创伤或戴接触镜史。淋球菌感染多为经产道分娩新生儿。患眼有畏光、流泪、疼痛、视力障碍、眼睑痉挛等症状。眼睑、球结膜水肿，睫状或混合性充血，病变早期角膜上出现界线清楚的上皮溃疡，溃疡下有边界模糊、致密的浸润灶，周围组织水肿。浸润灶迅速扩大，继而形成溃疡，溃疡表现和结膜囊多有脓性分泌物。前房可有不同程度积脓。

革兰阳性球菌的角膜感染，常表现为圆形或椭圆性局灶性脓肿病灶，伴有边界明显灰白基质浸润（图 11-1）。

革兰阴性细菌感染，多表现为快速发展的角膜液化性坏死。其中铜绿假单细胞菌引起的感染具有特征性，该型溃疡多发于角膜异物剔除术后或戴接触镜引起的感染。发病迅速、发展迅猛，眼痛明显，严重的睫状充血或混合性充血，甚至球结膜水肿。角膜呈现迅速扩展的浸润及黏液性坏死，溃疡浸润灶及分泌物略带黄绿色，前房积脓严重。感染如未控制，可导致角膜坏死穿孔、眼内容物脱出或全眼球炎。

【治疗】 局部使用抗生素是治疗细菌性角膜炎最有效的方法。急性期用高浓度的抗生素滴眼液频繁滴眼（每 15 ~ 30min 滴眼一次），严重病例，可开始 30min 内，每 5min 滴药一次。夜间可使用抗生素眼膏。根据细菌学检查结果及药物敏感实验，及时调整使用有效抗生素。

严重角膜炎应该局部点眼的同时全身应用抗生素。并发虹膜睫状体炎者应给予 1% 阿托品滴眼液或眼膏散瞳。局部使用依地酸钠、半胱氨酸等，可抑制溃疡发展。眼内容物脱出者，可考虑进行治疗性角膜移植。

第四节　真菌性角膜炎

真菌性角膜炎（fungal keratitis）是一种由致病真菌引起的致盲率极高的感染性角膜病变。

【病原学】 真菌性角膜炎常见致病真菌有镰刀菌和曲霉菌、念珠菌、青霉菌属和酵母菌等。真菌角膜溃疡常见于眼部植物性外伤史的人群，如农民、野外工作者。3% ~28% 健康人的结膜囊中也可分离出致病真菌，当局部抵抗力下降时，如角膜接触镜的擦伤或角膜手术便可侵犯角膜而导致真菌性角膜炎。

【临床表现】 多有植物性角膜外伤史（例如树枝、甘蔗叶、稻草）或长期用激素和抗生素病史。真菌性角膜炎起病缓慢，亚急性经过，刺激症状较轻，伴视力障碍。角膜浸润灶呈白色或灰白色，致密，表现欠光泽呈牙膏样或苔垢样外观。角膜后可有斑块状沉着物。前房积脓呈灰白色，黏稠或呈糊状。真菌穿透性强，进入前房或角膜穿破时易导致真菌性眼内炎。

【治疗】 局部使用抗真菌药治疗。如 0.25% 二性霉素 B 滴眼液、5% 那他霉素、0.5% 咪康唑眼药水、1% 氟胞嘧啶滴眼液。每小时滴眼 1 次，晚上涂抗真菌眼膏。目前较为肯定的联用方案有：氟胞嘧啶 + 二性霉菌 B 或氟康唑，利福平 + 二性霉素 B 等。

症状严重者，可结膜下注射抗真菌药如咪康唑 5 ~ 10mg，或二性霉素 B 0.1mg。也可全身使用抗真菌药物如静脉滴注咪康唑 10 ~ 30mg/(kg · d)，分 3 次给药，每次用量一般不超过 600mg，每次滴注时间为 30 ~ 60min。

并发虹膜睫状体炎者，应使用1%阿托品滴眼液或眼膏散瞳。不宜使用糖皮质激素。

药物治疗无效，可能或已经导致溃疡穿孔者，可考虑进行治疗性角膜移植。

第五节 单纯疱疹病毒性角膜炎

单纯疱疹病毒（herpes simplex virus，HSV）引起的角膜感染称为单纯疱疹病毒性角膜炎（herpes simplex keratitis，HSK）简称单疱角膜炎。此病为最常见的角膜溃疡，而且在角膜病中致盲率占第一位。

【病原学及发病机制】 HSV是一种感染人的DNA病毒，分为两个血清型Ⅰ型和Ⅱ型（HSV-1和HSV-2）。眼部感染多数为HSV-1型（唇疱疹也是该型感染）。少数人为HSV-2型病毒。

人群中HSV-1的血清抗体阳性率为50%～90%，大部分没有引起任何临床症状。

复发性HSV感染是由潜伏病毒的再活化所致。当机体抵抗力下降，患感冒等发热性疾病后，或局部使用糖皮质激素和免疫抑制剂等时，潜伏在三叉神经节的病毒被活化，随神经轴浆流逆行到眼表或角膜，引起HSV复发性、溶细胞性感染。

免疫功能强的个体感染HSV后有自限性，而免疫能力低下包括局部使用糖皮质激素者，HSV感染呈慢性迁延不愈，损害程度增加。机体针对病毒颗粒或病毒改变性状的细胞发起的免疫反应引起角膜基质和内皮病变。

【临床表现】

1. 原发单疱病毒感染 常见于幼儿，有全身发热，耳前淋巴结肿大，唇部或皮肤疱疹有自限性，眼部受累表现为急性滤泡性结膜炎，假膜性结膜炎，眼睑皮肤疱疹，点状或树枝状角膜炎。

2. 复发疱疹病毒感染 发热、疲劳、紫外线照射、外伤、精神压力、月经以及一些免疫缺陷，可使单疱病毒感染复发。常见症状有畏光、流泪、眼睑痉挛等，中央角膜受累时视力下降明显。

（1）树枝状和地图状角膜炎：HSV引起角膜上皮的病变形式多样，早期可表现为点状角膜炎、卫星灶角膜炎、丝状角膜炎，但都为一过性，多数1～2天内发展为树枝状角膜溃疡。树枝状角膜溃疡是单疱病毒角膜炎最常见的形式，溃疡形态似树枝状线性走行，边缘羽毛状，末端球样膨大。进展期病例，HSV沿树枝状病灶呈离心性向周边部及基质浅层扩展，形成地图状溃疡，溃疡边缘失去羽毛状形态，角膜敏感性下降，愈合后形成角膜混浊（图11-2）。

（2）角膜基质炎和葡萄膜炎：角膜基质炎是引起视力障碍的一种复发性单疱病毒性角膜炎。①非坏死性角膜基质炎，是最常见类型是盘状角膜炎。伴发前葡萄膜炎时，在水肿区域角膜内皮面出现沉着物（keratic precipitale，KP）。②坏死性角膜基质炎，表现为角膜基质内单个或多个黄白色坏死浸润灶。坏死性基质炎可使角膜出现溃疡、变薄、甚至穿孔。

【治疗】 治疗原则为抑制病毒在角膜里的复制，减轻炎症反应引起的角膜损害。

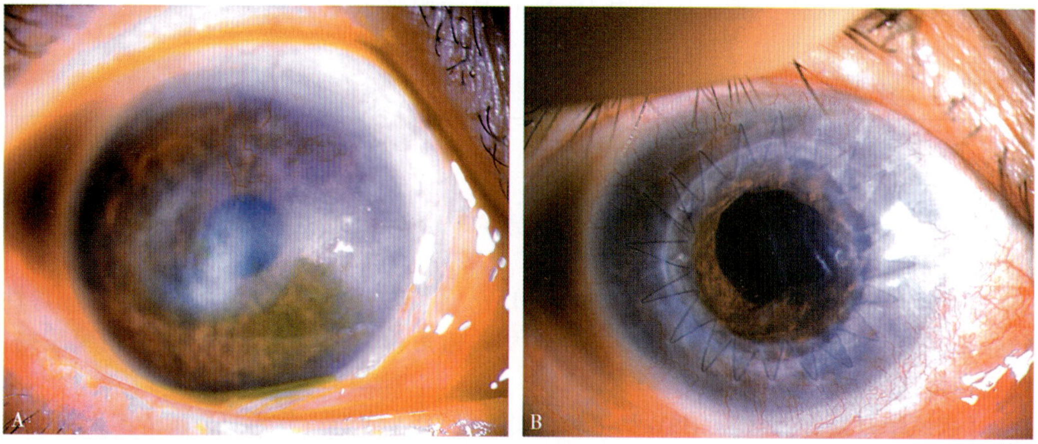

图 11-2　单疱病毒性角膜炎

A. 长期角膜炎症引起角膜斑翳　B. 部分穿透性角膜移植术后，角膜中央恢复透明

1. 树枝状角膜炎可以清创性刮除病灶区上皮，减少病毒向角膜基质蔓延。

2. 药物治疗　常用抗病毒药物有 0.1% 无环鸟苷（acycloviv）滴眼剂，眼膏为 3%；0.05% 环胞苷（cyclocytidine）滴眼剂，眼膏为 0.1%；0.1% 疱疹净（idoxuridine，IDU）滴眼剂，眼膏为 0.5%。急性期每 1～2h 点眼 1 次，晚上涂 3% 无环鸟苷眼膏。严重的 HSV 感染，需要口服无环鸟苷。

虹膜睫状体炎时，及时使用阿托品滴眼剂或眼膏扩瞳。

3. 手术治疗　穿孔的病例可行治疗性穿透角膜移植。手术宜在静止期进行为佳。术后局部使用糖皮质激素同时全身使用抗病毒药物。

第六节　棘阿米巴角膜炎

棘阿米巴角膜炎（acanthamoeba keratitis）由棘阿米巴原虫感染引起。是一种严重威胁视力的角膜炎。该病常表现为一种慢性、进行性的角膜溃疡，病程可持续数月之久。

【病原学】　棘阿米巴主要存在于土壤、淡水、海水、泳池、谷物和家畜中。本病常因角膜接触棘阿米巴污染的水源，特别是通过污染的接触镜或清洗镜片的药液感染而发病。棘阿米巴可以活动的滋养体和潜伏的孢囊形式存在。

【临床表现】　多为单眼发病。患眼畏光、流泪伴视力减退，眼痛剧烈。多数病程长达数月。棘阿米巴角膜炎容易和单疱病毒角膜炎、真菌性角膜溃疡相混淆。初期表现为上皮混浊、假树枝状或局部点状荧光素染色，逐渐发展成基质浸润。

【治疗】　病早期可试行病灶区角膜上皮刮除。药物治疗选用 0.15% 羟乙醛酸双溴丙咪，咪唑类或强化新霉素。

第七节 角膜溃疡患者的护理

【护理评估】

1. 患者年龄、职业、文化程度、对治疗及护理的要求。
2. 患者现病史、既往病史、过敏史、有无合并心血管疾病、糖尿病等。
3. 患者心理状态、家庭及社会支持情况。
4. 眼部评估：畏光、流泪、疼痛、视力下降、角膜浸润灶及分泌物情况等。
5. 评估患者自理能力，制定合理护理措施。
6. 患者及家属是否得到有关角膜溃疡知识的指导。

【护理措施】

1. 隔离护理 按眼科疾病隔离护理常规，根据患者眼部分泌物、微生物检查结果及诊断进行隔离。一般细菌及真菌感染者，可住同一隔离室，但要求做好床边隔离。如为较严重的铜绿假单胞菌性角膜溃疡应住单间隔离病室。病室光线宜暗，通风良好。

2. 心理护理 真菌性角膜溃疡病程长，单纯疱疹病毒性角膜炎病情反复发作，铜绿假单胞菌角膜溃疡病情发展迅猛，大多数患者情绪焦虑、抑郁，应耐心细致地向患者及家属介绍疾病相关知识，治疗的效果及配合方法。多给予安慰、鼓励、使患者树立信心积极配合治疗。

3. 饮食护理 多进食含有丰富蛋白质、维生素类和易消化食物，如瘦肉、鸡蛋、鱼、牛奶等。多吃水果、蔬菜促进角膜上皮生长及保持大便通畅。

4. 用药护理 临床上多采用联合用药，病程严重者结合全身用药，应注意观察药物副作用。角膜溃疡，点眼频繁，每15～30min点眼一次，不同药物要交替使用，并编排好点眼时间，要按时点眼以保证药物在眼内的浓度。按药物说明要求保存药物，如冷藏或避光。点眼时，如泪液过多或有分泌物，应先用消毒棉签吸干泪液及抹去分泌物再点眼。点眼时动作轻巧，不施压于眼球，以免溃疡穿孔。结膜下注射安排在饭后15min执行，以免疼痛影响患者食欲。

5. 眼部护理

（1）保持眼部及周围皮肤清洁，每天早上用生理盐水棉签清洁眼部及周围皮肤，如结膜内脓性分泌物较多时，可进行结膜囊冲洗。

（2）检查、治疗及护理操作动作要轻巧，切不能加压眼球，不能翻转眼睑以免溃疡穿孔。

（3）点眼后嘱患者不要用力闭眼及用手揉眼，以防挤压眼球，引起溃疡穿孔。

（4）注意保持大便通畅。避免用力排便及打喷嚏、咳嗽、角膜后弹力层彭出时要用绷带包扎，防止穿孔。

（5）眼部疼痛者，根据病情适当使用止痛药。

（6）患者畏光、流泪、室内光线宜暗，避免光线照射。

6. 病情观察

（1）密切观察患者眼痛、畏光、流泪症状有无减轻，眼部分泌物颜色及性状，有无前房积脓、视力及眼压的变化。角膜溃疡浸润灶缩小或扩大、溃疡愈合情况，有无角膜溃疡穿孔，房水流出等。

（2）观察药物不良反应。

（3）观察患者生命体征，胃钠、睡眠情况。

7. 协助患者生活护理，注意个人卫生，修剪指甲、头发、勤洗手，保持患者单位整齐清洁，特别注意保持枕头清洁。绿脓杆菌角膜溃疡患者要严格做好消毒隔离工作，防止交叉感染。

8. 出院患者，严格做好出院单位终末处理。

【健康指导】

1. 疾病相关知识指导　向患者及家属详细介绍角膜溃疡的发生和发展，治疗目的，预后，治疗配合知识。

2. 用药指导　向患者及家属介绍出院坚持用药对预防疾病复发的重要性，特别是真菌和病毒感染者，教会患者点眼和涂眼膏方法。

3. 活动与休息　出院 1 个月内少阅读、多休息，避免强光刺激及视疲劳，卧室光线要柔和，通风良好，空气清新。洗头时避免洗发液入眼造成不良刺激。外出可带防护眼镜，防止角膜受伤。近期避免到风、沙、尘大的地方，防止异物吹入眼部引起不适。角膜溃疡愈合后三个月内避免游泳，减少眼部不良刺激及污染。3 个月内避免骑摩托车，避免迎面大风对眼部的不良刺激。

4. 适当增加营养及参加体育锻炼，提高机体抵抗力，避免受凉感冒，防止疾病复发。

5. 复诊指导　根据病情定期复诊，如有眼红、眼痛、畏光、流泪、视力下降可能为疾病复发应立即回医院复诊。

第八节　角膜移植手术患者的护理

【护理评估】

1. 患者年龄、职业、文化程度、对治疗及护理的要求。

2. 患者的现病史、既往病史、过敏史、有无合并心血管疾病、糖尿病、高血压等。

3. 患者的心理状态、经济状况、家庭及社会支持情况。

4. 眼部评估　视力、眼压、有无眼睑内翻、外翻、倒睫、眼睑闭合不全、干眼病等。

5. 评估患者自理能力，制定合理护理措施。

6. 患者及家属是否得到角膜病及角膜移植手术相关知识的指导。

【护理措施】

1. 术前护理

（1）按内眼手术前护理常规。

（2）心理护理：术前向患者及家属介绍病情、手术目的、治疗效果、手术配合知识、解除思想顾虑、积极配合治疗。

（3）缩瞳：按医嘱术前一小时用 0.5% ~1% 毛果芸香碱缩瞳 2 ~3 次，瞳孔缩小可减少做角膜环钻植孔时损伤晶状体的危险性，也有利于做移植床时的中央定位，还有利于术毕注气或注液以重建前房。

（4）降眼压：为使术中眼压稳定，术前要降低眼压，使手术过程不出现晶状体虹膜隔隆起，保证手术的顺利进行，术前充分降低眼压，软化眼球是穿透性角膜移植手术成功的关键之一。术前30min按医嘱静脉滴注20%甘露醇或口服山梨醇，并观察药物的副作用。

2. 术后护理

（1）按内眼手术后护理常规。

（2）休息与活动：术后三天多闭眼静卧休息，减少眼球运动，避免头部用力及术眼碰伤，协助生活护理。

（3）饮食护理：术后半流饮食一天，避免进食硬质食物，以免咀嚼肌过多运动影响切口愈合。

（4）病情观察

1）为促进角膜上皮愈合，术后绷带加压包扎，术后要观察术眼绷带有无松脱或过紧，敷料有无渗血。

2）眼压观察：观察患者有无眼胀眼痛，头痛、恶心、呕吐、监测眼压变化。

3）角膜移植片观察：观察移植片是否透明，切口对合情况，植片及缝线是否在位。

（5）用药护理

1）按医嘱静脉滴注抗生素及糖皮质激素以预防感染及控制术后炎症反应。

2）上皮生长良好可解除术眼绷带，按医嘱滴抗生素及糖皮质激素滴眼液。

3）真菌感染者术后使用抗真菌药物，术后早期眼部用抗生素、抗真菌滴眼液，眼膏。

4）化脓性角膜溃疡术后虹膜反应较重，按医嘱给予散瞳，预防虹膜后粘连。

用药过程观察药物不良反应，眼部上药时动作轻柔，注意无菌操作，滴眼瓶口及眼膏软管口不能碰到角膜植片，因角膜知觉未恢复。

（6）出院指导

1）用药指导：角膜移植术后出院需按医嘱继续用药，指导患者掌握点眼方法。特别注意点眼时不能碰到角膜植片。两种以上滴眼液要交替使用，时间间隔20min以上，以保证药物在眼内的浓度。滴眼剂宜放阴凉避光处。

2）饮食指导：适当补充营养，增强机体抵抗力，多吃水果、蔬菜、以保持大便通畅，少吃辛辣、油炸食物。避免喝酒及抽烟。

3）术眼保护：注意术眼卫生，术后角膜移植片知觉未恢复，不要揉擦眼部，外出要戴防护眼镜，避免碰伤术眼。不能游泳，防止感染，避免日晒、热敷，保护角膜移植片。术后一年内避免重体力劳动。最好全休三个月。

4）排斥反应的观察：角膜移植术后排斥反应表现为眼红，眼痛，突然视力下降，角膜移植片混浊。一旦发生应立即到医院就诊。

5）复诊指导：出院后一周回院复诊，以后的复诊时间及角膜缝线拆除时间根据病情考虑。

第十二章

晶状体病

第一节 概 述

晶状体为双凸面，有弹性，无血管的透明组织，是屈光间质的重要组成部分，代谢过程复杂，营养主要来自房水。主要病变有：晶状体透明度改变和晶状体位置和形态异常。晶状体混浊称为白内障。

白内障在临床上表现视力下降、对比敏感度下降、屈光改变、单眼复视或多视、眩光、色觉改变、视野缺损及晶状体混浊可在肉眼、聚光灯或裂隙灯显微镜下观察并定量。

第二节 白 内 障

一、白内障的病因学及分类

晶状体处于眼内液体环境中，任何影响眼内环境的因素，如衰老、物理损伤、化学损伤、手术、肿瘤、炎症、药物（包括中毒）以及某些全身性代谢性或免疫性疾病，都可以直接或间接破坏晶状体的组织结构、干扰其正常代谢而使晶状体混浊。

根据病因不同把白内障分为：①先天性白内障；②老年性（年龄相关性）白内障；③并发性白内障；④代谢性白内障；⑤药物及中毒性白内障；⑥外伤性白内障；⑦后发性白内障。

二、白内障的发病机制

白内障的发病机制较为复杂，与营养、代谢、环境和遗传等多种因素有关，是机体内外各种因素对晶状体长期综合作用的结果。流行病学研究表明，紫外线照射、糖尿病、高血压、心血管疾病、机体外伤、过量饮酒及吸烟等均与白内障的形成有关。

三、年龄相关性白内障

年龄相关性白内障亦称为老年性白内障。

【临床表现】 老年性白内障常为双侧性，发病可有先后，晶状体混浊的程度也可不一致。

根据晶状体开始出现混浊的部位,可将白内障分为3种类型:皮质性、核性和后囊下性。

1. 皮质性白内障（cortical cataract） 最为常见，按其发展过程分为4期。

（1）初发期:裂隙灯下见晶状体皮质内空泡和水隙形成,晶状体周边前、后皮质出现楔性混浊。散瞳后,应用检眼镜彻照法,可看到轮辐状或片状混浊的阴影(图12-1A)。此期晶状体大部分透明,未累及瞳孔区的混浊不影响视力,病程可经数年才进入下一期。

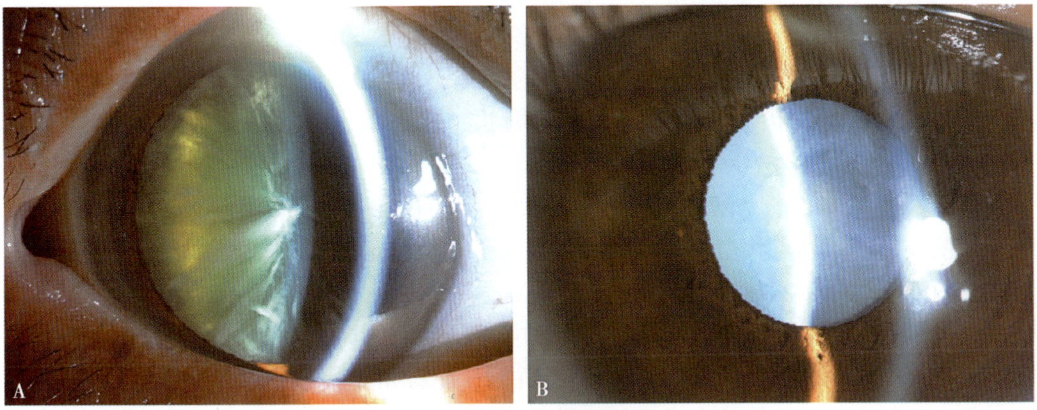

图12-1 年龄相关性白内障

A. 初发期白内障，前皮质楔形混浊累及瞳孔区 B. 成熟期白内障，晶状体皮质完全混浊呈乳白色

（2）膨胀期（mature stage）：又称未熟期（immature stage）。晶状体混浊逐渐加重，皮质吸水肿胀，晶状体体积增加，虹膜向前推移，使前房变浅，可诱发急性闭角型青光眼。以斜照法检查时，投照侧虹膜在深层混浊皮质上形成新月形投影。患者视力明显下降，眼底难以窥进。

（3）成熟期（mature stage）：晶状体内水分溢出，肿胀消退，晶状体逐渐完全混浊至乳白色（图12-1B），前房恢复正常。视力降至眼前光感或手动。眼底不能窥入。

（4）过熟期（hypermature stage）：晶状体内水分继续丢失，体积缩小，囊膜皱缩，前房加深，虹膜震颤。晶状体纤维分解液化呈乳白色，棕黄色的晶状体核沉于囊袋下方，当核下沉后，可使视力突然提高。液化的皮质漏到晶状体囊外，进入房水的晶状体蛋白诱发自身免疫反应，可产生晶状体过敏性葡萄膜炎。悬韧带变性，晶状体容易出现脱位。囊膜破裂可使核脱出，若脱位的晶状体堵塞瞳孔区，也可引起继发性青光眼。

2. 核性白内障（nuclear cataract） 发病较早，一般40岁左右开始，进展缓慢。混浊开始于胎儿核或成人核的混浊开始呈灰黄色，随着病情进展，逐渐加重而呈棕色、棕黑色。后期视力极度减退，眼底不能窥见。

3. 后囊下性白内障（posterior subcapsular cataract） 为皮质性白内障的一种表现，混浊紧邻后囊下，可单独发生，也可与其他类型的白内障混合并存在。

四、先天性白内障

先天性白内障（congenital cataract）指出生前即存在，或出生之后逐渐形成的先天遗传或发育障碍的白内障。

【病因】

1. 遗传　染色体显性遗传最多见，是胎儿发育过程中，晶状体发育生长障碍的结果。

2. 环境因素　母亲妊娠期，尤其是在妊娠头三个月内的病毒感染（如风疹、麻疹、水痘、单纯疱疹病毒和流感病毒等。

3. 母亲怀孕期间患有糖尿病，甲状腺功能不足等。

【临床表现】 可为单眼或双眼发病。多数为静止性。少数在出生后继续发展，偶有至儿童期才影响视力。根据晶状体混浊的部位、形态进行分类：绕核性、前极、后极、膜性、核性、点状、盘状、缝状、珊瑚状、花冠状、纺锤状及全白内障等多种（图 12-2）。

【治疗】 治疗目的是恢复视力，防止和减少弱视和盲目的发生。对视力影响不大的，如前极、冠状和点状白内障，一般不需要手术，可定期观察。对明显影响视力的先天性白内障应尽早手术。一般在出生 6 个月前进行手术。

白内障摘除术后无晶状体眼需进行及时屈光矫正和视力训练，防治弱视，促进融合功能的发育。常用的矫正方法有：戴眼镜矫正、配戴角膜接触镜矫正和人工晶状体植入。儿童施行人工晶状体植入术已被多数术者所接受，目前认为，在 2 ~ 3 岁以后植入较为合适。

五、外伤性白内障

眼球穿通伤、钝挫伤、辐射性损伤、电击伤等引起的白内障称为外伤性白内障。

1. 钝挫伤白内障　挫伤时瞳孔缘部色素上皮细胞脱落，晶状体前囊出现环形混浊，称为 Vossius 环状混浊，其下可有浅层皮质混浊。严重挫伤时，晶状体悬韧带断裂，晶状体可半脱位或全脱位，伴晶状体混浊（图 12-3）。如晶状体囊膜破裂，房水进入晶状

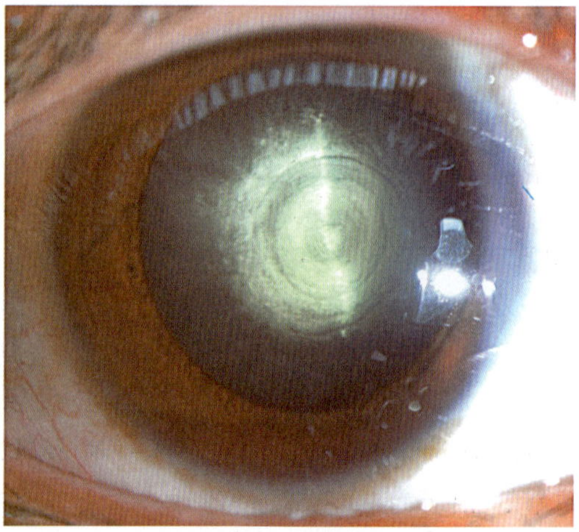

图 12-2　先天性白内障

晶状体后极部锥状混浊，尖端朝玻璃体腔

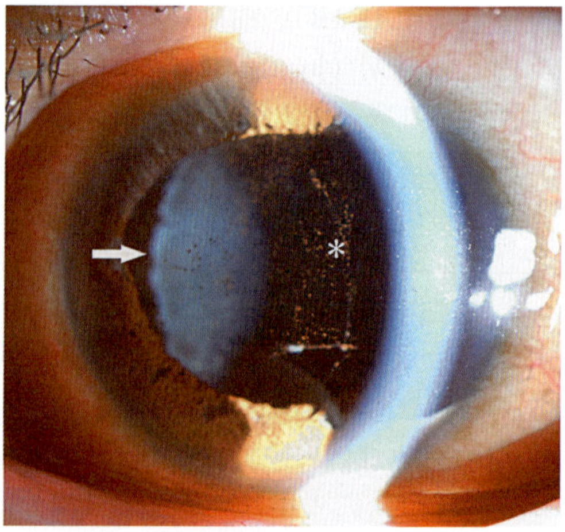

图 12-3　晶状体半脱位

挫伤引起晶状体颞侧半脱位（箭），轻度灰色混浊，有玻璃体进入前房（*）

体而形成白内障。

2. 穿通伤白内障 眼球穿通伤时往往有晶状体囊膜破裂，水分渗入晶状体而致混浊（图 12-4）。

3. 化学伤白内障 碱烧伤不仅可以损伤结膜、角膜和虹膜，而且可导致白内障。碱性化合物可以快速渗透到眼球内部，引起房水 pH 升高和糖及抗坏血酸水平降低，迅速导致皮质性白内障。

4. 辐射性白内障 主要包括电离辐射性白内障、红外线性白内障、微波性白内障等。

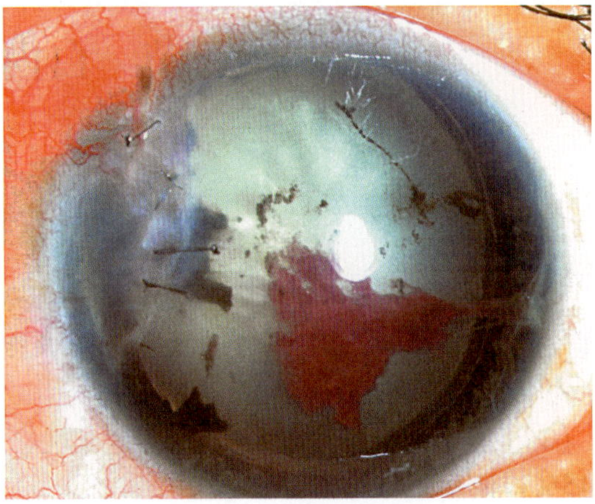

图 12-4 外伤性白内障

角膜穿通伤，已缝合。无虹膜，晶状体白色混浊，表面见血凝块附着

六、代谢性白内障

因代谢障碍引起的晶状体混浊称为代谢性白内障。最常见的是糖尿病性白内障。

糖尿病时血糖会升高，晶状体内葡萄糖增多转化为山梨醇，在晶状体内大量积聚，使晶状体内渗透压增加，吸收水分，纤维肿胀变性而混浊。

七、并发性白内障

并发性白内障是指眼部炎症或退行性病变导致晶状体营养和代谢发生障碍所引起的晶状体混浊，例如：角膜溃疡、青光眼、葡萄膜炎、视网膜脱离、视网膜色素变性、眼内肿瘤、高度近视等。

八、中毒性白内障

长期使用某些药物或接触某些化学物品引起的晶状体混浊，称为中毒性白内障。常见的药物如糖皮质激素、氯丙嗪、抗肿瘤药物、散瞳剂和避孕药等，化学药品如苯及其化合物、萘、金属等。

常见的有糖皮质激素性白内障、氯丙嗪性白内障、缩瞳剂性白内障、三硝基甲苯性白内障。长期接触有毒性金属或含金属药物，容易发生白内障。

九、后发性白内障

是指白内障囊外摘除（包括超声乳化摘除）术后或晶状体外伤后，残留的晶状体皮质或脱落在晶状体后囊上的上皮细胞增生，在瞳孔区形成半透明的膜，称为后发性白内障。

白内障术后发生的又称后囊膜混浊，它是白内障囊外摘除术后最常见的并发症。

第三节　白内障的治疗

一、药物治疗

1. 抗氧化剂

（1）谷胱甘肽（Glutathione，依土安）：为还原型谷胱甘肽，在生物体内氧化还原过程中起重要作用，具有解毒、激活多种酶及维持眼角膜和晶状体透明性的作用。滴眼，每日3～4次。

（2）法可林（Phacolin）：适用于老年性、先天性、外伤性、并发性白内障的防治。0.015%溶液滴眼，每日4～6次。

（3）吡诺克辛钠（Pirenoxine sodium，白内停，卡他灵）：本品中有效成分能竞争性地抑制醌类物质的作用，使晶状体保持透明，并吸收水不溶性蛋白转变为水溶性蛋白，阻止白内障的进展。适用于老年性、糖尿病及其他类型的白内障。滴眼，每日4次。

（4）苄达赖氨酸（Bendazac Lysine，莎普爱思）

（5）冰珍去翳：本品由珍珠层粉水解液、片冰、β胡萝卜素、维生素E、Zn元素组成的复方药剂。用于防治老年性白内障。滴眼每日3～4次。

2. 营养药剂

（1）利眼明：本品含碘化钾、碘化钠、抗坏血酸、维生素B_1等组成的复方制剂。用于早期老年性白内障的辅助治疗。

（2）氨碘肽：滴眼每日3～4次，开启后应在一周内用完，如发现药液混浊，切勿再用。如出现碘过敏应停药。

（3）视明露（Succus Cineraria Maritima）：适用于老年性白内障、外伤性和糖尿病性白内障。滴眼每日早、晚用，每次1～2滴。

（4）维生素C：延缓白内障发生、发展。饭后服，每日1次，每次0.2～0.3g。

（5）维生素E：本品具有较好的抗氧化作用，减少核性或皮质性白内障发生发展。长期服用每日500IU，可减少白内障的发生。

3. 治疗白内障的中成药　①障眼明片，用于初期及中期老年性白内障。口服，每次4片，每日3次。②复明片，用于初中期白内障。口服，每日5片，每次3次。服药期间禁忌辛、辣刺激。

二、手术治疗

手术治疗是各种白内障的主要治疗手段。

1. 手术适应证　白内障引起视力明显下降，影响工作和生活时，即可进行手术。

2. 手术方法

（1）白内障囊内摘除术（intracapsular cataract extraction，ICCE）：是不破坏晶状体囊膜摘除白内障的方法。

（2）白内障囊外摘除术（extracapsular cataract extraction，ECCE）：是仅将晶状体皮

质和核一起摘除，而保留后囊膜的方法。

（3）超声乳化白内障吸除术（phacoemulsification）：是采用小切口，利用超声能量将白内障的核和皮质乳化后囊外摘除的一种方法。

（4）激光乳化白内障吸除术（laseremulsification）：是采用小切口，利用激光能量将白内障的核和皮质乳化后囊外摘除的一种方法。

3. 无晶状体眼的矫正

（1）人工晶状体植入术：可一期或二期植入人工晶状体（图 12-5）矫正无晶状体眼的高度远视状态。

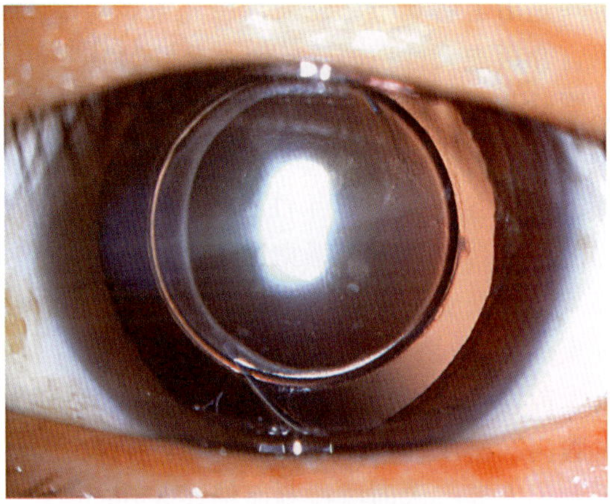

图 12-5　人工晶状体植入术后
散瞳后见人工晶状体位于囊袋内，上下袢位于 11 点和 5 点

（2）眼镜：高度数（+10～+14D）的凸透镜矫正无晶状体眼屈光不正是应用最久的方法。

第四节　晶状体病护理

【护理评估】

1. 患者年龄、职业、文化程度、视力、听力、四肢活动情况，对治疗及护理的要求。

2. 了解患者的现病史、既往病史、过敏史，有无合并心血管疾病，呼吸系统疾病，糖尿病等病史。糖尿病和高血压患者的血糖和血压控制情况，在家遵医行为。

3. 患者心理状态，家庭及社会支持情况。

4. 眼部评估　了解视力、眼压、角膜内皮细胞形态及数目。注意眼睑和结膜有无红肿和充血，排除如麦粒肿和急性结膜炎等手术禁忌证。

5. 白内障患儿有无上呼吸道感染等全身麻醉禁忌证。

6. 评估患者自理能力，制定合适的护理措施。

7. 患者及家属是否得到有关白内障疾病的健康指导。

8. 术后评估：视力，眼压情况。注意有无高眼压、角膜水肿、浅前房，感染等并发症的发生。

【护理措施】

1. 术前护理

（1）按内眼手术前护理常规。

（2）心理护理：老年性白内障患者，因感觉器官和神经功能的衰退，有时不能迅速正确地接受和理解语言信息。护士要注意观察，耐心细致，放慢语速，经常与之交流和沟通，把握其心理动态，及时给予心理上的帮助和支持。先天性白内障患儿的理想治疗时间是出生后6个月以前，患儿家属对手术治疗的时间通常存有顾虑。采用通俗易懂的语言介绍先天性白内障的有关知识，讲解手术的经过及预后，尤其是早期手术的重要性。婴幼儿时期是视觉系统发育的关键期，混浊晶状体的遮挡干扰了光线对视网膜的正常刺激，影响了视觉系统的正常发育，是造成儿童失明或弱视的主要原因。

（3）安全护理：老年性白内障患者生理机能发生退行性变化，思维不够敏捷，记忆力减弱，行动迟缓，感觉迟钝，视力下降均为本病患者住院期间安全的危险因素。护士必须强化安全意识，慎防患者跌倒、误吸，误食、坠床、迷路、走失、突发严重的全身性疾病。同时，向患者家属进行安全教育，使患者和家属掌握安全防范措施。

术前详细进行护理评估及实验室检查，以发现患者是否有全身性疾病。如术前发热、腹泻、血压和血糖增高等应推迟手术。合并糖尿病患者易发生前房出血、创口愈合延缓和感染等。术前应控制血糖在8.0mml/L以下。合并高血压患者，术前应采取措施使血压维持在接近正常水平。但对长期舒张压维持较高水平的患者，需注意掌握降压的速度和幅度。慢性支气管炎患者的咳嗽，容易导致伤口裂开，前房出血等，术前要给予恰当的治疗。

手术眼术前用托品酰胺滴眼散瞳。老年男性患者要注意是否有前列腺肥大或炎症，应慎用阿托品。小儿如使用托品酰胺滴眼散瞳，需用无菌棉球按压泪囊压3～5min，以减少药物的吸收。

（4）先天性白内障患儿按全麻手术前护理。

（5）术前检查：协助患者做好眼压，眼部超声波，角膜曲率，人工晶状体测量，角膜内皮细胞计数等检查。

2. 术后护理

（1）按内眼手术后护理常规。

（2）活动与休息：术后宜卧床休息2h，但并不需绝对卧床，可进行一般的起居活动。

（3）饮食护理：术后当天宜进食半流质或软性食物，避免食用硬质食物，避免刺激性食物，避免吸烟，饮酒。多进食新鲜蔬菜、水果，保持大便通畅。

（4）术眼的保护：术后用眼垫包眼一天，为防不慎碰伤术眼，可在眼垫外加眼罩。保持术眼敷料清洁，不松脱，术后第一天由医生将眼垫取除，即可正常视物，但看电视、电脑及阅读时间不宜过久，宜多休息。按医嘱滴用抗菌消炎眼液。

（5）术后病情观察：术后注意视力，眼压情况，有无眼痛、头痛等症状。注意患者精神状态，高血压、糖尿病患者注意监测血糖、血压、以便及早发现术后出现的并发症。

（6）有便秘、咳嗽要及时通知医生处理，以免影响切口愈合。

3. 术后并发症观察　白内障术后主要并发症有：①高眼压；②角膜水肿，浅前房；③感染等。

（1）若患者发生术眼胀痛，伴同侧头痛、恶心、呕吐，应警惕高眼压的发生，需密切监测眼压，并及时按时给予降眼压药物治疗。

（2）若患者诉眼部异物感，视力提高不理想，发生角膜水肿的可能性大，应做好解释、安慰工作，按医嘱使用润滑剂、高渗液、角膜上皮营养剂等。

（3）眼内炎是人工晶状体手术最严重的并发症，多在术后 1～4 天内急骤起病，伴有剧烈眼部疼痛和视力急剧下降。术后密切观察病情，一旦发生感染迹象通知医生处理。配合医生抽取房水或玻璃体液进行细菌和真菌培养及药物敏感试验。全身及局部应用足量广谱抗生素。

【出院健康指导】

1. 术后一周内洗脸，洗澡时避免污水入眼。

2. 术后一个月内避免剧烈运动和负重，以免用力过猛，眶压过高而引起手术切口裂开，有便秘和咳嗽者宜用药物加以控制。

3. 术后 3 个月内避免揉擦，碰撞术眼。前房型人工晶状体、带虹膜隔人工晶状体植入者需长期避免用手揉擦眼睛，以免人工晶状体与角膜摩擦而损伤角膜内皮。

4. 对于 10 岁以下的先天性白内障，术后必须指导家长对患儿进行弱视治疗，由于许多家长并不了解弱视治疗的重要性，常常以为白内障手术后即大功告成。向家长解释白内障手术只是给患儿提供了一个训练视力的机会，术眼视力的好坏还取决于弱视治疗。

5. 白内障囊内摘除术后患者，需及早配镜矫正术眼视力。

6. 出院一周回医院复诊。

第十三章

青 光 眼

第一节 概 述

青光眼（glaucoma）是病理性眼球内压力（intraocular pressure，IOP，眼压）升高导致特征性视神经损害和视野缺损的一组眼病或临床症候群。眼压是指眼球内容物作用于眼球壁的压力。正常眼压值是11～21mmHg。临床上绝大部分青光眼是因房水外流阻力增加所致。房水循环途径中任何一个环节发生障碍，都会影响到房水生成与排出之间的平衡，表现为眼压的波动。各种抗青光眼治疗手段都围绕着两点，即减少房水产生和促进房水排出，以重新恢复房水循环平衡。

临床上一般将青光眼分为原发性、继发性和发育性三大类：

1. 原发性青光眼（primary glaucoma） 指没有明确眼部和全身继发性病因的青光眼，病因尚不完全明确。这类青光眼实际上可能是临床症候表现相似的一组疾病。目前，习惯上仍然称之为原发性青光眼。

2. 继发性青光眼（secondary glaucoma） 由眼部其他疾病或全身疾病等明确病因所致的一类青光眼。

3. 发育性青光眼（developmental glaucoma） 胚胎期和发育期内房角结构发育异常所致的一类青光眼。

第二节 原发性青光眼

原发性青光眼是主要的青光眼类型，根据不同的解剖结构和发病机制，将原发性青光眼分为闭角型和开角型青光眼。

一、原发性闭角型青光眼

原发性闭角型青光眼（angle-closure glaucoma）是由于前房角被周边虹膜组织机械性阻塞导致房水流出受阻，造成眼压升高的一类青光眼。

【病因和发病机制】

1. 眼球解剖结构的异常被认为是主要发病因素 闭角型青光眼患者眼球具有特征

性的解剖结构，即前房较浅、房角入口狭窄、眼轴较短、角膜（相对）较小、晶状体相对较大较厚，位置偏前致使眼前段相对拥挤狭小；晶状体前表面与虹膜紧贴的面积增大，增加了生理性瞳孔阻滞，房水从后房经由瞳孔流向前房的阻力增加而造成后房压力升高，将相对组织薄弱的周边虹膜向前推移。闭角型青光眼解剖结构异常已被 B 型超声波、超声生物显微镜（UBM）等生物测量得到证实。

2. 促发机制　多见的是情绪波动，也见于过度疲劳、近距离用眼过度、暗室环境、全身疾病等。

【临床表现】　闭角型青光眼有急性和慢性两种

1. 急性闭角型青光眼　多见于周边虹膜明显膨隆、房角狭窄的患者。根据临床过程分为四个阶段：

（1）临床前期：具有闭角型青光眼浅前房、窄房角的解剖特征，存在急性发作的潜在危险但尚未发作患眼。一眼急性发作后，另一眼没有闭角型青光眼发作史，眼部检查发现具有急性闭角型青光眼的解剖特征，暗室激发试验呈阳性表现。

（2）发作期：周边虹膜堵塞了房角，房水不能外流，眼压迅速上升，出现一系列临床症状，为闭角型青光眼急性发作。患者感到有轻微的眼胀和头痛，可伴有恶心，白天视物呈朦雾状。夜晚看灯光时则出现虹视。根据临床表现，闭角型青光眼的急性发作可分为两种情况。

1）典型的大发作：即急性大发作，房角突然大部分或全部关闭，眼压急剧上升，患者出现剧烈眼痛、头痛，甚至恶心、呕吐等症状；视力严重减退，可仅存光感。眼部检查可见球结膜水肿、睫状充血或混合充血、角膜水肿呈雾状混浊、瞳孔扩大，呈竖椭圆形或偏向一侧，对光反应消失、眼部刺激征等。裂隙灯检查角膜上皮水肿、角膜后可有色素颗粒沉着、前房浅、房水闪辉阳性、虹膜水肿，隐窝消失。眼球坚硬如石，测量眼压多在 50mmHg 左右，可超过 80mmHg。

急性发作后的患眼，可见虹膜色素脱落及/或扇形萎缩（图 13-1）。晶状体前囊下可呈现灰白色斑点状、粥斑样混浊，称为青光眼斑。这些征象一般出现在眼压急剧升高而持续时间较长的情况下，即使眼压下降后一般也不会消失，可以作为急性大发作的标志遗留下来。

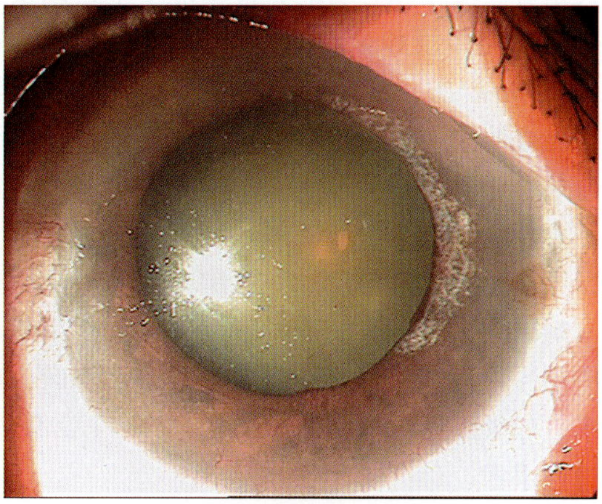

图 13-1　虹膜节段性萎缩

青光眼急性发作期后，12～4 点角膜缘色素脱失

高眼压持续过久，则可出现视乳头苍白（缺血），或视网膜广泛出血。

急性闭角型青光眼发作持续时间短，眼压控制及时，视力一般可以逐渐恢复，视野也可保持正常。如果眼压水平过高，未能及时控制病情可以在数日内导致失明。

2）不典型发作：亦称小发作。临床特点自觉症状轻微，仅有轻度眼部酸胀、头痛。视力下降不明显，但有雾视、虹视现象。裂隙灯检查可见轻度角膜上皮水肿。瞳孔形态正常，光反应略迟钝，虹膜膨隆，前房较浅。眼压一般在 30～50mmHg，亦可高达 80mmHg。发作时间短暂，经过休息后可自行缓解。

（3）间歇缓解期：闭角型青光眼发作经及时治疗，眼压下降，关闭的房角重新开放，病情得到暂时的缓解或稳定相当长的时期，称为间歇缓解期。

（4）慢性进展期：周边虹膜与小梁网组织产生了永久性粘连，眼压持续升高。一些临床前期和间歇缓解期，患者因长期滴用缩瞳剂，虽避免了青光眼的急性发作，但其房角却可能缓慢发生粘连，当粘连范围达到一定程度时眼压持续升高，进入慢性进展期。

2. 慢性闭角型青光眼　多见于50岁左右的男性，临床表现与原发性开角型青光眼相似，周边前房浅，房角为中等狭窄，可呈多中心的点状周边虹膜前粘连。房角粘连是由点到面逐步发展的，眼压水平也随之缓慢上升，临床上没有眼压急剧升高的症状，眼前段组织没有虹膜萎缩、瞳孔变形等急性闭角型青光眼的表征。在高眼压的持续下（常在 40～50mmHg）视神经乳头逐渐形成凹陷性萎缩，视野也发生相应的进行性损害。由于没有明显的临床症状，在常规眼科检查时或病程晚期有严重视野缺损，管状视野时才被发现。

【治疗】　闭角型青光眼一旦确诊，应根据其所处的不同阶段给予相应治疗。

1. 临床前期的闭角型青光眼　治疗目的是预防发作，及时用激光周边虹膜切开或周边虹膜切除（开）术，解除瞳孔阻滞。对暂时不愿手术者应给予预防性滴用缩瞳剂，常用1%毛果芸香碱每天2～3次，并定期随访。

2. 急性发作的闭角型青光眼　挽救视功能和保护房角功能是治疗的主要目的。应按急诊全力抢救，以期在最短时间内控制高眼压，减少对视功能的损害防止房角形成永久性粘连。对急性发病患者，急性发作时常用1%毛果芸香碱，每15min一次，眼压下降后或瞳孔恢复正常大小时逐步减少用药次数，最后维持在每天3次。缩瞳剂能够将根部虹膜拉离房角，促进房角开放和房水引流，避免房角粘连。针对高眼压的程度，还可以同时用高渗脱水剂和抑制房水生成的药物降低眼压。高渗脱水剂有甘油、山梨醇、甘露醇等，常用20%甘露醇溶液，快速静脉滴注30min内完成。使用时注意老年患者，尤其是有高血压和心功能、肾功能不全，以及电解质紊乱患者的全身情况。房水生成抑制剂有眼局部用和全身用两类，全身用的主要是碳酸酐酶抑制剂乙酰唑胺（醋氮酰胺），250mg/次，β肾上腺素受体（β受体）阻滞剂、0.5%噻吗洛尔滴眼液。如果发作眼充血明显，可应用糖皮质激素，减轻房角组织的炎症水肿，有利于房水引流并减少或避免粘连发生。

急性发作的患眼，如果采取上述药物治疗3天后眼压仍维持在 50～60mmHg 或以上，则应及时手术治疗。如果房角多已广泛粘连而丧失功能，只能做滤过手术。

对闭角型青光眼的不典型发作，常使用缩瞳剂、β受体阻滞剂、碳酸酐酶抑制剂联合应用，一般能较快控制病情。眼压下降后，房角大部分或完全开放，可作周边虹膜切除术。如果眼压再度回升，房角粘连 >1/2 象限只能选作眼外引流手术如小梁切除术等滤过性手术。

3. 间歇缓解期的闭角型青光眼　眼压正常，应施行周边虹膜切除术，以解除瞳孔阻滞，避免房角关闭，达到阻止病程进展的治疗目的。

4. 慢性进展期的闭角型青光眼 治疗目的是控制眼压。因房角已大部分粘连或全部粘连，房水引流功能破坏，眼压升高，只能选择作小梁切除术或巩膜咬切术等滤过手术。术前眼压控制在30mmHg以下施行青光眼滤过性手术比较安全。

5. 慢性闭角型青光眼 处理原则上同急性闭角型青光眼的间歇缓解期和临床前期。

二、原发性开角型青光眼

原发性开角型青光眼的特点：①两眼中至少一只眼的眼压持续≥21mmHg，②房角开放。③典型的青光眼视神经杯扩大和视野损害。没有明显症状，因此不易早期发现。

【病因和发病机制】 房角开放，但房水排出系统病变使房水流出阻力增加导致眼压升高，房水排出系统病变要点：①小梁组织局部的病变；②小梁后阻滞，即房水流经小梁组织后Schlemm管到集液管和房水静脉部位的病变；③血管-神经-内分泌或大脑中枢对眼压的调节失控。

【临床表现】

1. 症状 早期几乎没有症状，部分患者表现为进行性近视，伴视疲劳；随着病情的发展，眼压波动较大或眼压水平较高时患者才出现视力模糊、眼胀和头痛等症状，出现虹视和雾视；晚期因双眼视野缩小，可有行动不便和夜盲等表现。

2. 眼局部体征 早期病例眼前部可无任何改变。

典型青光眼视神经损害表现为视杯进行性扩大和加深。随着病程的进展，视杯凹陷逐步扩展，导致杯/盘比（cup/disc ratio，C/D比）的增大（图13-2）。

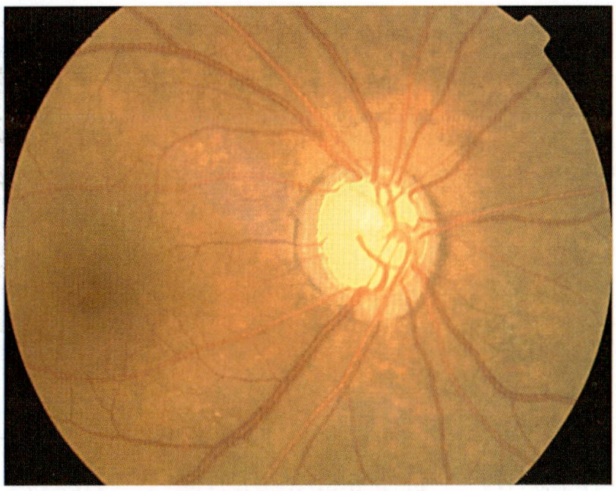

图13-2 青光眼视杯

长期眼压高，视杯结构萎缩，加深和扩宽

3. 眼压 开角型青光眼的最早期时眼压不稳定性，波动幅度较大。

4. 视功能 主要表现为视野缺损。

【治疗】 过去开角型青光眼的治疗原则一般是先采用药物治疗，无效时再考虑手术。随着临床研究的深入，一些学者主张积极的手术治疗，尤其是已有视神经和视野损害的病例。

（一）药物降眼压治疗

1. 眼局部应用的降眼压药物 首选一种局部降眼压滴眼液，如眼压不能控制可以选两种或两种以上降压药。毛果芸香碱、0.5%噻吗洛尔、碳酸酐酶抑制剂。

2. 全身应用的降眼压药 碳酸酐酶抑制剂、乙酰唑胺、高渗脱水剂、以每天20%甘露醇250ml（快速静滴）降眼压作用起效快，但维持时间短（6H）。

（二）激光治疗

氩激光小梁成形术。

（三）手术治疗

当最大剂量局部降眼压药物都不能控制眼压正常时，就要手术治疗。

最常用的滤过性手术方式是小梁切除术。对于多次滤过性手术失败的患眼，可采用人工导管引流术，常选用青光眼减压阀植入手术。

三、特殊类型青光眼

恶性青光眼是临床最常见的特殊类型青光眼。

原发性闭角型青光眼术后眼压不但未下降反而升高，病情更重，称为恶性青光眼，根据发病机制又称为睫状环阻滞性青光眼，房水引流错向性青光眼。这是一组多因素的难治性青光眼，好发于小眼球（短眼轴、大晶状体）的患眼。其病理机制是睫状体的肿胀或肥大。关闭房角，前房极浅或消失。

恶性青光眼一旦确诊，应即采取积极措施，以恢复前房，降低眼压。

1. 药物治疗主要有　①睫状肌麻痹剂，松弛睫状肌，加强晶状体悬韧带的张力，使晶状体后移。选用1%～4%阿托品滴眼液，每天4～5次，夜间加用阿托品眼膏；②降眼压药物，用高渗脱水剂和减少房水生成药物，使玻璃体脱水浓缩，降低眼压；③糖皮质激素抗炎治疗，局部或全身应用，减少组织水肿和炎症反应，促进睫状环阻滞的解除。

2. 激光治疗　睫状突的激光光凝，使其皱缩而解除睫状环阻滞。

3. 如上述治疗无效，则实行手术治疗　①抽吸玻璃体积液术做前房形成术；②晶状体玻璃体切除术，需将晶状体后囊膜和玻璃体前界膜尽量切除，以达到根治目的。

第三节　继发性青光眼

继发性青光眼（secondary glaucoma）是某些眼部疾病或全身疾病，或某些手术或药物的应用，干扰了正常的房水循环（阻碍房水外流或增加房水生成）造成眼压升高的眼部病理状况。

一、炎症相关性青光眼

虹膜睫状体炎引起的青光眼　炎症产物阻塞小梁网或引起虹膜周边前粘连，可导致严重的急、慢性青光眼。

慢性葡萄膜炎（病程>3个月）发生青光眼要比急性葡萄膜炎至少高出1倍以上。导致开角型青光眼的病理有炎性细胞、纤维素、血清蛋白及受损的组织细胞碎片等阻塞小梁网，炎性介质和毒性物质对小梁细胞损害导致功能失调，房水外流障碍。继发闭角型青光眼的病理状况可是非瞳孔阻滞性的周边虹膜前粘连，也可是瞳孔闭锁或瞳孔膜闭，阻滞前后房的房水交通（图13-3）。

二、糖皮质激素性青光眼

糖皮质激素性青光眼的原因分为内源性和外源性。病理生理学研究表明，糖皮质激素引起的眼压升高是小梁细胞功能和细胞外基质改变，房水外流通道阻力增加之故。

常见病因是医源性的药物治疗。其中以眼表给药最多，如春季卡他性结膜炎和近视眼手术后的糖皮质激素治疗。眼压升高可发生在开始治疗后数天～数年，多数易感者常在2～6周内出现。其发生时间及程度与所用药物的剂量、用法、给药途径、用药时间长短，以及药物导致眼压升高的潜在可能性等因素相关，也与个体易感性有关。

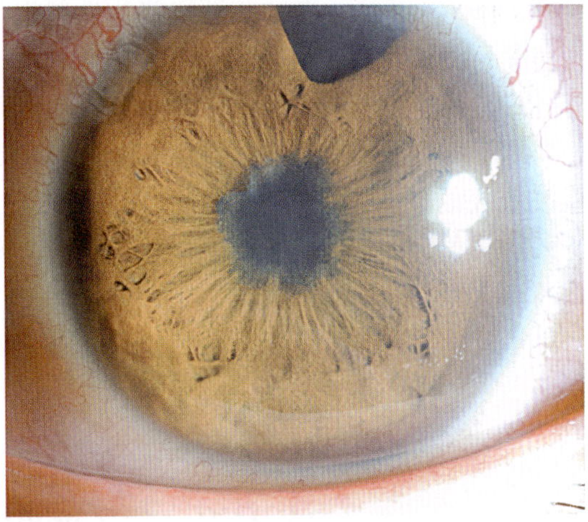

图13-3　炎症相关性青光眼

葡萄膜炎引起瞳孔闭锁，虹膜膨隆，继发性青光眼，这是虹膜周切术后

对于这类青光眼，以预防为主。尽量少用糖皮质激素，如要抗眼内炎症，可长期使用非甾体类抗炎药，不会有升高眼压的副作用。如非用糖皮质激素药物不可，则选用较低浓度和较少可能升高眼压的糖皮质激素，并告知患者加强随访。已发生的糖皮质激素性青光眼，首先停药。降眼压药物难以控制高眼压，伴有严重视功能损害时，原发疾病不能停用糖皮质激素药物治疗时，施行滤过性手术治疗。

第四节　发育性青光眼

发育性青光眼（developmental glaucoma）是胚胎期和发育期内前房角组织发育异常所引起的一类青光眼，多数在出生时已存在，但可以到青少年期才表现出症状和体征，也称先天性青光眼（congenital glaucoma）分为原发性婴幼儿型青光眼，青少年型青光眼和伴有其他先天异常的青光眼三类。

【发病机制】　病理解剖上发育性青光眼有三种：①单纯的小梁发育不良。②虹膜小梁发育不良。③角膜小梁发育不良。

青光眼的发生机制是由于发育的遏制，阻止了虹膜睫状体的后移，虹膜呈高位插入小梁网内，并且小梁网板层和Schlemm管的形成不完全，导致房水外流阻力增加。

【临床表现】

1. 婴幼儿型青光眼（juvenil glaucoma）　最初的表现常是畏光、流泪和眼睑痉挛，由高眼压性角膜上皮水肿刺激所致。儿童眼球胶原纤维富于弹性，如在3岁以前发病，眼压升高常导致眼球增大，尤其是角膜和角巩膜缘，又称牛眼。初始角膜云雾状混浊，随着病情发展，Descemet膜和角膜水肿、畏光、流泪均突然加重，患儿烦闹哭吵，喜欢埋头以避免畏光的疼痛刺激。长期持续的眼压升高将导致角膜云翳样瘢痕，上皮缺损甚至溃疡；眼球继续增大，晶状体悬韧带断裂可产生晶状体半脱位。

2. 青少年型青光眼（juvenil glaucoma）　多数直到有明显视功能损害时如视野缺损

或视力下降才注意到，有的甚至以废用性斜视为首次就诊主诉。眼压升高开始在3岁以后，通常无眼球增大征，但由于巩膜仍富弹性，可表现为进行性近视。

【治疗】 一旦诊断应尽早手术治疗。由于儿童处于发育阶段，全身耐受性较差，抗青光眼药物仅用作短期的过渡治疗，或适用于不能手术的患儿，以及手术后眼压控制不理想患眼的补充治疗。药物治疗的原则是选择低浓度和全身影响小的制剂，如0.25%噻吗洛尔，0.25%的倍他洛尔，1%毛果芸香碱滴眼液等，口服乙酰唑胺为5～10mg/kg体重，3～4次/日。

对年龄在3岁以下的患儿首选小梁切开术或房角切开术，3岁以上适用于小梁切开术。

第五节　青光眼患者的护理

【护理评估】

1. 患者性别、年龄、文化程度、性格特征，生活自理能力，对治疗护理的要求。

2. 现病史、过去史及家族史、过敏史。有无合并全身病，如高血压、冠心病、糖尿病、呼吸道系统疾病，高血压，糖尿病患者血压血糖控制情况。

3. 眼部评估　视力、视野、眼压、瞳孔大小及对光反射，前房深浅、有无眼胀及眼痛、视朦及虹视，畏光、流泪等。

4. 患者心理状态、家庭及社会支持情况。

5. 患者及家属是否得到有关青光眼疾病知识的指导。

6. 术后持续评估　视力、眼压、前房深度、有无眼胀、眼痛等。

【护理措施】

1. 一般护理

（1）心理护理：青光眼，尤其是原发性急性闭角型青光眼被认为是眼科中最重要的身心性疾病。心理社会因素、生活事件、如工作环境变动、家庭问题、季节变化、寒流入侵、情绪激动、愤怒、悲伤、忧郁、过度兴奋等常可促使眼压急剧升高与波动。这些因素均可成为原发性闭角型青光眼急性发作的诱因。详细介绍青光眼急性发作的特点，了解患者心理动态，有针对性地给予心理支持，帮助患者树立信心，积极配合检查和治疗。

（2）饮食护理：多吃蔬菜、水果、保持大便流畅。禁食刺激性食物，如浓茶、咖啡、酒、辛辣食物。

（3）不暴饮：一次饮水量最好不要超过300ml。

（4）养成良好生活习惯，不吸烟、生活有规律、劳逸结合，保证充足的睡眠。

（5）不宜在暗室或黑暗环境中久留，避免长时间看电视、电影，以免瞳孔散大，眼压升高。衣着不宜过紧，特别是衣领口、乳罩，以免影响颈部血液循环引起眼压升高。睡眠时枕头高度适中，避免长时间低头、弯腰以免眼压升高。

（6）青光眼患者禁用散瞳剂和口服或注射颠茄类药物（恶性青光眼除外），青光眼患者如误用散瞳剂应立即报告医生，采取积极措施进行相应的紧急处理。

（7）急性闭角型青光眼急性发作期患者入院后应立即通知医生，争分夺秒采取有效措施迅速降低眼压。青光眼急性发作对视神经的损害和预后与高眼压的水平及持续时间密切相关，如经足量的降压药物治疗数小时内仍不能有效控制眼压，即应进行降压手术以挽救和保护视功能。常用手术方式：前房穿刺术降低眼压。12～24h 后再施行滤过性手术。密切观察眼压及全身情况变化。

（8）做好用药护理：密切观察药物副作用。

1）急性闭角型青光眼急性发作时，持续频繁滴用缩瞳剂，这对于年老体弱、恶心呕吐、进食量少的患者容易出现眩晕、脉快、气喘、流涎、多汗等中毒症状，此时应及时擦汗更衣，保暖，防止受凉并报告医生。为减少药物吸收引起毒性反应，滴用缩瞳药后要压迫泪囊区 2～3min。

2）使用碳酸酐酶抑制剂如醋氮酰胺要与等量的碳酸氢钠同服，避免尿道结石形成。少量多次饮水，密切观察药物副作用，如知觉异常、四肢颜面口唇麻木、有针刺感、血尿、小便困难、腹痛、肾区疼痛，一旦发现结石症状要立即停药，肾功能不全者慎用。

3）快速静脉滴注 20% 甘露醇 250ml，30～40min 内滴完，每分钟 120 滴左右，对年老体弱或有心血管系统疾病的人要注意观察呼吸、脉搏的变化，以防发生意外。糖尿病患者，心肾功能不全者慎用。甘露醇点滴完要平卧，防止用药后突然起立引起体位性低血压。

4）冬天口服甘油盐水溶液应加温，易于口服或减少恶心、喉部及胃部不适。服药后尽量少饮水以免药液被稀释，可用温水漱口减少不适，糖尿患者慎用。

5）使用 β 受体阻断剂（噻吗心安），要观察患者心率、脉率、呼吸。对于心率小于55 次/分者要报告医生停药。因为 β 受体阻断剂可引起支气管平滑肌和心肌的兴奋性增高，对慢性支气管哮喘、窦性心动过慢，右心室衰竭继发肺性高血压、充血性心力衰竭及有心脏病史者禁用。

2. 抗青光眼手术前后护理　常用的抗青光眼手术方式有：周边虹膜切除术、小梁切除术、复合小梁切除术、引流盘或调节阀的前房人工引流植入物手术、小梁切开手术、睫状体冷凝术，睫状体光凝术等。

（1）周边虹膜切除术：手术方法是在虹膜的周边部通过手术或激光切除一个小口（图 13-4），使后房水直接通过这个切口流入前房，从而达到解除因瞳孔阻滞导致的周边虹膜向前隆起阻塞前房角，使前房角的房水排除恢复通畅。

（2）小梁切除术：手术目的是在前房和球结膜下之间建立新的房水眼外引流通道，形成滤过泡而使眼压下降。滤过性手术包括：小梁切除术、巩膜瓣下灼滤术和全层巩膜灼滤术，引流盘或调节阀的前房人工引流植入物手术（图 13-5）。

（3）复合式小梁切除术：由 2～3 种技术联合组成，即在小梁切除术中联合巩膜瓣缝线的松解或拆除方法和影响伤口愈合的抗代谢药物。

（4）外路小梁切开术、前房角切开术和睫状体分离术：手术目的是使房水通过切开 Schlemm 管沿原有的排出途径或经脉络膜上腔引流吸收。

（5）睫状体冷凝术、睫状体光凝术：手术目的是通过各种物理治疗手段破坏部分睫状体上皮细胞，使房水生成减少而降低眼压。

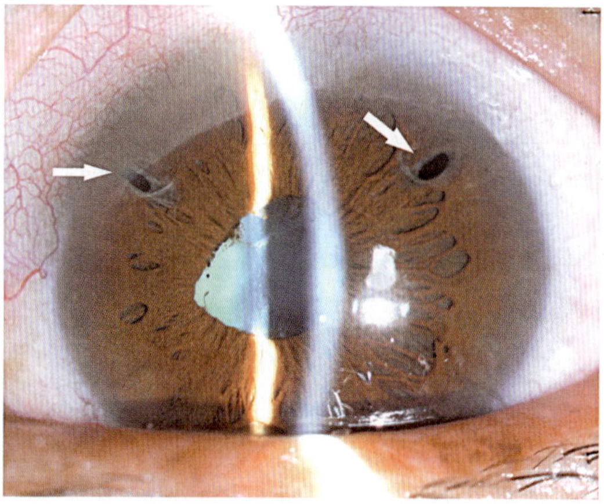

图 13-4 激光周边虹膜切除术

急性闭角型青光眼急性发作后，颞侧 9~11 点瞳孔后粘连，激光虹膜周切口（箭）

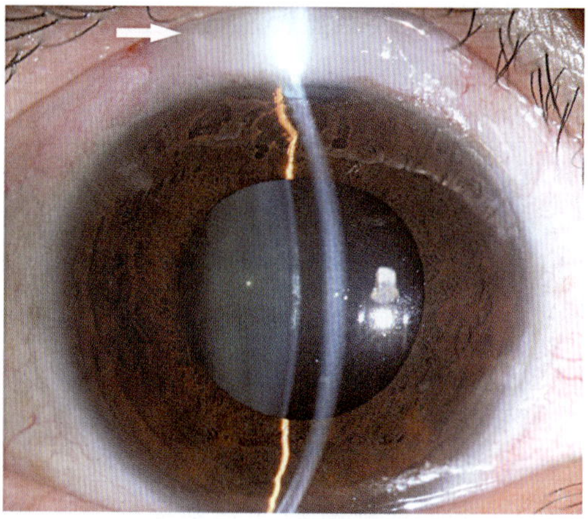

图 13-5 小梁切除术

急性闭角型青光眼小梁切除术后的结膜下滤过泡（箭）

（6）现代房水引流装置：房水引流装置是由引流管和引流盘组成。引流管将前房水引流到远端的引流盘处。引流盘达到一定面积（不少于 $135mm^2$），通过引流盘植入后在盘周围形成一个和引流盘表面积相同的纤维性储液间隙。房水通过引流管被引流到这个储液间隙再经该间隙的纤维壁渗透到周围组织内被吸收。

【术前护理】

1. 按内眼手术护理常规。

2. 向患者及家属解释手术治疗目的及配合知识。

3. 原发性急性闭角型青光眼患眼往往伴随眼前段葡萄膜炎，术前按时点糖皮质激素滴眼剂，炎症严重者全身应用糖皮质激素或消炎痛，观察药物副作用。

4. 密切监测眼压：按时使用降眼压药物，一般要求术前眼压控制在 20mmHg 以下，因为高眼压下手术危险性大，且术中术后并发症多，致手术效果不理想。

【术后护理】

1. 按内眼手术后护理常规。

2. 活动与休息　术后当天多卧床休息，可坐起进食和自行上厕。术后第一天即可下床步行，不需过分限制患者的活动和强调卧床休息。对前房出血者应采取半坐卧位休息或高枕体位。小梁切除术后当日采取半卧位或侧卧位。对于术后早期眼压 <5mmHg 的患者，应限制活动并避免咳嗽和擤鼻等动作。因患者在已有前房出血或眼压过低时，这些增加头部静脉压的动作，有增加或引起前房出血的危险。

3. 术眼观察　术后主要观察眼压、前房的变化，滤过泡的形态和功能，观察有无眼痛，如明显眼痛，要注意葡萄膜炎、高眼压、感染的发生。

4. 对侧眼的观察及治疗　青光眼术后不应只注意术眼而忽视对侧眼的观察，非手术眼应继续使用抗青光眼药物治疗。如对侧眼的眼压可以局部用药控制，则应按医嘱停用口服碳酸酐酶抑制剂，这将有助于滤过性手术眼前房和滤泡的形成。

5. 滴眼药　术眼按时点抗生素和糖皮质激素滴眼液及睡前涂眼膏，炎症严重者全身用药，并观察药物副作用。

6. 散瞳　严格执行“三查七对”，准确应用散瞳药，除了前房角切开术、小梁切开术和睫状体分离术术后早期应该应用缩瞳剂外，其他抗青光眼术后均应常规散瞳。

7. 滤过泡的观察　小梁切除术后早期最理想的情况是：①滤过泡结膜呈相对贫血状态，无明显局限边界，稍呈轻中度隆起。（图 13-5）②前房恢复到术前深度或稍浅。③眼压在 6～12mmHg 之间。

8. 并发症观察　小梁切除术后如发生术眼剧烈疼痛，应注意是否眼压急性升高，常见原因是滤过口阻塞、恶性青光眼、脉络膜渗漏、出血或感染。

9. 前房植入管引流手术的护理　接受这类手术的青光眼患者，如新生血管性青光眼，可能同时患有糖尿病，高血压，肾病等，要密切观察血糖、血压、肾功能情况。

【健康指导】

1. 用药指导

（1）遵医嘱用药，两种以上滴眼液要交替使用，每次间隔 15～20min 以上，滴眼每次一滴即够，不宜点多以免药液外溢造成浪费。

（2）压迫泪囊点用阿托品、匹罗卡品、噻吗心胺滴眼液后应压迫泪囊区 2～3min。使用噻吗心胺滴眼液要注意脉搏变化，心率 60 次/分钟以下要就诊必要时停用。

（3）注意全身表现：如多次滴缩瞳药后出现眩晕、气喘、脉快、流涎、多汗等中毒症状，要注意保暖及时擦汗、更衣，防止受凉，可饮适量热开水，症状未能缓解应及时就诊。

（4）眼药保存：滴眼液、眼药膏应放于阴凉避光处。

2. 饮食指导　宜进食富含维生素，低脂食物，避免太多的动物脂肪，多吃鱼、蔬菜、水果，忌暴饮暴食，保持大便通畅。忌吃刺激性食物，如辛辣、油炸、浓茶、咖啡，酒、避免吸烟。避免在短期内喝大量的液体，一次饮水量不宜超过 300ml，以免眼压升高。但青光眼患者应喝适量的水，应在一天内分散饮用。

3. 运动与休息　生活要有规律，劳逸结合，避免过度疲劳，足够的睡眠，适当的体育锻炼。已有视野缺损的患者在运动前要考虑自己的视力情况，如在打球时，视野缺损的患者可能看不到正击向自己的球。在骑自行车时，可能正一步步靠近危险，但由于视野缺损却察觉不到，所以视野缺损的人不宜骑自行车和开车。

4. 心理卫生　学会自我控制情绪，保持心情舒畅，避免在压力较大的工作环境中工作，因为严重的心理压力会增加眼压。

5. 娱乐　避免长时间看电视、电影，避免长时间低头，不要在暗室逗留，以免眼压升高。

6. 衣领勿过紧、过高，睡眠时枕头宜垫高，以防因头部充血后，导致眼压升高。

7. 当发现有虹视现象，视力模糊，休息后虽有好转，也应到医院早日就诊，不宜拖延，如有头痛、眼痛、恶心、呕吐、可能为眼压升高。应及时到医院检查治疗。

8. 定期随访　所有青光眼术后患者一定要进行随访，目的是定期监测眼压，视乳头损害和视功能损害（主要是视野缺损）的变化，做相应处理。滤过性手术后早期（3 个月内）应严密观察滤过泡和眼压的变化，如果术后眼压升高或滤过泡有瘢痕化的趋势，即应加强滤过泡的按摩和/或球结膜下注射抗代谢药物以防止滤过泡瘢痕化。

第十四章

葡萄膜病

第一节 概　　述

葡萄膜（uvea）是眼球壁的第二层膜，位于巩膜和视网膜之间，富含色素的血管性组织，由前部的虹膜、中间的睫状体和后部的脉络膜三部分组成，彼此相互连接，并同源于一供血系统，病变时相互影响，它的病变除影响本身功能外，还引起周围相关组织的病变。房水由睫状体分泌，房水与角膜之间的溶质交换在维持角膜的正常代谢中发挥重要作用，同时房水营养视网膜外层。所以，葡萄膜的炎症可累及眼球的任何组织。脉络膜的血管丰富，血容量大，脉络膜内血管面积广大，血流入口和出口都比较狭小，血液流入脉络膜后，流动速度顿时减慢，身体内的细菌、病毒和毒素随血流进入其内，易在此沉着，引发葡萄膜发病。同时全身免疫反应的介质容易在此沉积，不易排出，因此，葡萄膜又成为眼免疫病的好发部位。

第二节 葡萄膜炎

葡萄膜炎是一种常见的致盲眼病，主要累及葡萄膜、视网膜、视网膜血管及玻璃体的炎症性疾病。多发于青壮年，具有病程长易反复发作的特点。

葡萄膜炎可由多种病因引起，如多种细菌、真菌、病毒、寄生虫、肿瘤等。通过直接侵犯葡萄膜或视网膜引起葡萄膜炎。多种物理、化学和机械损伤可通过葡萄膜的直接损害或通过损伤引起的免疫反应而导致葡萄膜炎。

【病因】

1. 外因性病因

（1）感染性：如角膜溃疡穿孔、眼球穿通伤、眼内异物、内眼手术等，由病原体直接植入眼内引起葡萄膜炎症反映。

（2）非感染性：如机械性、化学性、热灼伤以及毒液或毒气的刺激引起葡萄膜炎症反应。

2. 继发性病因

（1）继发于眼球本身的炎症：如角膜炎、巩膜炎、视网膜炎等。

（2）继发于眼球附近组织的炎症：如眼眶脓肿、化脓性脑膜炎、鼻窦炎等。

（3）继发于眼内病变的毒素刺激：如视网膜下液的异常蛋白、坏死性肿瘤的毒性分泌物、眼内寄生虫的代谢产物。

3. 内因性病因

（1）感染性：是病原体或其毒性产物通过血行散播，从身体其他部位进入眼内，引起的葡萄膜炎。包括：①细菌感染，如结核、梅毒、钩端螺旋体病等；②病毒感染，如疱疹病毒、巨细胞病毒、腺病毒等；③真菌感染；④原虫感染，如弓形体病等；⑤寄生虫病感染，如弓蛔虫症、猪囊虫病等。

（2）非感染性：病原体不明，往往有免疫异常表现或伴有全身病症。如晶状体源性葡萄膜炎、交感性眼炎、Behcet 病等。

【临床分类】

1. 根据炎症的发病部位分类　按照炎症发生的解剖部位可分为：①前葡萄膜炎包括虹膜及虹膜睫状体炎。②中间葡萄膜炎即周边葡萄膜炎或睫状体平坦部炎。③后葡萄膜炎包括脉络膜炎，脉络膜视网膜炎，视神经脉络视网膜炎等。④全葡萄膜炎包括由感染引起的眼内炎和非感染性的过敏性或中毒性炎症等。

2. 根据临床特点进行分类　根据临床上表现形式可分为化脓性葡萄膜炎和非化脓性葡萄膜炎两大类。

3. 根据临床病理特点分类　分为肉芽肿性和非肉芽肿性两大类。

一、前葡萄膜炎

前葡萄膜炎为虹膜炎和虹膜睫状体炎的总称。

【临床表现】

1. 症状

（1）眼部疼痛：急性或急性复发者疼痛急剧，这是由于前部三叉神经末梢受到炎性毒素的刺激，肿胀组织的压迫，以及睫状肌痉挛所致。

（2）畏光、流泪：急性或急性复发者炎症刺激症状较重，眼红、畏光、流泪，常和疼痛同时发生。

（3）视力减退：急性期由于角膜水肿、房水混浊及瞳孔区晶状体前囊渗出物聚集等影响光线进入眼内，视力可明显下降。

2. 体征

（1）睫状充血：为急性前葡萄膜炎的重要特征。

（2）角膜后沉着物（keratic precipitates，KP）：白色尘状或羊脂状，常附着在角膜后表面的下半。（图 14-1）

（3）房水闪辉：是眼前段活动性炎症的特有表现，由于血-房水屏障被破坏，渗透性增高，使房水蛋白含量增加。

（4）虹膜改变：急性炎症时虹膜充血水肿，色泽污暗，纹理不清。慢性炎症时由于炎症渗出使虹膜与周围组织发生粘连，如与角膜粘连称虹膜前粘连，与晶状体粘连称虹膜后粘连，其中若瞳孔缘完全后粘连则称为瞳孔闭锁。

（5）瞳孔改变：表现为瞳孔缩小，瞳孔光反射迟钝。慢性炎症时由于渗出物沉积

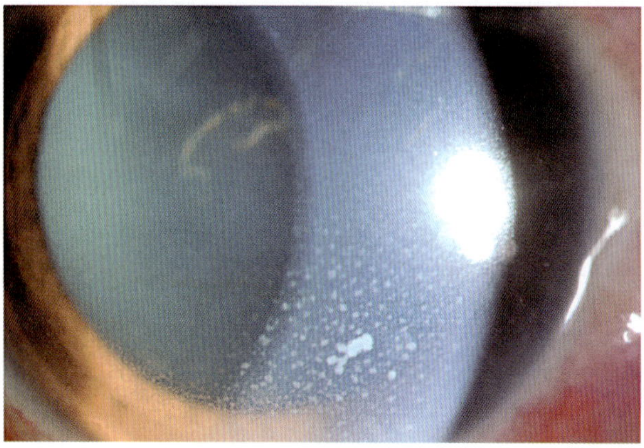

图 14-1　角膜后沉淀物
呈白色羊脂状，位于下半角膜后

在瞳孔区，进而形成渗出膜覆盖在瞳孔及晶状体前表面上，则称瞳孔膜闭。在不完全的瞳孔后粘连，散瞳后瞳孔呈梅花瓣样（图 14-2）。

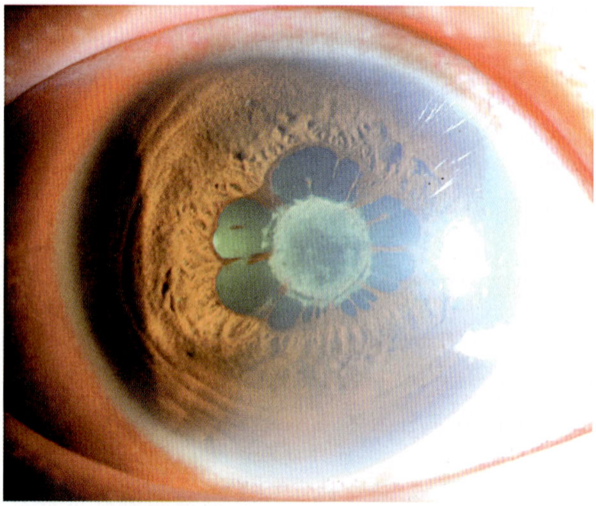

图 14-2　梅花瓣样瞳孔
不完全性瞳孔后粘连，散瞳后瞳孔成梅花瓣样，
瞳孔中央晶状体表面可见到白色渗出膜

（6）晶状体改变：常有色素沉积于晶状体表面。

（7）玻璃体及眼底改变：少数病例出现黄斑及视乳头水肿。慢性炎症时有晶状体和玻璃体的混浊。

3. 并发症后遗症

（1）并发白内障：由于炎症性房水的毒素作用，使晶状体正常的生理代谢紊乱，导致白内障的发生。

（2）继发性青光眼：由于瞳孔闭锁，前后房交通阻塞，房水在后房淤积，眼压增高，或是虹膜周边粘连，渗出物和组织碎屑及色素沉积在小梁网上，阻塞了房水排出。

（3）低眼压和眼球萎缩：炎症长期得不到控制，使睫状体分泌房水功能下降，形成低眼压，眼球变软缩小，以致眼球萎缩。

【治疗】

1. 散瞳治疗　一旦临床诊断确定，应立即应用散瞳药物，使瞳孔散大，这是治疗的关键措施，其目的在于解除睫状体及瞳孔括约肌的痉挛，缓解临床症状。

2. 皮质类固醇治疗　炎症仅局限于前葡萄膜时，局部用糖皮质激素滴眼剂即可，但需要注意角膜情况，若有上皮损伤容易引发感染。

3. 抗生素治疗　由感染因素引起的前葡萄膜炎，应选用敏感的抗生素或抗病毒药物全身或局部应用。

4. 非甾体激素治疗　为拮抗与葡萄膜炎相关的炎性介质，引起消炎作用。

5. 免疫制剂治疗　免疫疗法对抑制炎症反应有一定的作用，但免疫抑制毕竟是非生理性的治疗措施，免疫抑制剂并无特异性，且毒副作用大，除非炎症为顽固性的或特殊类型、有明确的免疫指标者，一般应该慎用。

6. 其他疗法　热敷、发热疗法、超短波理疗等。

7. 并发症及后遗症的治疗　一般继发青光眼可用降眼压药物治疗使眼压下降。虹膜膨隆可行虹膜穿刺或激光虹膜切除，以疏通前后房的交通。

二、中间葡萄膜炎

中间葡萄膜炎又名睫状体平坦部炎或周边部葡萄膜炎等。炎症累及睫状体平坦部、玻璃体基底部和视网膜周边部。

【临床表现】

1. 症状　轻者，初发可无症状，或有眼前黑影，视物模糊。重者，可出现中心视力及周边视力退减。

2. 体征　①眼前段一般正常，少数会有KP（图14-1）或房水闪辉。②用三面镜或间接检眼镜，可以发现玻璃体前部及基底部有小白雪球样混浊，多在眼球下部，融合后呈黄白色棉球状外观。③眼底后部可出现黄斑及视乳头水肿、周边视网膜血管炎、血管白鞘及闭塞等。

3. 并发症　并发白内障、继发性青光眼、黄斑囊样水肿及视网膜脉络脱离等并发症。

【治疗】　有活动性炎症者应积极采取抗炎措施，并针对病因进行治疗。单眼患者局部应用糖皮质激素滴眼液或结膜下注射。双眼患者，活动性炎症明显，病变较重或合并黄斑囊样水肿者可全身口服或静脉滴注糖皮质激素。严重病例并发有玻璃体增生，牵引视网膜脱离者应采用玻璃体手术治疗。

三、后葡萄膜炎

后葡萄膜炎是炎症波及到脉络膜、视网膜和玻璃体的总称。

【临床表现】

1. 症状　取决于炎症的类型及受害部位。严重者出现雾视。波及到黄斑时视力会锐减，并出现中心视野实性暗点。当炎症渗出引起视网膜水肿或视网膜脱离时，视力会出现严重下降并有视野缺损、视物变形等症状。

2. 体征　一般表现有玻璃体混浊，周围视网膜水肿，或有出血，视网膜血管变细，伴有白鞘形成，多数黄斑部损害，有水肿及渗出。

【治疗】 针对病因及不同类型，以葡萄膜炎的治疗原则采取相应的治疗措施。

第三节　特殊类型葡萄膜炎

一、Vogt-小柳原田综合征

Vogt-小柳原田综合征又名特发性葡萄膜大脑炎，其特征是双眼患肉芽肿性全葡萄膜炎并伴有全身性的脑膜刺激征、听力障碍、白癜风、毛发变白或脱落等病症（图 14-3）。原因不明，可能为病毒感染或自身免疫反应所致。

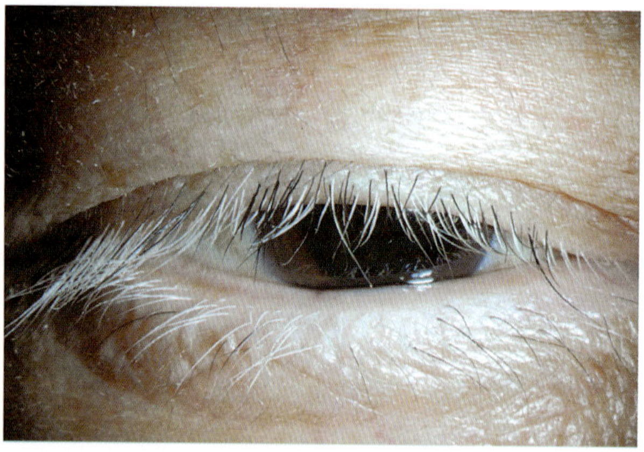

图 14-3　葡萄膜大脑炎的白色睫毛

【临床表现】 发病前多有感冒样或其他前驱症状，如发热、头痛、头晕、耳鸣、听力下降和颈项强直等。3～5 个月以后出现葡萄膜炎表现，双眼视力突然下降。视盘充血水肿、后极部视网膜水肿，甚至出现浆液性视网膜脱离。急性炎症持续 2 个月左右，活动性炎症逐渐消退，眼底出现色素脱失及萎缩病灶，表现为典型的晚霞状改变和 Dalen-Fuchs 结节。

【治疗】 对初发者主要给予糖皮质激素治疗。环孢素、FK506 也用于本病的治疗。

二、Behcet 病

Behcet 病又称皮肤-黏膜-眼综合征。为一种影响全身多种器官的慢性疾病，以葡萄膜炎、口腔溃疡和皮肤损害为其特征。

【临床表现】

1. 眼部病变　为非肉芽肿性反复发作的全葡萄膜炎。患者有畏光、流泪、疼痛、视力下降等症状。检查可见有睫状充血、KP、房水混浊、或有积脓、虹膜后粘连。玻璃体浑浊、视网膜脉络膜渗出灶、血管迂曲并有出血等。后期多出现视网膜血管闭塞（图 14-4）。并发症为并发性白内障、继发性青光眼、增生性视网膜病变和视神经萎缩。

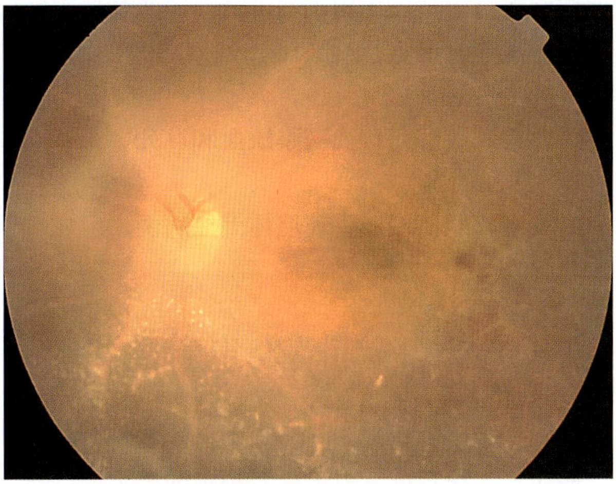

图 14-4 Behcet 病
玻璃混浊，视网膜血管部分闭塞呈白线状，
下方视网膜脱离，有点状白色渗出物

2. 全身病变 口腔溃疡，皮肤结节性红斑，痔疮样皮疹等。其他还有关节红肿、血栓性静脉炎、神经系统损害、消化道溃疡、生殖器溃疡等。

【治疗】 眼前段炎症明显的要进行散瞳治疗。根据病情可给予局部或全身使用糖皮质激素。如病情严重，糖皮质激素治疗 3 个月以上炎症不能控制时可适当选用免疫抑制剂，如环磷酰胺、环孢霉素 A 等。

三、交感性眼炎

交感性眼炎是指发生于一眼穿通伤或内眼术后的双眼发生的非感染性肉芽肿性葡萄膜炎，受伤眼称为诱发眼，另一眼则称为交感眼。其机制可能与自身免疫反应有关。发病可在外伤或手术后任何时候，但多发生于2 周至 2 月内。主要治疗措施是抑制异常免疫反应，糖皮质激素点眼治疗。及全身应用糖皮质激素。严重者可选用免疫抑制剂。

四、急性视网膜坏死综合征

急性视网膜坏死，其特征是重度全葡萄膜炎伴有视网膜动脉炎，周边视网膜大量渗出，视网膜坏死，玻璃体高度混浊，后期出现裂孔及视网膜脱离。病因多为疱疹病毒包括单纯疱疹病毒和水痘带状疱疹病毒感染所致。

【临床表现】 急性炎症时表现为眼红、眼痛或眶周疼痛症状，早期出现视力模糊、眼前黑影，病变累及黄斑区时有严重视力下降。表现为非肉芽肿性轻至重度的炎症反应，可有轻度至重度玻璃体浑浊。视网膜血管呈炎性改变，动静脉均可受累，大片黄白色渗出和视网膜坏死。

约一个月后进入缓解期，炎症逐渐消退，动脉血管闭塞，视网膜脉络膜萎缩。

【治疗原则】

1. 抗病毒制剂 针对单疱病毒或带状疱疹病毒可选用无环鸟苷，局部及口服或全身静脉滴注。

2. 抗凝剂　可选用肝素，也可以选用小剂量的阿司匹林口服减轻血管闭塞。

3. 糖皮质激素　急性炎症时期在抗病毒治疗的同时可加用糖皮质激素局部或全身应用。

4. 激光光凝　在急性期和缓解期对视网膜缺血和坏死萎缩部位做广泛视网膜光凝，防止视网膜脱离及增殖性病变的发生。

5. 玻璃体手术　对视网膜脱离或严重玻璃体混浊病例，应做玻璃体手术治疗。

第四节　葡萄膜炎患者的护理

【护理评估】

1. 患者的年龄、职业、文化程度、对治疗及护理的要求。

2. 患者的现病史、既往病史、过敏史。

3. 患者的心理状态、家庭及社会支持情况。

4. 眼部情况评估　有无眼红、眼痛、畏光、流泪、闪光、视力减退、眼部充血及瞳孔大小、眼压等。

【护理措施】

1. 心理护理　葡萄膜病是一类非常复杂的疾病，病因繁多。发病机制极为复杂，治疗棘手。不少葡萄膜炎伴有全身性疾病，这些全身性疾病多为自身免疫性疾病，如Behcet病，Vogt-小柳原田病，病情反复发作，多数患者情绪低落，甚至悲观，在治疗护理上多关心体贴患者，耐心细致地做好安慰解释工作，多给鼓励，使患者树立信心，积极配合治疗。

2. 用药护理　①散瞳治疗及护理：滴散瞳药前向患者解释散瞳的目的及散瞳药的副作用，点散瞳药后要压迫泪囊区3～5min，防止药物吸收中毒。②抗炎剂和免疫抑制剂的应用及护理：抗炎药物主要有糖皮质激素和非甾体消炎药两类，免疫抑制剂主要有环磷酰胺。用药前应向患者及家属解释药物的作用及副作用，特别是环磷酰胺影响生育问题，对于年轻患者，要权衡利弊，让患者参与治疗计划的制定。

（1）糖皮质激素：糖皮质激素在治疗葡萄膜炎中的给药途径主要有点眼、眼周注射、全身应用、眼内应用。糖皮质激素全身应用可引起多种副作用，特别是大剂量长期应用可引起一些严重的副作用，如十二指肠溃疡、胃肠穿孔、糖尿病、高血压、低血钾、神经兴奋性升高、失眠、精神分裂症。儿童生长发育迟缓、肌肉萎缩、骨质疏松、股骨头坏死、细菌、病毒和真菌感染。还可以引起激素性青光眼、白内障、在使用过程中需要注意补钾并给予胃黏膜保护药。检测血糖、血压、体重、眼压、观察患者精神状态、睡眠、胃纳、大便情况，注意有无腹痛、黑便出现，防止胃溃疡出血。对失眠者可适当口服镇静催眠药。

（2）非甾体消炎药：主要有双氯酚酸钠滴眼剂及消炎痛口服，非甾体类消炎滴眼剂的副作用较少。

（3）环磷酰胺：环磷酰胺治疗葡萄膜炎的剂量一般1～2mg/(kg·d)，口服或静脉注射。宜空腹服用，用后应大量饮水（青光眼除外），以减少副作用的发生。此药可引起多种副作用，最常见的有厌食、恶心、呕吐、脱发、长期应用可引起骨髓抑制，继发性感染，出血性膀胱炎，继发性肿瘤、不育、月经紊乱、闭经、肝功能损害等。

用药期间应密切观察药物的副作用，定期进行肝、肾功能，血常规、尿常规的检查。

（4）生物制剂的应用：生物制剂能减轻葡萄膜的炎症反应，其副作用主要有继发性感染，过敏反应。用药期间要预防感冒及观察有无过敏反应的发生。

3. 对症护理　有眼部疼痛、畏光、流泪者，避免强光刺激，按时点0.1%双氯酚钠滴眼液及全身应用消炎药。

4. 并发症观察　常见并发症有继发性青光眼和并发性白内障。

继发性青光眼者要密切观察眼压变化。严重病例并发玻璃体增生，牵拉性视网膜脱离，行玻璃体手术者按玻璃体手术前后护理。

【健康指导】

1. 注意劳逸结合、生活有规律，积极参加体育锻炼，增强体质、预防感冒，减少葡萄膜炎复发。

2. 保持情绪稳定、心情舒畅。树立战胜疾病的信心，积极配合治疗，促进疾病的康复。

3. 饮食宜营养丰富、低脂、低胆固醇，多吃新鲜水果、蔬菜等丰富维生素食物，少吃海鲜等高蛋白食物。少吃煎、炸、辛辣等食物，不吸烟、不喝酒。

4. 出院后按医嘱坚持用药，应用糖皮质激素治疗，不能自行突然停药，应按医嘱逐渐减量以防病情“反跳”。服药期间自我观察及护理内容：

（1）注意胃肠的反应，如呃逆、胃痛、黑便要立即到医院复诊。

（2）自我检测血压、体重、精神意识变化、如出现感觉障碍，情绪不稳定应及时向医生反映。

（3）宜低盐、高钾食物、适当限制水的摄入量。

第十五章

视 网 膜 病

第一节 概　　述

视网膜位于眼球壁的最内层，它的功能是接收和传递视觉信息。

视网膜通过视神经与大脑相联系，视网膜色素上皮外面与脉络膜、睫状体紧邻，前面是晶状体，内面内界膜与玻璃体相贴附。

视网膜病的表现为：视网膜水肿、出血、渗出、色素改变和增生。

1. 视网膜水肿　是由于眼病或全身疾病如炎症、缺血、缺氧等，使视网膜屏障受到破坏，致视网膜发生水肿。

2. 视网膜出血　因病变不同，视网膜出血位置的深度不同，出血表现各异。

（1）视网膜浅层出血：来自表浅毛细血管丛。

（2）视网膜深层出血：来源于内颗粒层的深层毛细血管丛。

（3）视网膜前出血：位于内界膜和神经纤维层之间，多位于眼底后极部。

（4）视网膜下出血：来源于视网膜下新生血管或脉络膜毛细血管。

3. 视网膜渗出　各种病变使视网膜血管受损，血浆内的成分如脂质或脂蛋白从视网膜血管内溢出，沉积在视网膜内称渗出。

4. 视网膜色素改变　是视网膜色素上皮对各种损伤的反应，表现为色素减少或增多，即脱色素和色素沉着。

5. 视网膜增生性病变　由于出血、外伤、炎症以及视网膜裂孔形成，在不同的细胞介导和多种细胞因子参与下，在视网膜前、后面发生增生性病变，形成视网膜前膜、视网膜下膜等。增生膜的收缩和牵拉，引起或加重视网膜脱离。

第二节　视网膜血管病

一、视网膜动脉阻塞

视网膜内 2/3 组织的营养来源于视网膜中央动脉，视网膜动脉为终末动脉，缺乏吻合支，一旦动脉阻塞，受阻动脉所供给营养的视网膜由于缺血、缺氧而水肿，细胞迅速死亡，是严重损害视力的眼病。

【病因】 视网膜动脉阻塞（retinal artery occlusion，RAO）多见于50岁以上的患者，有动脉硬化、高血压病史。亦可见于手术中或术后的持续高眼压、眶内高压等情况。

【临床表现】 视网膜中央动脉阻塞表现为患者突然无痛性视力急剧下降至手动或光感，甚至丧失光感，发病前可有一过性视物不清。患者瞳孔中等散大，直接对光反应明显迟钝或消失，如对侧眼正常，间接对光反应灵敏，后极部视网膜灰白水肿，黄斑呈红色即“樱桃红”点，视盘颜色变淡，边界模糊，动脉明显变细且管径不均匀，甚至呈串珠状。

【治疗】 视网膜动脉阻塞需急诊处理争分夺秒抢救视力。治疗原则是迅速恢复血流，局部和全身给予扩张血管药物、降低眼压。立即反复按摩眼球，以改善眼部灌注。给予球后注射阿托品或654-2，舌下含硝酸甘油或吸入亚硝酸异戊酯，氧气吸入，静脉滴注葛根素或其他扩张血管剂。怀疑因血管炎症引起者可给予糖皮质激素。高血压患者应降低血压，缓解小动脉痉挛。给B族维生素及神经营养药物。

二、视网膜静脉阻塞

视网膜静脉阻塞（retinal vein occlusion，RVO）是临床常见的出血性眼底病，多见于50岁以上者，是严重损伤视力的眼病。根据阻塞的部位可以形成视网膜中央静脉主干阻塞，半侧或某分支静脉阻塞（图15-1）。

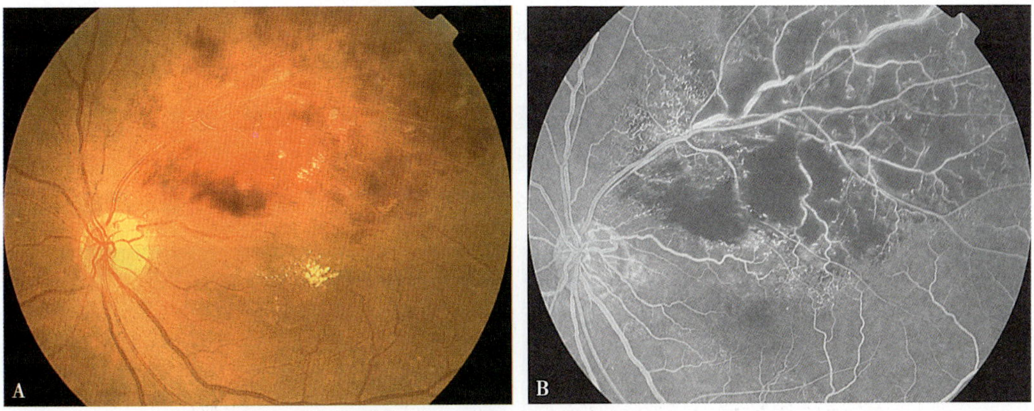

图15-1 缺血性分支静脉阻塞

A. 患者颞上分支静脉阻塞，其分布区域视网膜片状出血，有白色渗出物 B. 眼底荧光血管造影见颞上支静脉分布区域大片无血管区，静脉血管充盈迂曲

【发病机制】 视网膜静脉阻塞的发病有多种因素，与血管壁的改变、血液流变学和血流动力学相关，同时受眼压和眼局部病变影响。

【临床表现】 患者多突然无痛性视力障碍，视力受损程度不等，从眼前少许黑影直至数指或手动。

因病变程度不同，分为两型，即缺血型和非缺血型。视网膜大量出血，多呈火焰状、片状出血，后极部较多，视乳头和附近的视网膜水肿，视网膜静脉高度迂曲扩张，严重时呈腊肠状为缺血型。另一部分病例病变较轻，未累及黄斑时患者可无或轻的视力下降，眼底周边部散在出血，静脉充盈迂曲，为非缺血型，随着病情发展，可转变成缺血型。

缺血型视网膜静脉阻塞最严重的并发症是新生血管形成，在视盘或视网膜表面发生新生血管，而新生血管则易于反复出血。大量出血进入玻璃体，引起玻璃体混浊，继而机化牵拉视网膜，最终造成牵拉性视网膜脱离。

【治疗】 目前尚无有效的药物治疗。血管炎症引起的患者可给予糖皮质激素药物治疗。大面积缺血区或有新生血管生成时，应及时行视网膜光凝治疗。发生牵拉性视网膜脱离可进行玻璃体切割手术。

三、糖尿病性视网膜病变

糖尿病性视网膜病变（diabetic retinopathy，DR）是糖尿病的严重并发症，也是一种主要的致盲眼病。

【临床表现】 根据病变严重程度将糖尿病性视网膜病变分为非增生和增生性两型。

患者早期可无自觉症状，当病变侵及黄斑时，开始视物不清，大部分患者诉有糖尿病史，而小部分患者尚不知自己已患糖尿病，经眼底检查方发现。眼底病变继续发展，视力进一步下降，因黄斑病变或玻璃体积血可致视力降低甚至仅剩光感。

最初的眼底改变出现红色圆点状，微动脉瘤。由于视网膜毛细血管周细胞和管壁内皮细胞受损害，视网膜内屏障破坏，毛细血管闭塞，闭塞区附近产生微血管瘤。眼底病变主要表现视网膜静脉和毛细血管扩张（图 15-2），微动脉瘤，点状深层出血为其特点。随病情发展黄斑区视网膜水肿，失去原有的透明度。长期水肿液体聚集在外丛状层形成黄斑囊样水肿，视力严重下降。荧光血管造影微动脉瘤表现强荧光，而出血则遮蔽荧光，造影晚期微动脉瘤荧光渗漏，黄斑囊样水肿呈花瓣状高荧光。造影时如出现大面积毛细血管无灌注区和异常血管，则已发展为增生前期（图 15-3）。

当病情进一步加重，出血和棉绒斑增多，大面积视网膜毛细血管闭塞，严重缺血产

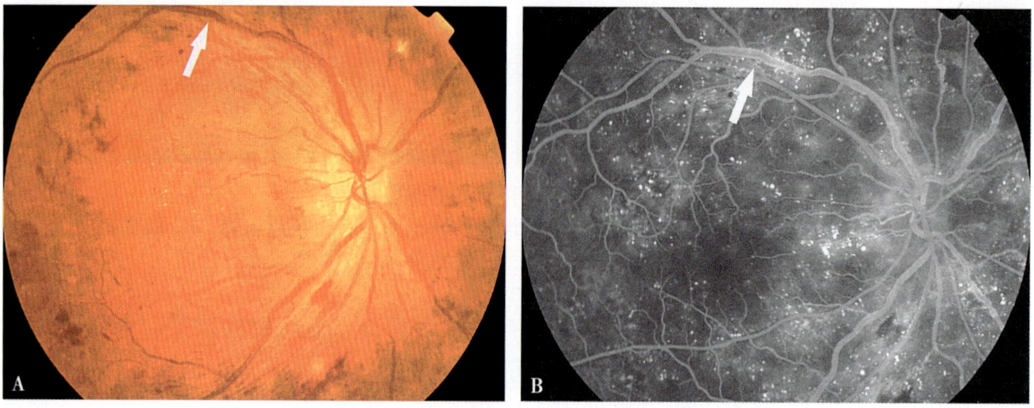

图 15-2 非增生型糖尿病性视网膜病变

A. 糖尿病视网膜病变进展期，静脉增粗轮廓不清（箭），眼底散在出现点和棉绒斑 B. 荧光造影显示静脉增粗（箭），散在局部缺血，缺血区周边新生血管开始形成，弥漫性渗漏点和微血管瘤形成

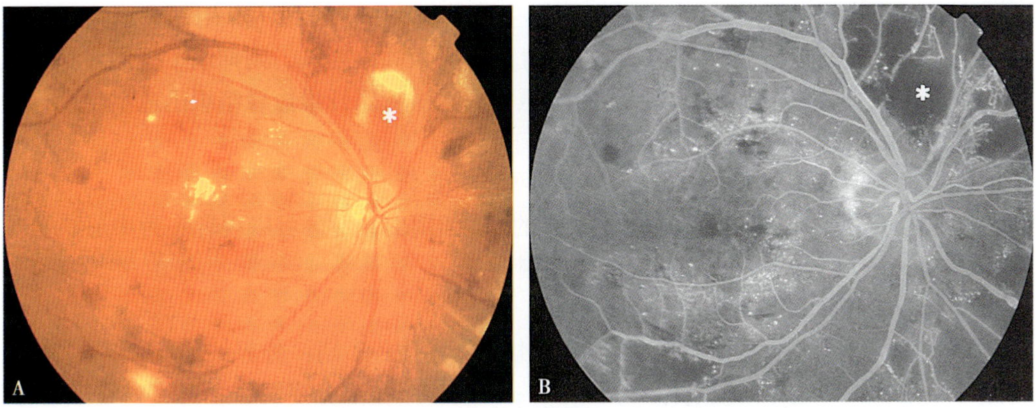

图 15-3　糖尿病视网膜病变增生前期视网膜缺血

A. 视网膜弥漫性出血点，可见到棉绒斑（软性渗出）（星）　B. 眼底荧光血管造影见软性渗出区为视网膜缺血区（星），新生血管在视网膜缺血区周围开始形成

生视网膜和视盘表面新生血管和纤维组织增生，形成纤维血管膜，进入玻璃体内，就进入增生期糖尿病性视网膜病变（图 15-4）。新生血管易于出血，反复大量出血后机化，这些纤维性的膜收缩牵拉视网膜，可导致视网膜脱离。

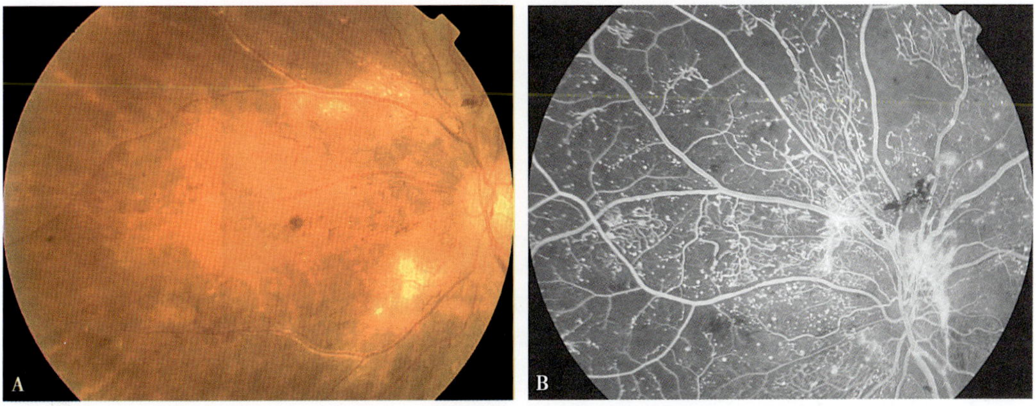

图 15-4　增生型糖尿病性视网膜病变

A. 视盘前及其周围新生血管伴纤维组织增生，长入玻璃体腔　B. 眼底荧光血管造影见视盘前和鼻上大量异常血管网形成，同时能见到大量无血管区和微血管瘤

【治疗】　全身治疗控制血糖、血压、血脂水平。眼底病变尚无特效药物治疗。早期病例应定期观察眼底及荧光血管造影，病变进入增生前期，应行全视网膜光凝术，避免发生新生血管化。

玻璃体积血无视网膜脱离可等待观察 1～3 个月，积血无吸收迹象和发生牵拉性视网膜脱离并波及黄斑部，需行玻璃体切割或联合视网膜复位术，亦需要行全视网膜光凝。

四、未成熟儿视网膜病变

未成熟儿视网膜病变（retinopathy of prematurity，ROP）是早产或发育迟缓的低体重患儿视网膜血管发育不成熟形成的视网膜缺血和新生血管增生，严重形成牵拉性视网膜脱离。患儿多为妊娠 34 周以下，出生体重不足 1500g，多数有吸入高浓度氧史。

人胚视网膜的血管在6~7月时血管增生显著，8个月时到达鼻侧锯齿缘，早产儿视网膜血管尚未发育完全，出生后继续发育。若吸入高浓度氧，则抑制了视网膜毛细血管的生长，停止供氧在空气中较低的氧分压下，无血管区纤维血管组织迅速增生，产生不同程度的眼底病变。

【临床表现】 1984年国际未成熟儿视网膜病变会议制定的分类标准。

1. 病变定位 Ⅰ区：以视乳头为中心的60°圆周内；Ⅱ区：以视乳头为中心，至鼻侧锯齿缘为半径的圆周内；Ⅲ区：其余颞侧部分。

2. 病变范围 以累及眼底的钟点数计。

3. 病程分期 1期：在有和无血管区出现分界线；2期：分界线嵴样隆起；3期：嵴处纤维血管膜增生伸向玻璃体（图15-5）；4期：牵拉部分视网膜脱离，4A期累及黄斑，4B期累及黄斑；5期：全视网膜脱离，呈不同程度的漏斗状。

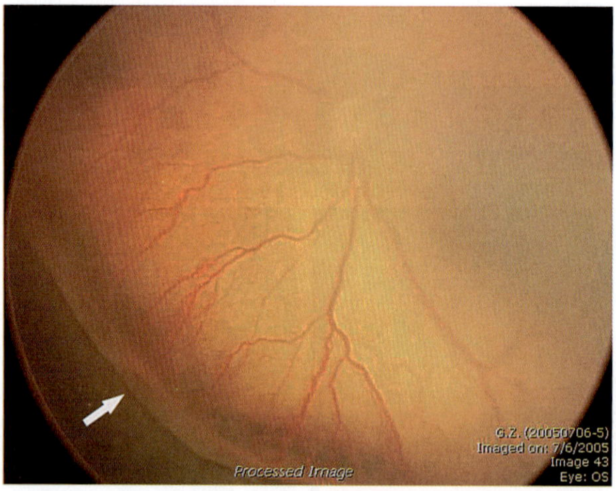

图15-5 未成熟儿视网膜病变

箭头指Ⅱ区视网膜形成嵴样增生血管膜，3期病变

【预防及治疗】

1. 筛查 对早产和低体重新生儿，在出生后1周即检查眼底，直至3~6月无变化为止。对1、2期ROP，病变可自然退化，应每1~2周散瞳检查眼底，密切观察。

2. 治疗 一旦查出3期ROP，应采取措施早日治疗，冷凝或光凝是最常用的方法，光凝或冷凝增生嵴前无血管区可有效抑制病变发展。4期患儿可采用巩膜加压术联合冷凝或光凝。5期患儿病情严重，常需行玻璃体切割术，但一般预后不良。

第三节 黄 斑 病 变

一、中心性浆液性脉络膜视网膜病变

中心性浆液性脉络膜视网膜病变是一种原因不明、可自限性、预后多良好的眼底

病。据研究，患者多在精神紧张、生活压力或情绪波动以后发病。

【临床表现】 好发于中青年，男性略多于女性，常先单眼发病，另眼可同时或以后发生。主诉患眼视物模糊、变形或变色、小视，视力在1.0～0.1。病程持续约3～6月，无特殊治疗，可自愈，视力大多恢复。本病有复发倾向，过度疲劳容易复发，如反复发作视力将不能恢复。

眼底检查：发病早期黄斑区可见类似圆形视网膜稍隆起，病变视网膜中心凹反光消失，神经上皮浅脱离。眼底荧光血管造影可见到典型的视网膜色素上皮渗漏点。

【治疗】 尚无药物证实有确切的疗效，糖皮质激素加重病情，应禁止使用。经观察2～3月液体未见吸收，渗漏点位置距中心凹500μm以外，可考虑行激光光凝，有助于液体吸收，恢复视力。

二、老年性黄斑变性

老年性黄斑变性也称年龄相关性黄斑变性，患者多为50岁以上，双眼先后或同时发病，是在黄斑区的光感受器、视网膜色素上皮Bruch膜及脉络膜毛细血管的进行性变性。老年性黄斑变性致盲的根本原因是视网膜色素上皮变性继之视细胞变性，患眼进行性视力损害，多双眼同时或先后发病，是老年人致盲的重要原因。根据临床表现和病理改变的不同分为干性型和湿性型。

【发病机制】 确切的病因尚未明确，可能与遗传因素、环境影响、慢性光损害等有关。

【临床表现】

1. 干性型（萎缩型或非渗出型） 一般双眼对称，发展缓慢。眼底特点：黄斑区呈黄白色边界不齐的地图样萎缩，色素紊乱。由于围绕中心凹扩展，视力逐渐下降，最终丧失视力，仅存周边的低视力。

2. 湿性型（渗出型） 患眼突然出现视力模糊，变形、小视和自觉暗点。常一眼先发病，眼底改变可以有大的软性玻璃膜疣，病情发展视网膜色素上皮和神经上皮脱离，黄斑区视网膜下有污秽灰白色膜，环绕膜有色素增生，膜的边缘可见暗红色深层出血或鲜红色浅层出血，因新生血管、蛋白渗出及出血使后极部视网膜混浊，大量出血可穿过神经上皮进入玻璃体，使玻璃体混浊眼底不能窥见。

【治疗】 尚无明确效果的药物。湿性型新生血管膜位于距中心凹200μm以外者，可行激光光凝封闭新生血管，防止继续发展。但不能防止复发。光动力学疗法（photodynanmic therapy，PDT）和经瞳孔温热疗法也是近几年推出的新治疗方法。

三、黄斑裂孔

黄斑裂孔是指黄斑全层神经上皮组织缺损。可以由外伤、退行性变性或炎症等因素所引起，最多见于特发性黄斑裂孔。在老年人绝大多数为特发性黄斑裂孔（图15-6），女性较多，男女比例为1∶3，年轻患者多为眼钝挫伤所致。

【发病机制】 特发性黄斑裂孔是因玻璃体和（或）内界膜在视网膜表面切线方向牵拉，使变薄的中心凹破裂而成。

【临床表现】 患者视力明显下降，中央注视点为暗点。黄斑呈圆形或椭圆形的橘

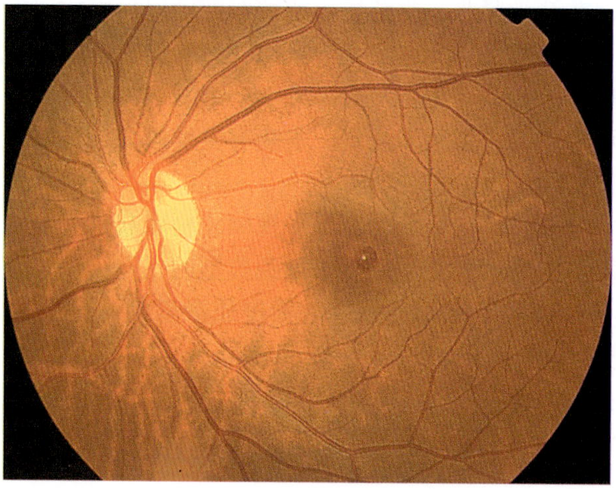

图 15-6 特发性黄斑裂孔

红色斑，约 1/4 ~1/2 视盘直径。多数患者保持旁中心视力，较少患者发生视网膜脱离。

【治疗】 特发性黄斑孔一般不引起视网膜脱离，可保守观察，不需要光凝治疗。玻璃体手术剥离黄斑前玻璃体皮质和内界膜，能促进黄斑裂孔的愈合和提高视力。

第四节 视网膜脱离

视网膜脱离（retinal detachment，RD）视网膜脱离是指视网膜神经上皮与色素上皮分离。在胚胎发育过程中视网膜的色素上皮层与神经上皮层分别来源于视杯的外层和内层，因此病变情况下成为易于分离的薄弱环节。发生脱离的病因不同分为裂孔性视网膜脱离与非裂孔性视网膜脱离。非裂孔性视网膜脱离又按其病因分为牵拉性视网膜脱离和渗出性视网膜脱离。

裂孔性视网膜脱离是眼科常见的严重致盲的眼病，多发于高度近视眼、无晶状体眼、视网膜格子样变性及眼外伤。

【发病机制】 视网膜脱离是视网膜和玻璃体均发生变性和参与的病理过程。视网膜神经上皮萎缩、玻璃体牵拉或受挫伤，视网膜出现全层裂孔，通过玻璃体牵拉视网膜裂孔，液化的玻璃体经裂孔进入视网膜神经上皮下积存，形成裂孔性视网膜脱离。

【临床表现】

1. 症状 初发时患者有飞蚊症或无痛性眼前漂浮物，可有某方位持续闪光感，随后发现同一方向幕状遮挡，黄斑尚未波及时，视力可不受影响。脱离逐步扩大至黄斑则视物变形、视力下降，最后视力仅存数指和光感。

2. 体征 眼部无充血，但大多数（60%）有前房闪辉和浮游细胞阳性，眼压偏低或正常。玻璃体不同程度混浊，常见色素性颗粒。视网膜脱离范围由限局性至全脱离。脱离区视网膜失去透明性，色略灰白隆起，表面起伏不平，视网膜血管随之变迂曲，多数周边部可发现视网膜裂孔，可以一个或多发孔（图 15-7）。裂孔性视网膜脱离没得到及时治疗，易发生玻璃体视网膜增生，出现视网膜收缩皱褶和漏斗状视网膜脱离（图 15-8）。

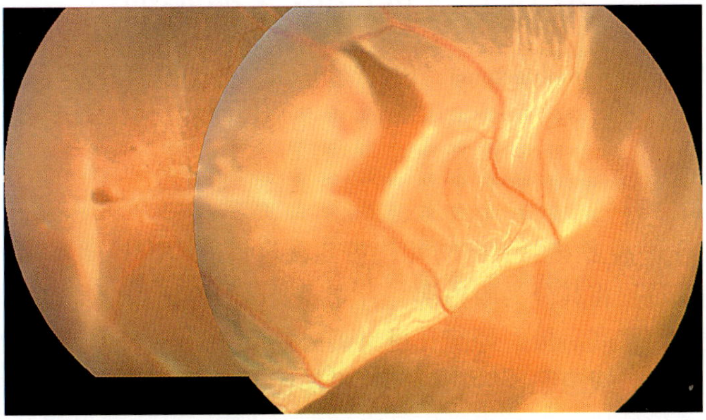

图 15-7 裂孔性视网膜脱离

上方格子样变性区内视网膜撕裂孔，引起上方视网膜脱离，视网膜表面微细皱纹，无明显玻璃体增生

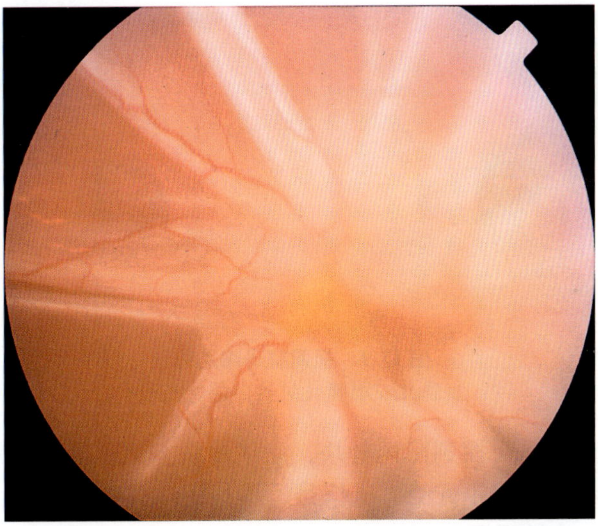

图 15-8 增生性玻璃体视网膜病变

后极部视网膜前膜收缩，使视网膜皱缩在一起，成闭漏斗状

【治疗】

1. 治疗原则　为封闭全部裂孔，缓解或消除玻璃体牵引。一经确定裂孔性视网膜脱离诊断应尽早手术。渗出性视网膜脱离需针对原发疾病进行治疗，大多不需要手术治疗。牵拉性视网膜脱离累及黄斑要做玻璃体手术治疗。

2. 预防治疗　如能早期发现视网膜裂孔和缺血型疾病，尚无视网膜脱离，应及早用光凝或冷凝封闭，防止进一步发展为视网膜脱离。

3. 手术方式　对简单裂孔视网膜脱离（图 15-7），做视网膜脱离外路手术，即巩膜加压术，放出视网膜下液，直视下行冷凝视网膜裂孔，促进视网膜神经上皮与色素上皮的无菌性炎症，产生永久性粘连。严重增生性玻璃体视网膜病变者（图 15-8），需要行玻璃体手术治疗。

第五节　视网膜母细胞瘤

视网膜母细胞瘤（retinoblastoma，Rb）是婴幼儿最常见的原发性眼内恶性肿瘤。三分之二的患儿在3岁前发病，约30%～40%患儿为双眼受累。约40%病例属于遗传病，另外60%为非遗传。

【临床表现】

1. 体征　由于肿瘤多发生于婴幼儿，患儿无自诉能力，早期不易被发现。按视网膜母细胞瘤的临床过程将其分为眼内期、青光眼期、眼外期和全身转移期四期。

往往肿瘤发展到眼底后极，经瞳孔可见黄白色反光（图15-9），状如灯光下猫眼样反光（“黑矇猫眼”），或患眼因肿瘤位于后极部视力低下造成废用性斜视才被发现，此时为眼内期。肿瘤继续增长引起眼内压升高继发青光眼。肿瘤可以累及球外、眶内以至眼球被挤压前突，为眼外期。转移期则可沿视神经向颅内蔓延或转移，或经淋巴管向附近淋巴结及通过血循环向其他脏器转移，最终导致死亡。

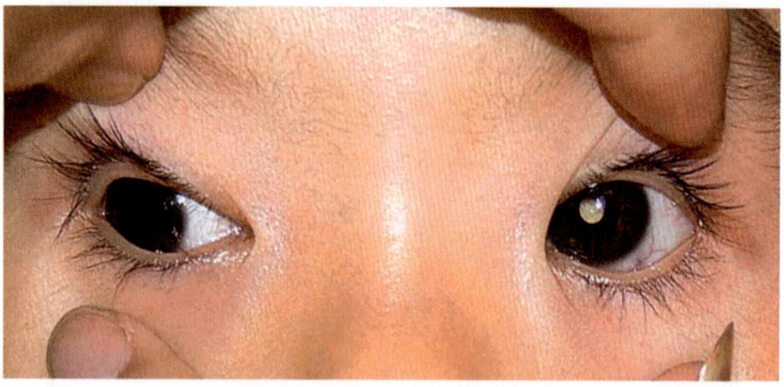

图15-9　视网膜母细胞瘤
患儿左眼瞳孔呈黄白色反光

2. B型超声波检查　可探到眼内肿块，瘤体内常有钙化回声。彩色多普勒成像检查可见瘤体内出现红、蓝相伴行的血流信号，可与视网膜中央动脉、静脉相延续。CT和MRI对Rb的确诊比较可靠。

【治疗】　治疗原则最重要的在于早发现、早治疗。

1. 手术治疗　①冷凝术；②眼球摘除术。
2. 外部放射治疗。
3. 巩膜敷贴放射治疗。
4. 化学疗法　部分抗癌药物作为手术的辅助治疗。
5. 经瞳孔温热疗法（TTT）。

【预防】　视网膜母细胞瘤具有明显的遗传倾向，对于有Rb患者的高风险家庭婴幼儿应随访，定期散瞳检查眼底，以便早发现，早治疗。基于优生优育的原则，提倡有遗传因素的育龄夫妇绝育，避免给家庭和后代造成痛苦。

第六节 视网膜病患者的护理

一、视网膜病的一般护理

【护理评估】

1. 患者年龄、职业、文化程度，对治疗及护理的要求。

2. 了解患者的现病史、既往病史、家族史、过敏史。RAO 患者是否合并高血压、心脏病、糖尿病、动脉粥样硬化等疾病。RVO 患者是否具有高血压、糖尿病、动脉粥样硬化、红细胞沉降率增加、开角型青光眼、嗜酒、使用雌激素、全身脱水等发病的危险因素；ROP 患儿评估孕周和出生体重、出生健康状况、吸氧时间等。DR 患者血糖、血压控制情况，肾功能情况。RD 患者是否存在高度近视、外伤、过度疲劳、剧烈运动等诱因。

3. RAO、RD、ROP 患儿发病至就诊时间。

4. 患者的心理状态，家庭及社会支持情况。

5. 评估患者自理能力，制定合适的护理措施。

6. 眼部评估 了解视力、眼压、眼部 B 超、荧光造影等结果，眼睑、结膜有无红肿，充血、排除如睑板腺炎，急性结膜炎等手术禁忌证。

7. 患者及家属是否得到有关玻璃体视网膜疾病的相关健康指导。

8. DR 患者、ROP 患儿对手术的耐受力，如营养状态，重要脏器功能。

9. 儿童患者有无上呼吸道感染等全身麻醉禁忌证。

10. 术后持续评估 视力、眼压、有无术后并发症。

【RAO 护理措施】

1. 急救护理 RAO 是眼科致盲急症，阻塞在 1h 能解除，视功能多可恢复，阻塞在 3～4h 以内，中心视力多数不能恢复；阻塞时间持续在 4h 以上，恢复十分罕见，及时诊治是恢复视功能的关键。因此，一经确诊，必须分秒必争配合医生进行抢救，立即舌下喷保欣宁（一喷相当于 0.4mg 硝酸甘油），喷药时嘱患者屏住呼吸，避免将药吸入，每隔 1h 喷一次，连续喷 2 次，以扩张视网膜中央动脉及解除痉挛，同时监测血压。压迫按摩眼球，扩张血管，降低眼压，减轻视网膜动脉灌注阻力，使栓子冲到周边，减少阻塞范围。按摩眼球的方法：闭眼后用手掌大鱼际肌在上眼睑压迫眼球 5～10s，压力不要太大，然后立即松手 10～15s，重复 5～10 次。吸氧：急救期（12h 内）予中流量吸氧 1h，每天 2 次，急救期后予低流量吸氧 2h，每天 2 次，以缓解视网膜缺氧状态。建立静脉通道，遵医嘱予静脉滴注低分子右旋糖酐，改善微循环。

2. 心理护理 心理护理在 RAO 的护理中非常重要。患者因突然视物不清甚至黑朦，以及入院后一系列抢救治疗措施，均产生不同程度的恐惧，紧张，焦虑心理，而这些不良的心理应激反应，会引起血管活性物质分泌增加，小动脉痉挛，从而加重视网膜缺血、缺氧、加重病情。医护人员需保持镇静，在快速抢救的同时，安抚患者、稳定情绪，让患者明白不良心理会直接影响治疗效果，取得患者的主动配合。

3. 注意观察视力变化 RAO 如果能在视网膜缺血，坏死等不可逆损害之前恢复血液循环，改善缺氧状况，视力有望迅速提高。注意观察视力变化，急救期（12h 内）应 1～2h 检查 1 次，急救期后每天检查 2 次。视力改变时及时报告医生做好相应的处理。

4. 注意观察药物反应　RAO 的治疗重点是扩张血管，增加血流灌注，减少视网膜缺血缺氧。保欣宁与其他降压药相互作用，会大大增强降压效果，可出现低血压、晕厥、心肌梗死等。因此，治疗过程中要注意观察药物副反应，特别要监测血压的情况，嘱患者卧床休息，避免低头，突然站起等动作，以防直立性低血压。

5. 相关疾病护理　据报道，RAO 与高血压、心脏病、糖尿病和动脉粥样硬化等疾病有直接关系，是造成视网膜血管阻塞的危险因素，因此在治疗 RAO 的同时，应积极治疗全身疾病，并做好相关护理。

6. 出院健康指导　合并全身疾病的患者，出院后要继续内科系统治疗。糖尿病、高血压患者，定期检查血糖、血压，控制血糖、血压在正常范围，戒烟、戒酒，养成良好的生活习惯。教会患者自行按摩眼球的方法。指导患者如果复发或另一眼发病时，应保持镇静，并尽快到医院就诊的同时自行按摩眼球。

二、玻璃体视网膜病手术患者的护理

【术前护理】

1. 按内眼手术前护理常规。

2. 心理护理　了解患者、家属的心理状态，向患者说明手术的重要性，术后可能出现的情况。术前、术后配合的知识，耐心解答患者的疑问，消除患者不良心理，增强对手术的信心。

3. ROP 患儿术前护理　早产儿对外界温度变化适应能力差。因此，病室温度应保持在 24～28℃，注意保暖，使其体温保持在 36～37℃（腋下）为宜。早产儿吸吮能力差，吞咽功能不全，容易发生呛奶，且胃容量小，消化功能差，极易溢奶，所以要采取少量多餐的哺乳方法。早产儿机体抵抗力差，病房应尽量减少陪护人数，保持室内空气清新，定时开窗换气。注意保持患儿皮肤清洁干燥，大便后用温水清洗臀部，预防感染。

4. DR 患者的术前护理　DR 患者应该遵守糖尿病的饮食原则，血糖必须控制在正常范围，以防术后出血，感染。进餐要准时、定量，以促进胰岛功能正常发挥，使用胰岛素的患者应严密观察有无低血糖反应，注射部位有无感染的发生。

5. 术前准备　患者术前应卧床休息，除必要的检查外，应避免活动。术前 3d 常规点抗生素眼液，按医嘱点散瞳剂，便于检查眼底。术前 1h 必须充分散大瞳孔，瞳孔的大小直接影响术中的操作。由于玻璃体视网膜手术术中操作牵拉眼肌过多，反射性兴奋迷走神经常引起患者术后恶心、呕吐。所以术前不宜饱食，以免加重术后恶心、呕吐。

6. 术前检查　术前检查包括眼前节检查、眼后节检查、全身检查、辅助检查，仔细的全身检查对发现某些药物的禁忌证也很重要，如对有胃病患者，应慎用大剂量的抗炎剂，有肾功能不良患者用醋氮酰胺可引起水电解体质紊乱，应禁用。糖尿病患者慎用糖皮质激素。术前检查时，对侧眼的检查也很重要，除眼外伤外，许多眼底疾病具有双眼发病的特点，如裂孔性视网膜脱离、DR、ROP、视网膜静脉周围炎等。一般是一只严重眼先出现症状，另一只眼可能在发展中。所以术前常规双眼散瞳检查。

7. 小儿患者按全麻手术前护理。

【术后护理】

1. 按内眼手术后护理常规。

2. 术后体位护理 视网膜脱离外路显微手术眼内没有注入气体患者，术后体位应该保持裂孔位于最低位。在术后一个月都不提倡仰卧位，提倡侧卧位，以防仰卧时炎性渗出物沉淀到黄斑处不易吸收，引起黄斑前膜形成。对眼内注入气体或硅油的患者，在术后早期要严格限制体位，尽量少下床活动。气体和硅油均比水轻，具有上浮力，且表面张力高疏水性。利用气体和硅油这些特性顶压和封闭视网膜裂孔。临床常用的体位有5种：面朝下体位、半靠位、侧卧位和头低位和交替体位。

（1）面朝下体位：患者面部平面与地面平行，既可俯卧在床上，也可坐在床边（图15-10）。适合于后极部视网膜裂孔或4个象限均有病变的患者。我们在临床护理中，改进单纯面朝下体位方法，设计了二种辅助面朝下体位设备，使患者感到更加舒适，更容易配合治疗。有额颏胸垫（图15-11）和额颊伏台（图15-12）。

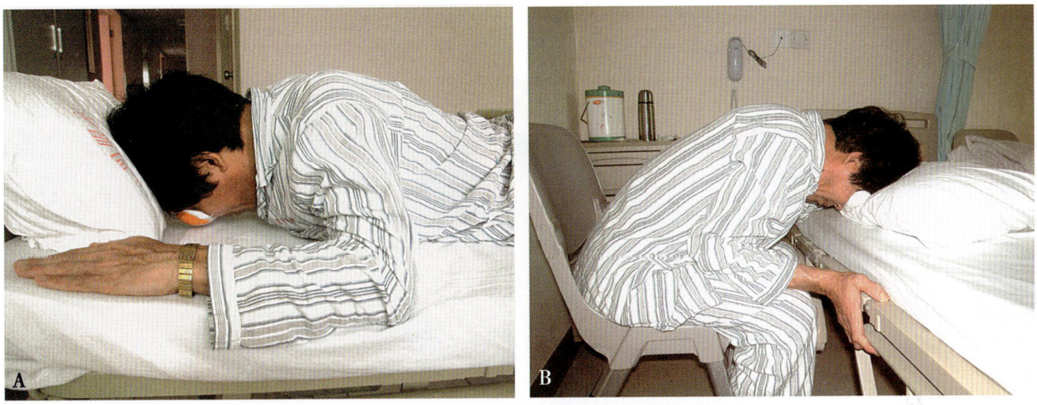

图15-10 面朝下体位

A. 卧式面朝下体位 B. 坐位面朝下体位

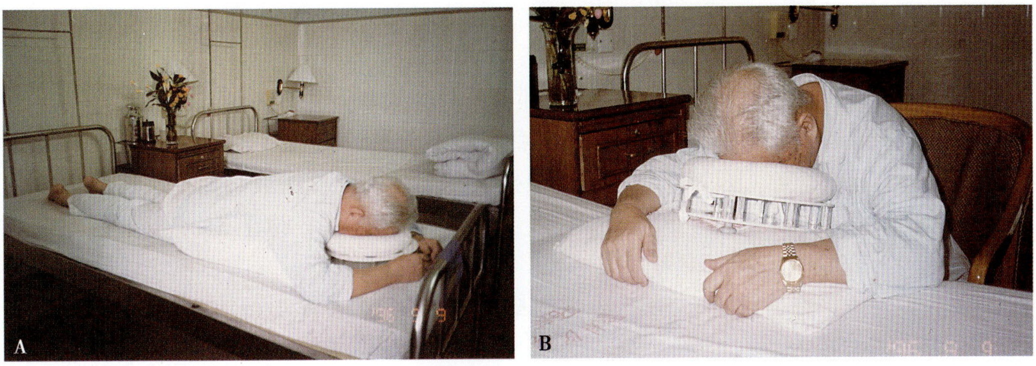

图15-11 额颏胸垫

A. 卧式面朝下体位 B. 坐位保持面向下姿势

（2）半靠位：患者头的纵轴线与地平线的夹角≥75°（图15-13），适合上方10～2点的裂孔，也可头向一侧倾斜，让裂孔位于最高处，如10～11点的裂孔或1～2点裂孔，患者头向左侧或向右侧倾斜。

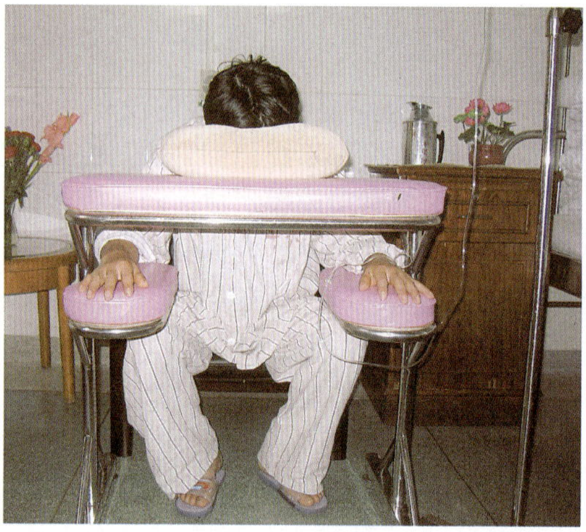

图 15-12 额颊伏台
保持面向下坐位姿势

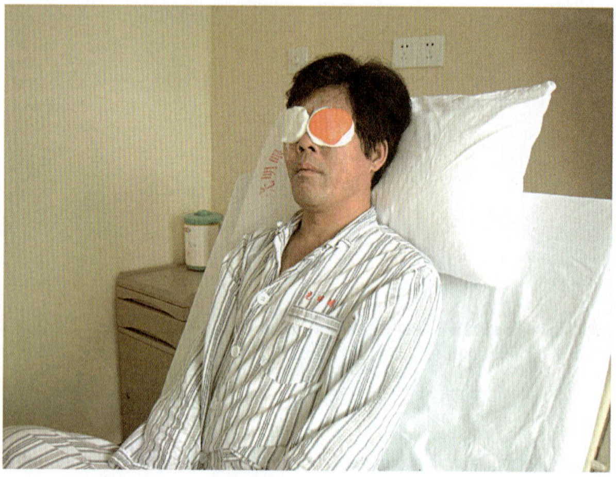

图 15-13 半靠位

（3）侧卧位：患者侧卧任何一边，头部垫一枕头，侧向与地面平行，适合 2～4 点和 8～10 点方位的裂孔。如裂孔位于 2～4 点，患者向右侧卧位（图 15-14）；裂孔位于 8～10 点，向左侧卧位（图 15-15），也可根据裂孔部位不要枕头或垫高枕头，如裂孔位于稍上方的 2～3 点范围或 9～10 点的范围，枕头可稍垫高些，位于 3～4 点范围的裂孔或 8～9 点范围的裂孔，可不垫枕头。

（4）头低位：患者俯卧，胸部垫高，呈胸高头低的倒置头位（图 15-16）。适合 4～8 点方位的裂孔。

（5）交替体位：患者先头低位 4h，再换成面朝下体位 4h。如此交替进行直到下方裂孔稳定为止。适合于上下均有视网膜裂孔的病例。这种交替体位是明显重视下方裂孔，但并不轻视上方裂孔，因为患者起床活动（吃饭和上厕所）都是直立着，对上方裂孔能产生有效的顶压。

3. 饮食护理　术后半流质饮食 1～2 天，以后根据患者具体情况改为普通饮食。糖

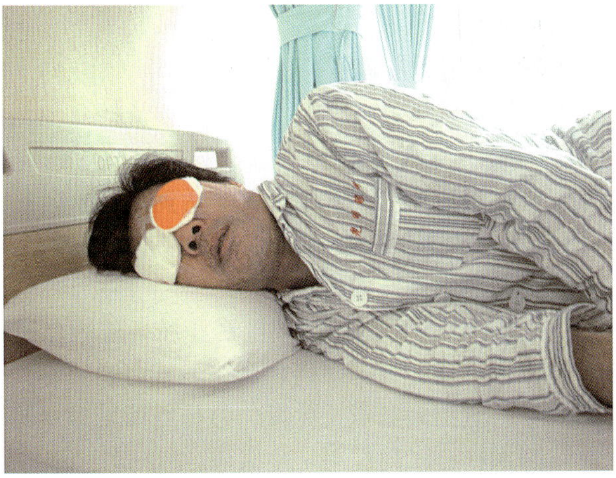

图 15-14 右侧卧位

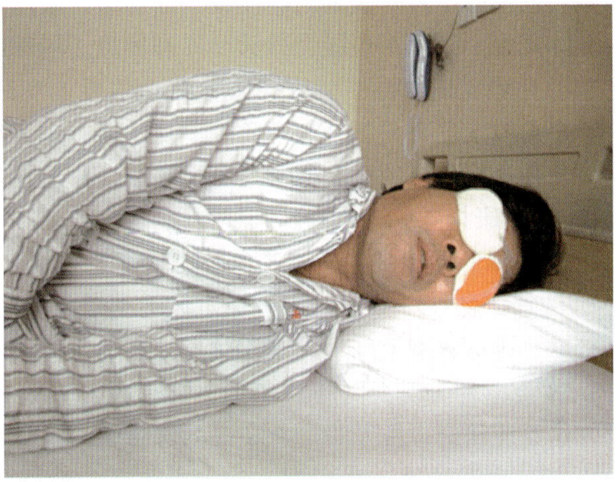

图 15-15 左侧卧位

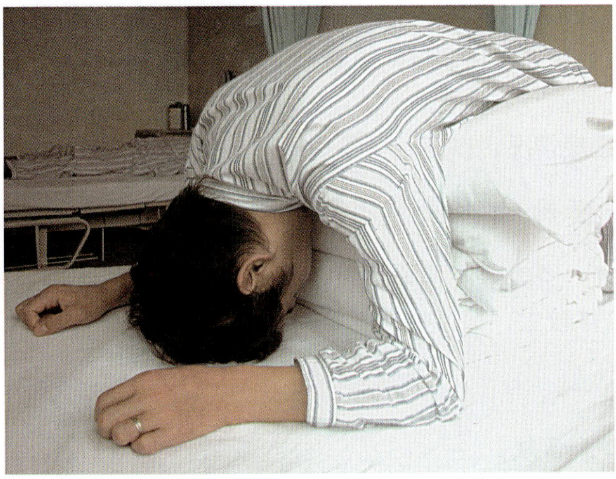

图 15-16 头低位

尿病患者坚持糖尿病饮食，注意补充足够的维生素，尤其是维生素 C 族和 B 族。维生素 C 是合成胶原蛋白的原料，为伤口愈合所必需。

4. 术后 5 ~7 天才可床上洗头，避免头部用力及震动。

5. 术眼并发症的观察及护理

（1）高眼压：硅油对睫状体的机械刺激可使房水生成增多，硅油注入过量或硅油泡引起瞳孔阻滞可使眼压升高。膨胀气体注入后就开始膨胀，72h 达到高峰。因此，术后密切监测眼压，对眼痛，伴同侧头痛、恶心、呕吐的患者，应警惕高眼压的发生。一旦发生，及时按医嘱使用降眼压药物或协助医生做好前房穿刺。

（2）感染：多发生在术后 1 ~3 天内。表现为房水闪辉或前房积脓，玻璃体黄白色反光，结膜明显充血，水肿，眼睑水肿加重，患者自觉眼痛、头痛、视力锐减等，一旦发生眼内感染要及时处理，立即局部及全身应用大剂量抗生素，并作细菌培养及药敏试验，化脓性眼内炎者应及早做玻璃体切割术联合眼内注射抗生素。

（3）反应性葡萄膜炎：大多数视网膜脱离术后有不同程度的葡萄膜炎，这是由于手术创伤或刺激所致。表现为眼痛或头痛加重，眼球压痛明显，视力未恢复或下降，结膜混合性充血。处理：包眼、散瞳、安静休息。局部或全身应用糖皮质激素。

（4）角膜上皮缺损：糖尿病患者由于角膜上皮细胞基底层与 Bowman 膜粘着较疏松，术中角膜上皮有损害，而致角膜上皮缺损，作双眼加压绷带包扎可促进角膜上皮的愈合。角膜上皮愈合的时间通常是 3 天左右，在上皮未愈合之前不宜过多局部用药。

【出院健康指导】

1. 玻璃体腔注气或注硅油者应遵医嘱取治疗体位。

2. 注意休息　3 ~6 个月内避免重体力劳动及剧烈运动，如抬或扛重物、拳击、足球、篮球、排球、羽毛球、跳水、跳高等，防止视网膜再脱离。

3. 教会患者认识视网膜脱离的先兆症状，如闪光感、眼前黑影增多和视力下降。当出现这些症状时，应及时到有条件的医院就诊，早期诊断治疗。

4. 指导患者尽量选乘火车，如乘坐汽车，最好坐车的前部，尽可能不坐摩托车，以免颠簸震荡而再次发生视网膜脱离。惰性气体填充者，1 个月内禁止乘坐飞机，以免高空中大气压的降低引起眼内气泡体积增加而致眼压升高，造成视功能损害。

5. DR 患者还需定期检查健眼是否发生早期视网膜病变。定期检查血糖，保持血糖平稳。

6. ROP 患儿术后需定期检查眼底情况，以便及早发现问题，及时处理。

三、视网膜母细胞瘤患儿的护理

【术前护理】　视网膜母细胞瘤一经确诊应及早进行治疗。肿瘤瘤体较小的可采用激光光凝术、巩膜冷凝术。肿瘤瘤体较大，保存视力无希望者，手术摘除眼球是挽救患儿的有效方法。

1. 按内眼手术前护理常规。

2. 全麻手术的按全麻手术前护理常规。

3. 心理护理　视网膜母细胞瘤是一种恶性肿瘤，一旦确诊，大多数患儿家属难以接受，有的失声痛哭，极度悲伤与焦虑，及时地提供人文关怀和有力的心理支持，帮助患儿家属做好心理调适，积极配合患儿的治疗非常重要。向患儿家属介绍疾病的知识，治疗的目的、方法及效果，手术前后配合的知识。多给安慰、鼓励、减轻患者家属的思想负担。

4. 安全护理　提供安全舒适的住院环境，向患儿家属进行安全教育，要看管好自己的小孩，慎防患儿跌倒、坠床、迷路走失。

【术后护理】

1. 患儿麻醉清醒后回病房卧床休息，继续观察生命体征。

2. 饮食护理　半流饮食一天，可进食粥、面条、牛奶，避免进食硬质食物，以免咀嚼肌过度运动影响切口愈合。

3. 术后绷带加压包扎术眼 4 ~ 5 天（眼球摘除者），要观察敷料有无渗血渗液，绷带有无松脱、移位。患儿可由于术后眼痛或绷带加压包扎不适而哭闹，指导家属耐心地哄好小孩，避免患儿用手抓眼部及揉擦术眼，防止缝线松脱及切口裂开。

4. 眼部护理　保持眼部清洁，拆除绷带后用生理盐水清洁眼睑及周围皮肤，嘱家属不用不清洁毛巾，手帕擦洗眼部，防止切口感染。

5. 术后发现视神经有侵犯或可疑眶内扩散的患儿按医生建议进行化疗或放射治疗。注意补充营养，进食优质蛋白、高热量、高维生素食物。按化疗或放射治疗护理。

6. 出院指导

（1）眼球摘除加义眼座植入术者于出院 3 周后回院做好义眼。注意义眼的清洁卫生。每天晚上睡前取下义眼，用温开水冲洗浸泡。遵医嘱滴抗生素滴眼液。

（2）若发现义眼座暴露，分泌物增多，应及时回院就诊。

（3）出院后要定期回院复诊，第一次复诊时间为出院后一周。一般出院后三个月，半年各复查一次。以后每一年定期散瞳检查患眼有无复发、非患眼有无出现癌肿及有无出现全身转移，一直观察到患儿 9 岁为止。

（4）此病有遗传倾向性，如有肿瘤家族史或双眼患病，其父母、兄弟姐妹应来院散瞳检查。

第十六章

眼视光学

第一节　眼球光学

眼是以光作为适宜刺激的视觉生物器官，从光学角度可以把眼看作是一种光学器具，即一种复合光学系统。

一、光与眼的屈光

当光从一种介质进入另一种不同折射率的介质时，光线将在界面发生偏折现象，该现象在眼球光学中称为屈光，光线在界面的偏折程度，可用屈光力的概念来表达，屈光力取决于两介质的折射率和界面的曲率半径。眼的屈光力与眼轴长度匹配与否是决定屈光状态的关键。

二、眼的调节与集合

1. 调节　为了看清近距离目标，需增加晶状体的曲率（弯曲度），从而增强眼的屈光力，使近距离物体在视网膜上成清晰像，这种为看清近物而改变眼的屈光力的功能称为调节。

2. 调节、集合与瞳孔反应　产生调节的同时引起双眼内转，该现象称为集合。调节时还将引起瞳孔缩小。调节、集合与瞳孔缩小为眼的三联动现象。

第二节　正视、屈光不正与老视

一、婴幼儿的屈光状态和发育

正常情况下，婴幼儿出生不久大部分都是处于远视状态，随着生长发育，逐渐趋于正视，至学龄前基本达到正视。

二、正　　视

当眼调节静止时，外界的平行光线（来自5m以外）经眼的屈光系统后恰好在视网膜黄斑中心凹聚焦，这种屈光状态称为正视，即正视眼的远点无限远。若不能在视网膜黄斑中心凹聚焦，将不能产生清晰像，称为非正视或屈光不正。

三、近　视

在调节放松状态下，平行光线经眼球屈光系统后聚焦在视网膜之前，称为近视（myopia）。近视眼的远点在眼前某一点。

根据屈光成分分类：①屈光性近视，主要由于角膜或晶状体曲率过大，屈光力超出正常范围，而眼轴长度在正常范围；②轴性近视，眼轴长度超出正常范围，角膜和晶状体曲率在正常范围。

根据近视度数分类：①轻度近视 < -3.00D；②中度近视为 -3.00 ~ 6.00D；③高度近视 > -6.00D。

近视度数较高者，除远视力差外，常伴有夜间视力差、飞蚊症、漂浮物、闪光感等症状，可伴有不同程度的眼底改变，如近视弧形斑、豹纹状眼底、黄斑部出血或形成新生血管膜。视网膜周边部格子样变性、囊样变性。常由于眼球前后径变长，眼球较突出，眼球后极部扩张，形成后巩膜葡萄肿。

近视的矫正须先经准确验光确定近视度数，配戴合适的眼镜，有条件地选择屈光手术。

四、远　视

当调节放松时，平行光线经过眼的屈光系统后聚焦在视网膜之后，远视眼的远点在眼后为虚焦点。

根据远视度数分类：①低度远视 < +3.00D；②中度远视为 +3.00 ~ +5.00D；③高度远视 > +5.00D。

远视用凸透镜矫正：轻度远视如无症状则不需矫正，如有视疲劳和内斜视，即使远视度数低也应戴镜。中度远视或中年以上远视者应戴镜矫正视力，消除视疲劳及防止内斜视的发生。

五、散　光

眼球在不同子午线上屈光力不同，形成两条焦线和最小弥散斑的屈光状态称为散光。散光可由角膜或晶状体产生。

散光类型：分为规则散光和不规则散光。最大屈光力和最小屈光力主子午线相互垂直者为规则散光。不相互垂直者为不规则散光。

六、屈光参差

双眼屈光度数不等称为屈光参差，度数相差超过 2.50D 以上者通常会因融像困难出现症状。度数较高眼常处于视觉模糊状态，容易引起弱视。

七、老　视

随着年轻的增长，晶状体逐渐硬化，弹性减弱，睫状肌的功能逐渐减低，从而引起眼的调节功能逐渐下降。大约 40 ~ 45 岁开始出现阅读等近距离工作困难，这种由于年龄增长所致的生理性调节减弱称为老视。

第三节 屈光不正矫治

目前矫正或治疗屈光不正的方法主要分三种类型：框架眼镜，角膜接触镜和屈光手术。通过屈光矫正方法，达到最佳视觉效果。

1. 睫状肌麻痹验光及护理　人眼的调节状况直接影响屈光的检测，在验光过程中必须放松调节，获得人眼调节静止状态下的屈光不正度数，需作睫状肌麻痹验光（散瞳验光）。

（1）睫状肌麻痹剂使用前要向患者及家属解释药物使用后会使瞳孔散大、怕光、视力减退、看近模糊，可影响近距离学习和工作，使患者有计划安排好生活、学习和工作。

（2）常用睫状肌麻痹验光的药物：儿童验光前每晚涂1%阿托品眼膏，连续涂3晚后验光。一般散瞳用1%硫酸环戊通滴眼液，每5～10min滴一次，共三次。也可用0.5%～1%托品酰胺，5～10min滴一次，共3次。滴完散瞳剂后要立即压迫泪囊区，防止药物从鼻黏膜吸收后产生全身副作用，如皮肤和黏膜干燥、发热、兴奋和心动加速，脸部潮红，如有发生，应立即停用阿托品嘱患者多喝水。

（3）幼儿验光前数小时不涂眼膏，以免影响检查。对于40岁以上验光的，一般不需散瞳。如确需散瞳验光时，应先测量眼压且询问有无青光眼史或家族史。对有眼压升高或青光眼可疑者禁止散瞳。

2. 框架眼镜　框架眼镜主要使用球镜、柱镜或球柱镜。球镜用于矫正单纯远视或近视，正球镜用于矫正单纯远视，负球镜用于矫正单纯近视。柱镜或球柱镜用于矫正散光。

球镜度数用DS（diopter of spherical power）表示，柱镜度数用DC（diopter of cylindrical power）表示，同时标明柱镜轴向。棱镜度用符号△表示，并需要标明棱镜基底朝向。如同时有球镜、柱镜或棱镜成分，则可用（/或）表示联合。

如：$-3.50DS/-1.50DC\times 165/3^{\triangle}BD$

上述处方表示－3.50球镜联合－1.5D柱镜，轴子午线为165度，3棱镜度，BD表示棱镜基底朝下。

3. 角膜接触镜　角膜接触镜亦称为隐形眼镜，矫正原理与框架眼镜基本相同，不同之处为角膜接触镜与角膜直接接触，减少了框架眼镜所致的像放大率问题，但易影响眼表正常生理。角膜接触镜从材料上分为软镜和硬镜。

4. 角膜屈光手术

（1）放射状角膜切开术（radial keratotomy，RK）：是通过在角膜前表面的光学区以外做非穿透性放射状切口，在眼压的作用下，切口角膜相应部位发生膨隆，曲率半径减小，角膜屈光度增大，而未切开的角膜中央光学区部位代偿性变平，曲率半径增大，相应减少了一定程度的屈光度。该手术并发症多，疗效不肯定，临床已不开展。

（2）准分子激光角膜切削术（photorefractive keratectomy，PRK）：是去除角膜上皮后，用准分子激光对角膜中央区前弹力层和浅层基质进行切削，直接改变角膜中央部前面的曲率，矫正近视的手术方法。

(3) 准分子激光角膜原位磨镶术（laser in situ keratomileusis，LASIK）：是先在角膜上用特制的显微角膜板层刀作一个带蒂的角膜瓣，掀开后在暴露的角膜基质上进行准分子激光切削。

(4) 角膜基质环植入术（intrastromal corneal ring segment implantation，ICRSI）：通过在周边角膜2/3基质深度植入不同厚度的PMMA环，增加周边角膜厚度，减少角膜前表面曲率，从而达到矫正近视目的。

第四节　屈光手术护理

【术前护理】

1. 心理护理　向患者家属介绍屈光手术的目的、方法、效果、术前、术中、术后配合方法。消除患者思想顾虑，积极配合治疗。

2. 训练患者注视光源方法，以便术中做好光学中心定位。

3. 术前了解眼部及全身有无影响切口愈合的疾病。

4. 术前眼部检查　包括裸眼视力、近视力、矫正视力、裂隙灯及眼底检查，角膜直径测量、眼压、屈光检查，角膜曲率、角膜地形图、眼球生物测定。

5. 术前2天常规点抗生素滴眼液，每2h点眼一次，术前冲洗泪道一次。

6. 术前按眼部冲洗法，作术眼结膜囊冲洗，用眼垫包封非手术眼。

7. 放射状角膜切开术（PK）术前2h滴缩瞳剂（0.5% Pilocarpin）2次。

【术中护理】

1. 按手术方式准备仪器及器械、术毕清点器械。

2. 机房温度保持18～25℃，湿度低于55%，并做好防尘工作。

3. 术前点表面麻醉剂，充分表面麻醉不仅可使患者痛觉消失，减轻紧张情绪，而且有效地降低对光刺激的敏感度，使患者充分配合。

【术后护理】

1. 术毕按手术方式加盖眼罩或包封术眼，PRK、RK术毕涂抗生素眼膏（秦利必妥眼膏）嘱患者不要揉擦术眼直至角膜上皮愈合。

2. 手术当日患者可有数小时的眼部疼痛或不适，轻者无需处理，并告知患者轻轻闭眼休息可减轻症状。对疼痛明显者可酌情给服止痛药。如术后48h疼痛剧烈，要警惕角膜切口感染的发生。

3. 术后第一天换药，轻轻清洁眼睑周围皮肤、保持眼部清洁。检查裸眼视力。以后复诊时间为：术后一周、二周、一个月、三个月、六个月、一年、两年，追踪复查。每次复诊检查远视力、近视力、矫正视力、角膜曲率、角膜地形图等。

4. 指导患者合理用药　术后第三天使用抗生素和皮质类固醇滴眼液，每天滴眼4次，一般用药1～2个月。

第十七章

斜视与弱视

第一节　内　斜　视

一、先天性内斜视

【临床表现】 先天性内斜视为生后 6 个月内发病，一般不合并明显屈光异常，如双眼交替出现斜视则无弱视。单眼性斜视可合并弱视。斜视度数较大，假性外展限制，可以合并下斜肌亢进，眼球震颤等。

【治疗】 ①排除单眼弱视，如有单眼弱视，需先行治疗至双眼视力平衡；②先天性内斜视需手术治疗，手术时机为 24 月龄；③合并下斜肌亢进者手术设计时应注意给予相应考虑；④术后应保留 $10^{\triangle}$ 微小内斜，以利建立周边融合和粗立体视力。

二、共同性内斜视

（一）调节性内斜视

调节性内斜视分为屈光性调节性内斜视和高 AC/A 型调节性内斜视两种。屈光性调节因素出现在 2 岁半左右，个别也可以出现在 1 周岁内。有些患者可由混合因素引起。因远视未经矫正，过渡使用调节引起集合过强，加上融合性分开功能不足，引起斜视。

屈光性调节性内斜视

【临床表现】 有中度或高度远视性屈光不正。去调节可以矫正眼位。即睫状肌麻痹剂散瞳或配戴合适矫正眼镜可以矫正眼位。合并或不合并弱视。眼球运动无明显限制。

【治疗】 有弱视者先治疗弱视。全屈光处方戴镜。此类斜视不应手术矫正。调节部分继续戴镜矫正。每年重新验光一次，并根据屈光变化决定是否调换眼镜，需要时可以提前验光。调换眼镜时应满足视力和眼位正常。

部分调节性内斜视

【临床表现】 部分调节性内斜视（图 17-1）有中度或高度远视性屈光不正。去调节可以部分矫正眼位，即散瞳或戴镜后内斜度数减少，但不能完全矫正。合并或不合并弱视。眼球运动无明显限制。

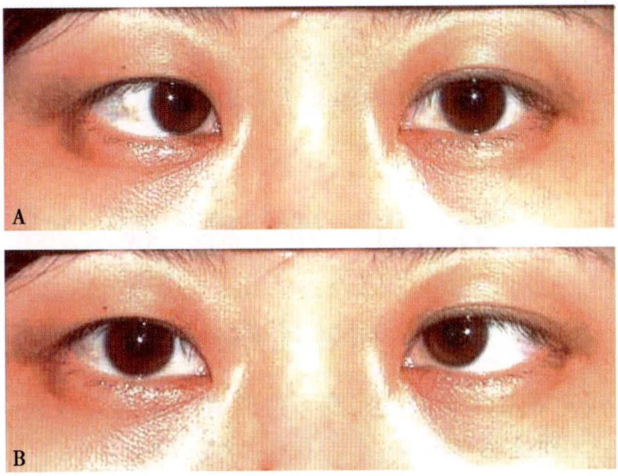

图 17-1　部分调节性内斜视

A. 患者用左眼注视时，右眼内斜视　B. 患者用右眼注视时，左眼内斜视。双眼各方向运动内斜视角度不变

【治疗】

1. 有弱视者先治疗弱视。

2. 全屈光处方戴镜。

3. 戴镜 3~6 个月后眼位不能完全矫正，非调节部分应手术矫正。

4. 调节部分继续戴镜矫正。每年重新验光一次，并根据屈光变化决定是否调换眼镜，需要时可以提前验光。

5. 调换眼镜时应满足视力和眼位正常。

高 AC/A 型调节性内斜视

【临床表现】

1. 斜视度看近大于看远≥15△。看远时可以为正位。

2. 可以有远调节性内斜视性屈光不正。

3. 此类斜视 10 岁后有自愈趋势。

【治疗】

1. 戴双光镜：全屈光矫正下 +1.5 ~ +3D 球镜。应定期复查。

2. 合适的病例可以考虑双内直肌减弱手术。

混合型调节性内斜视

混合型调节性内斜视为屈光性调节性内斜视与高 AC/A 型内斜视同时存在。

【临床表现】　有远视性屈光不正，戴眼镜纠正后斜视度减少，看远减少明显，看近仍有较大度数内斜视，看近大于看远≥15△。

【治疗】　治疗方法同屈光性调节性内斜视和高 AC/A 型调节性内斜视。

（二）非调节性内斜视

【临床表现】

1. 发病年龄较晚，常在 2 岁以后。

2. 没有明显调节因素

3. 单眼斜视可合并弱视。

4. 斜视角较先天性内斜视小，但随年龄增长可变大。

【治疗】 有弱视者先治疗弱视。双眼视力平衡后，应及时手术矫正眼位。

第二节 外 斜 视

一、间歇性外斜视

【临床表现】 强光下喜眯着眼，控制正位时有一定的双眼视功能。眼位偏斜时，偏斜眼可以有抑制。无明显屈光不正。

【治疗】 以手术治疗为主，提倡早期手术。手术前不应进行集合训练，否则容易出现手术后过矫。

二、恒定性外斜视

【临床表现】 恒定性外斜视（图 17-2）约占外斜视病例的一半，可以在出生后即出现或由间歇性外斜进展而来。外斜程度变化较大，单眼视力较差时，偏斜度数较大。经常为双眼交替偏斜。5 岁前出现眼位偏斜者可以有抑制存在。5 岁后发病可以有复视存在。外斜视程度随年龄增大而逐渐严重。可以合并垂直偏斜。

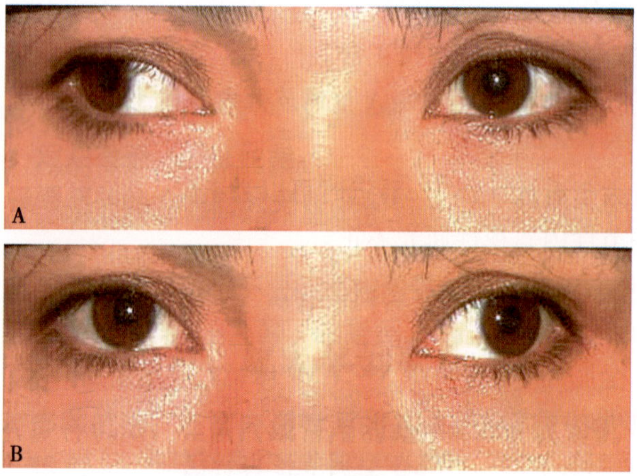

图 17-2 恒定性外斜视

A. 患者用左眼注视时，右眼外斜视 B. 患者用右眼注视时，左眼外斜视。双眼各方向运动外斜视角度不变

【治疗】 治疗以手术为主，单眼视力差者，手术后眼位欠稳定，有时尚需两次手术。

第三节　非共同性斜视

非共同性斜视临床主要有两种形式，一种为神经肌肉麻痹引起的麻痹性斜视，另一种为限制因素引起的限制性斜视。非共同性斜视的主要特点：①眼球运动有限制；②第二斜视角（受累眼做注视眼时的斜视角）大于第一斜视角（健眼作注视眼时的斜视角）；③多数有代偿头位；④后天者及失代偿的先天性麻痹性斜视常有复视。

先天性麻痹性斜视中最常见的为上斜肌不全麻痹，单独下斜肌麻痹罕见。

一、先天性上斜肌不全麻痹

【临床表现】 ①受累眼上斜视；②双眼受累时第一眼位垂直斜视度较少；③双眼运动表现为受累眼内下转时落后，单眼运动正常，受累眼下斜肌功能亢进；④先天性上斜肌不全麻痹有典型的代偿头位；⑤失代偿时可以有复视。

【治疗】 先天性上斜肌不全麻痹以手术治疗为主。

二、先天性动眼神经麻痹

【临床表现】 受累眼上睑下垂，大多数外斜视眼内肌受累时瞳孔扩大，光反应消失或迟钝。受累眼内转明显受限，内上，外上，外下运动均有不同程度限制。

【治疗】 动眼神经麻痹的主要是手术治疗，但手术效果欠佳。手术只能矫正眼位但不能恢复眼球运动功能。

第四节　弱　　视

弱视是单眼或双眼最佳矫正视力低于正常而未能发现与该视力减退相对应的眼球器质性改变。弱视是由于生后早期的视觉发育关键期斜视，屈光参差或高度双眼屈光不正，形觉剥夺等异常视觉经验引起。

【分类及病因】

1. 斜视性弱视　为单眼弱视，发生在单眼性斜视，双眼交替性斜视不形成斜视性弱视。

2. 屈光参差性弱视　两眼之间存在2.5D以上的屈光差别，致使双眼视网膜成像大小不等，融合困难。屈光参差性弱视为单眼弱视。

3. 屈光不正性弱视　为双眼弱视。发生在双眼高度屈光不正未及时矫正者，主要由于两眼物像模糊引起形觉剥夺。

4. 形觉剥夺性弱视　在婴幼儿早期，视觉发育关键期内由于屈光间质混浊（角膜白斑或白内障），完全性上睑下垂，造成该眼视力下降，单眼形觉剥夺易形成弱视。

【临床表现】

1. 视力不良　其最佳矫正视力达不到0.9。

2. 拥挤现象　分辨排列成行视标的能力较分辨单个视标差。

3. 异常固视

4. 视觉诱发电位　图形视觉诱发电位潜伏期延长，振幅下降。

【治疗】 治疗弱视年龄因素非常关键，年龄越小，治疗效果越好。

1. 矫正屈光不正。

2. 遮盖疗法　根据患儿年龄及弱视眼的视力决定遮盖的时间。

3. 红色及多色滤光胶片疗法　治疗时可遮盖健眼，在弱视眼矫正镜片上加上一定规格的红色滤光胶片。

4. 后像疗法　又名增视疗法，是治疗旁中心注视弱视的方法，使用时需用后像镜。

5. 光栅刺激疗法　应用不同空间频率的黑白条纹组成慢旋转刺激治疗机。旋转的光栅上方放置一块透明图案板，使患儿描图案。也可以通过观看黑白条纹的光栅，达到训练的目的。

第五节　斜视手术患者的护理

斜视矫正有多种手术方式，最常用的手术有直肌后退和直肌缩短术，手术原理是通过减弱，加强某组肌肉或设法改变某些肌肉的作用方向。手术目的：一是功能治疗，通过手术矫正斜视并促进建立或恢复正常的双眼视觉，消除复视和眼肌性视疲劳。二是美容目的的治疗，通过斜视矫正眼位和代偿性头位，对单眼视力差的患者矫正斜视后获得美容上的改善。

【护理评估】

1. 患者年龄、视力、眼位、有无复视力、弱视等。

2. 现病史、既往史、过敏史。

3. 心理状态，家庭及社会支持情况。

4. 有无咳嗽、流涕、发热等上呼吸道感染等全身麻醉禁忌证。

5. 患者及家属是否得到斜视知识的健康指导。

6. 术后持续评估：视力、眼位、有无复视及结膜充血、水肿、眼部疼痛，矫正不足或过矫等。

【护理措施】

1. 术前护理

（1）按内眼手术前护理常规。术前结膜囊冲洗必须洗双眼，以便术中观察眼位。

（2）心理护理　向患者家属解释斜视相关知识及手术目的、配合方法。给予安慰、鼓励、减轻患者紧张恐惧情绪。

（3）配合医生做好患者术前眼部的斜视专科检查以确定手术方案。

（4）观察患儿体温，注意有无咳嗽、流涕等上呼吸道感染症状。

（5）安全护理　嘱家属照顾好患儿，防止跌倒、坠床、迷路、走失等。

（6）全麻患者按全麻手术前护理。术前 4 ~ 6h 禁食。局部麻醉者，为防止手术中牵拉眼肌引起反射性恶心呕吐，术前不能饱食。

2. 术后护理

（1）按内眼术后护理常规。

（2）全麻者按全麻手术后护理常规。

（3）饮食护理：术后半流饮食一天。部分患者因术中牵拉眼外肌可出现眼—胃肠反射引起恶心，呕吐，恶心呕吐剧烈者应暂停进食，必要时静脉补充营养和水分。

（4）活动与休息：术后眼垫包双眼一天，卧床休息。不能自行松开眼垫，不能揉眼，嘱家属看管好患儿。

（5）协助生活护理，防止眼部碰伤。

（6）术后眼部观察：术后观察敷料有无渗血、渗液及有无松脱、眼痛。对眼痛明显者，可适当应用镇静剂。术后第一天换药，观察结膜充血、水肿、分泌物情况。观察眼位，视力及有无复视。

（7）按时点抗生素-皮质类固醇滴眼液。

（8）术后指导　对术后出现复视者，向家属解释这只是暂时现象，鼓励患者主动去看清晰物像，不要注意模糊的物像，不要刻意去寻找复像，一般一周后逐渐消失。告知患者如果情绪越紧张，越注意寻找复像，复像就越难消失。

【出院健康指导】

1. 用药指导（按眼部上药法指导患者或家属掌握正确点眼及涂眼膏方法）按时按量用药。

2. 饮食指导　按日常普通饮食，适当增加蛋白质，给高热量，高维生素易消化的饮食。注意营养均衡，避免偏食和挑食。避免进食辛辣，煎炸等刺激性食物。

3. 斜视矫正后，眼位获得正视者，原有屈光不正者，应重新验光，有弱视者继续做弱视治疗。注意术眼卫生，术后一个月内避免游泳，预防眼部感染。注意劳逸结合，避免视疲劳。

第十八章

眼眶病和眼肿瘤

第一节　概　　述

眼眶疾病与全身及周围组织关系密切，需要全面了解病史，系统检查进行综合分析，做出正确的诊断。利用医学影像检查如 X 线检查、超声检查、电子计算机 X 线体层照相（computerized tomography，CT）、磁共振成像（magnetic resonance imaging，MRI）等多种手段，才能做出正确的诊断。

一、眼眶病的检查

【病史】

1. 发病年龄　毛细血管瘤发生在婴儿期；横纹肌肉瘤、视神经胶质瘤、绿色瘤等多发于儿童时期；成年患者多发眼眶良性肿瘤、囊肿、甲状腺相关免疫眼眶病变、炎性假瘤等病变；老年人易患恶性病变。

2. 性别　甲状腺相关免疫眼眶病变伴有甲亢（图 18-1），脑膜瘤多见于女性。

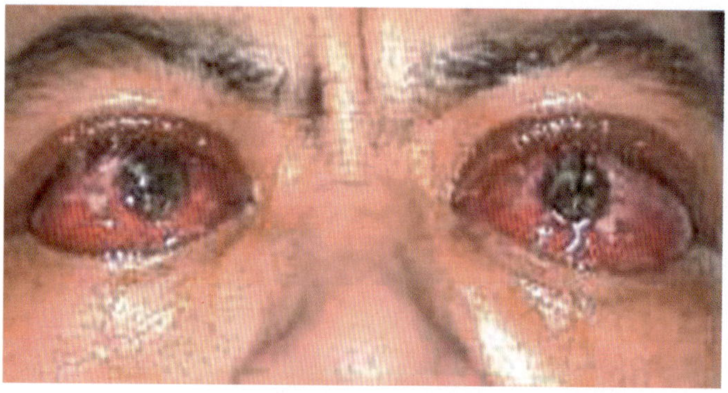

图 18-1　甲状腺相关免疫眼眶病变

双眼球突出，球结膜水肿脱出睑裂外，眼睑闭合障碍

3. 发病情况　发病急剧者多提示急性炎症、出血、血栓形成、眶内气肿、儿童的横纹肌肉瘤等；发病较快者常见于恶性眼球突出、恶性肿瘤等；眶内良性病变病史较长。

4. 症状　眼球突出提示眶内占位性病变（图 18-2），眼球突出方向可提示病变位置，如眼球向前下方突出，病变多位于球后的眶上部；泪腺肿瘤使眼球向内下方突出。

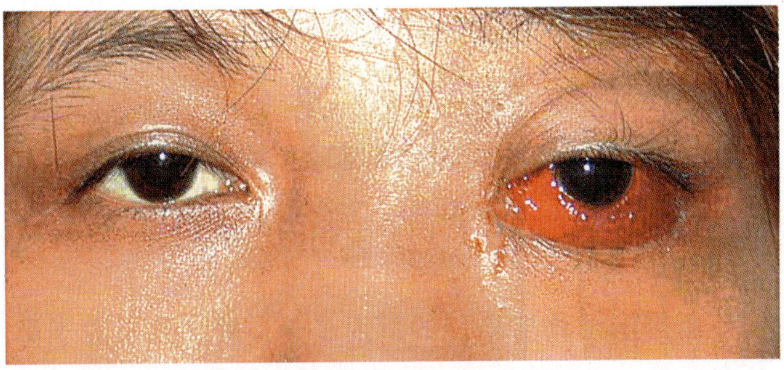

图 18-2　左眼眶肿瘤

眼眶肿物致眼球突出，上睑肿胀，球结膜充血水肿

【眼部检查】

1. 眼球突出度　我国成人正常眼球突出度为 12 ~ 14mm，两眼突出度相差小于 2mm。但如果两眼球突出相差大于 2mm 和眼球突出 >14mm 应视为异常，还应注意是否有眼球搏动。

2. 触诊　应注意肿块的大小、硬度、位置、边界、活动度、表面情况、是否压痛、波动及搏动等。

3. 视力和视野　视神经本身病变或对其的压迫、侵犯、可出现相应视力下降及视野改变。

4. 眼球运动　眼外肌病变、肿瘤的压迫或侵犯均可致眼球运动障碍。

5. 眼底　视神经病变可致视乳头充血、水肿或萎缩；肿瘤压迫可致视网膜水肿、静脉扩张、迂曲。

【实验室检查】　细胞学、血清及生化检查、细菌培养、病毒分离、免疫组织化学、放射免疫组织化学、电子显微镜、基因诊断等。与眼眶疾病关系密切的还有甲状腺功能检查。

【病理检查】　病理检查包括手术前的活体组织检查、手术后的组织切片检查。手术前的活体组织检查是手术前确定诊断，手术后的组织切片检查是获得眼眶疾病最后诊断的必要手段，制定手术方案的有效方法。

二、眼眶病的分类

眼眶疾病按其病因、发病部位、组织来源分为先天发育异常、炎症、囊肿、肿瘤和外伤。其中炎症包括眼眶特异性和非特异性；肿瘤包括原发性肿瘤、继发性肿瘤和转移性肿瘤。

第二节 眼眶炎症

眼眶炎症占全部眼眶疾病的50%以上，分为特异性炎症和非特异性炎症。特异性炎症是由明确病原体引起的炎症；非特异性炎症是病因不明的眼眶炎症性改变或其他综合征。

一、眶蜂窝织炎

眶蜂窝织炎（orbital cellulitis）是眶内软组织的急性炎症，发病急剧，严重者波及海绵窦而危及生命。

【病因】 多见于眶周围结构感染灶的眶内蔓延，最常见来源于鼻窦，鼻腔、口腔及牙齿、牙龈；其次来源于面部的感染。病原体多为葡萄球菌、链球菌，儿童以流感嗜血杆菌为主。全身的感染灶经血行播散、败血症或全身免疫低下者也可致眶蜂窝织炎。

【临床表现】 根据感染的部位深浅不同，分为隔前蜂窝织炎和隔后蜂窝织炎，后者又称为眶深部蜂窝织炎。隔前部感染者主要表现眼睑充血水肿，疼痛感不甚严重，瞳孔反射及视力正常，眼球运动正常。

眶深部蜂窝织炎临床症状严重，病变早期眶内炎症细胞浸润，组织高度水肿，表现为眼球突出、眼球运动障碍甚至固定。眼睑红肿，球结膜充血、高度水肿，严重者球结膜突出于睑裂之外，睑闭合不全，暴露性角膜炎或角膜溃疡。因眶压过高和毒素刺激，视神经受累瞳孔对光反应减弱，视力下降，甚至丧失。伴有发热、恶心、呕吐、眼痛和头痛等全身中毒症状。如感染经眼上静脉蔓延至海绵窦引起海绵窦血栓，尚可出现昏迷、烦躁不安、惊厥和脉搏减慢，可危及生命。

【实验室检查】 细菌性感染者外周血白细胞数升高，以中性白细胞为主。

【治疗】 一经诊断立即全身应用足量的抗生素治疗，控制感染。做结膜囊细菌培养及药物敏感试验，应用最有效的抗生素。积极寻找感染源，早期治疗原发病灶。应用脱水剂降低眶内压，保护视神经。眼部滴抗生素眼液、涂眼膏，保护角膜。炎症局部化脓后，可在超声引导下抽吸脓液或切开引流。对于并发海绵窦炎症的病例，应在内科及神经科医生的指导下积极抢救。

二、炎性假瘤

炎性假瘤属于眼眶组织的慢性非特异性炎症，是临床眼眶常见病。多发于成年人。因其临床症状类似肿瘤，故称之为炎性假瘤。

【病因】 发病原因复杂，至今不明。

【临床表现】 炎性假瘤按组织学分型为淋巴细胞浸润型、纤维组织增生型和混合型；不同类型的炎性假瘤其临床表现也不一致；病变累及的部位不同，又可分为肌炎、泪腺炎、视神经周围炎、弥漫性眼眶炎症、眼眶炎性肿块等。

1. 肌炎 单条或多条眼外肌肥厚，肌肉止点处更加明显。患者出现不同程度的眼球突出，眼球运动障碍、复视，眶区疼痛，部分患者上睑下垂；病变后期肌肉纤维化，双眼球可固定在不同眼位。

2. 泪腺炎　患者可有流泪或眼睛干涩感，泪腺区结膜充血，上眼睑对侧隆起呈“S”形。

3. 视神经周围炎　病变累及视神经鞘膜、眼球筋膜及其周围组织，可引起疼痛和视力下降。眼底可见视乳头充血及视乳头水肿。

4. 弥漫性眼眶炎症　病变弥漫性累及眼眶所有结构，表现为眼球突出，眶压增高，泪腺增大，眼外肌肥厚，视神经增粗。

5. 眼眶炎症肿块　眶内单发或多发，肿块位于眶前部可致眼球移位，位于眶深部致眼球突出。

【治疗】 淋巴细胞浸润型对糖皮质激素敏感，根据病情可给予静脉注射或口服，原则是足量突击，病情控制后小量维持。对于药物不敏感、有禁忌证或复发病例，可选用小剂量放射治疗。纤维组织增生型炎性假瘤对药物和放射均不敏感，可行眼眶理疗软化瘢痕，减少纤维化。根据病情各型均可采取手术治疗。

三、甲状腺相关免疫眼眶病变

甲状腺相关免疫眼眶病变又称 Graves 眼病，甲状腺相关眼病等。伴有甲状腺内分泌机能异常的眼眶病变，眼眶炎症与甲状腺功能异常和免疫系统失调有关。单眼或双眼同时发病。临床上表现为甲状腺的功能亢进、正常或低下。

【病因】 至今尚不明确。但已得到公认，是一种自身免疫或器官免疫性疾病，而又与全身内分泌系统的功能状态密切相关。

【临床表现】 病变主要累及眼眶的横纹肌、平滑肌、脂肪组织、泪腺及结缔组织。

1. 眼睑征　主要包括眼睑回缩和上睑迟落，前者表现为睑裂开大，暴露部分巩膜；后者表现为眼球下转时上睑不能随之下转，暴露上方巩膜。

2. 眼球突出　多为双侧眼球突出（图 18-1）。

3. 复视及眼球运动障碍。

4. 结膜和角膜病变　眶内组织水肿致眶压增高，结膜充血水肿，严重者结膜水肿突出睑裂外，眼睑闭合不全发生暴露性角膜炎，角膜溃疡，患者有明显的疼痛、畏光、流泪症状。

5. 视神经病变　眶内水肿，眶压增高对视神经压迫所致。患者视力下降，视野缩小，视乳头水肿或苍白。

6. 全身症状　伴有甲亢的患者尚有全身症状，如性情急躁，基础代谢率高，脉搏加快，消瘦，食欲增加，手震颤等。

【治疗】 包括全身和眼部治疗

1. 全身治疗　主要是治疗甲状腺的功能异常，应在内分泌科医生指导下进行。

2. 眼部治疗　包括药物治疗、放射治疗和手术治疗。

病变早期以炎症反应为主，使用糖皮质激素，静脉注射或口服或眶内注射均可采用，可应用其他免疫抑制剂。角膜病变应及时使用滴眼液，夜间涂抗生素眼膏，眼睑闭合不全，严重的角膜溃疡应使用湿房保护角膜，必要时做睑裂缝合（图 18-3）。

3. 手术治疗方式　眼眶减压术，睑缘缝合术，眼外肌矫正等。

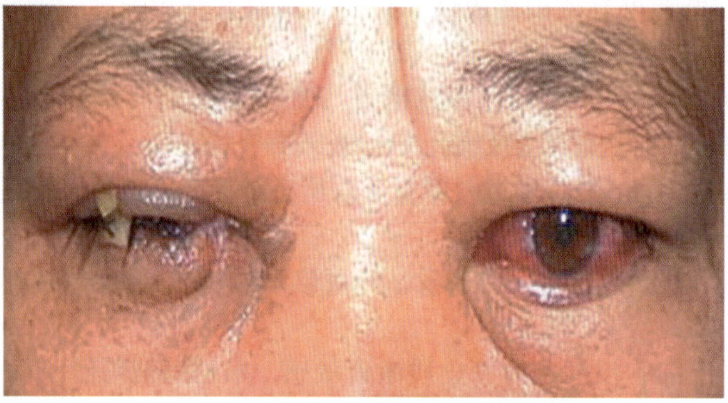

图 18-3 甲状腺相关免疫眼眶病变
患者双眼睑闭合不全，暴露性角膜炎，行右眼睑裂缝合术后

第三节 眼肿瘤及眼眶病护理

一、眶蜂窝织炎护理

【护理评估】

1. 一般情况 患者年龄、职业、文化程度、对治疗及护理的要求。

2. 病史 现病史、既往病史、过敏史，是否伴有鼻窦、鼻腔、口腔疾病及面部感染病灶，是否伴有发热、恶心、呕吐、头疼等全身中毒症状。

3. 心理 患者的心理状态、家庭及社会支持情况。

4. 眼部情况评估 眼睑红肿、球结膜充血、水肿、眼球突出程度，有无眼痛、眼睑闭合不全、眼球运动障碍、暴露性结膜炎、角膜溃疡等。视力、眶压、瞳孔对光反射。

5. 评估患者自理能力、制定合理护理措施。

6. 患者及家属是否得到有关眶蜂窝织炎相关知识的健康指导。

【护理措施】

1. 心理护理 眶蜂窝织炎患者症状明显，病情发展迅速。球结膜高度充血、水肿突出睑裂，多数患者表现恐惧、焦虑，向患者及家属解释病情及药物治疗的目的、效果可减轻恐惧焦虑情绪，多给予安慰、鼓励，使其树立信心，积极配合治疗。

2. 休息与活动 炎症急性期，自觉症状明显多卧床休息，症状轻者可适当离床活动。协助生活护理。

3. 饮食护理 宜进食营养丰富易消化清淡食物，多吃水果、蔬菜、少吃煎炸、烧烤食物，不吸烟、不喝酒。

4. 病情观察

（1）密切观察体温、脉搏、呼吸、血压，瞳孔大小及对光反射，神智变化。

（2）密切观察球结膜充血、水肿、眼球突出、眼睑闭合不全发展速度，视力、眶压变化。

5. 及时做结膜囊细菌培养及药物敏感试验。发热时抽血做血培养及检查血常规。

6. 用药护理　眶蜂窝组织炎一旦确诊及时全身应用足量最有效抗生素迅速控制感染，同时观察药物副作用。局部点抗生素滴眼液，眶压高者按医嘱静脉滴注 20% 甘露醇。头痛、发热者按医嘱应用退热、消炎止痛药。

7. 眼部护理　按床边隔离护理。对球结膜高度水肿突出睑裂者，应保持眼部及周围皮肤清洁、用生理盐水消毒棉签清洁眼睑及周围皮肤。对眼球突出，眼睑闭合不全者应注意保护角膜可试用湿房。

8. 健康指导

（1）积极治疗原发病灶，如鼻腔、鼻窦、口腔、睑部等感染病灶。

（2）有角膜炎和角膜溃疡者应避免强光刺激。

（3）生活有规律，劳逸结合，平常积极参加体育锻炼，提高机体抵抗力。

二、甲状腺相关免疫眼眶病变护理

【护理评估】

1. 患者年龄、职业、文化程度，对治疗护理的要求。

2. 现病史，既往病史、过敏史、合并心血管系统，内分泌系统疾病情况。

3. 患者心理状态、家庭及社会支持情况。

4. 眼部评估　视力、眶压、眼睑、眼球突出度、眼睑闭合、眼球运动、眼位等情况。有无畏光、流泪症状。

5. 患者及家属是否得到有关甲状腺相关免疫眼眶病变的健康指导。

【护理措施】

1. 心理护理　大多数甲状腺相关免疫眼眶病变患者由于眼球突出，而感到自卑、焦虑，严重者有眼睑闭合不全发生暴露性角膜炎、角膜溃疡，出现明显的眼痛、畏光、流泪症状，伴有甲亢的患者可有性情急躁、失眠、易怒等情绪反应。耐心细致地向患者及家属介绍本病相关知识，治疗方法及效果，治疗与护理配合的方法。同时给予安慰、鼓励、使其树立信心，积极配合治疗。

2. 饮食护理　伴有甲亢的患者基础代谢率增高，脉快、消瘦、食欲增加，宜进食易消化，清淡、营养丰富、高蛋白、高热量、高维生素食物，多吃新鲜水果、蔬菜。少吃煎炸、辛辣、含碘多的食物（如海鲜），不吸烟、不喝酒。

3. 休息与活动　多休息、少阅读、可多听轻松音乐，对视力差，手足震动者，可适当活动，注意安全，避免眼部碰伤。晚上睡前少饮水，睡眠时可垫高枕头，可减少眼部充血与水肿。

4. 眼部护理

（1）眼球突出，眼睑闭合不全者，角膜暴露，干燥，易引起角膜感染，可点人工泪液，甲基纤维素、抗生素滴眼液，睡前涂眼膏，也可在睡前戴湿房镜以防止夜间角膜干燥，保护角膜。减少外出，外出期间戴防护镜。

（2）暴露性角膜炎、角膜溃疡者按角膜炎、角膜溃疡护理。

（3）眼痛、畏光流泪应避免强光刺激，室内光线宜暗。

（4）保持眼部及周围皮肤清洁，可用消毒棉签蘸生理盐水清洁眼部及周围皮肤。

5. 用药护理

（1）糖皮质激素冲击治疗：糖皮质激素是常用药物，是用大剂量的甲基强的松龙冲击治疗3～5天，然后改为口服强的松龙2～4个月，并逐渐减量，用药过程中一定要在医生的指导下定时定量服用，不能自行调整用药。期间要注意患者的血糖变化、胃肠道反应、精神变化、低钾表现、睡眠改变等。

应用糖皮质激素前向患者家属介绍药物的作用及不良反应，用药目的与配合方法，并签署知情同意书。让患者了解应用糖皮质激素治疗后可能出现的全身反应，如满月脸、向心性肥胖、痔疮、多毛、兴奋、失眠、胃十二指肠溃疡、高血压、高血糖、低血钾等。同时告知患者可通过使用保护胃黏膜药物、补钾可减轻部分不良反应，密切监测体重、血压、血糖。

（2）甲亢药物在内分泌医生指导下继续服用。

6. 开眶减压术患者术后需绷带包扎3～5天。如有松脱及时告知医护人员予重新包扎。眼外肌矫正术按斜视矫正术护理。

7. 健康指导

（1）嘱患者避免吸烟、注意保暖、避免受凉感冒、打喷嚏，咳嗽。保持大便通畅，预防便秘，这对于眶压升高、眼球突出、角膜溃疡的治疗与康复非常重要。

（2）患者外出可戴墨镜或眼罩，避免强光、灰尘刺激及角膜碰伤。

（3）复视者可用眼垫包封单眼以缓解症状。

（4）按时按量服用糖皮质激素，不可突然自行停药，应在医生指导下逐渐减量。注意胃肠道反应，如胃痛、黑便，若有不适及时报告医护人员。

（5）注意休息、生活有规律、避免情绪激动、保持良好心理状态、促进身心康复。建议患者到内分泌专科继续诊治。

三、眼肿瘤及眼眶手术前后护理

【术前护理】

1. 接内眼手术前护理常规

2. 心理护理　眼肿瘤及眼眶手术不只是切除病变组织，而是根据肿瘤的良性与恶性、生长及侵犯的部位而决定手术的方式，如眼眶内容剜除术、眼球摘除术、眶尖肿瘤切除，术后可能出现视力永久性丧失及外观上问题，应根据患者的年龄、职业、不同文化程度与背景的具体情况，恰当地向患者及家属解释手术的性质及术后可能出现的结果，使患者对手术效果能采取切合实际的态度积极配合治疗。在与患者交谈过程中，多给安慰、鼓励、以减少患者焦虑、恐惧情绪。

3. 适当补充营养，给高蛋白、高热量、高维生素易消化食物，特别是需要放射治疗、化疗的患者。

4. 手术中需要输血者，术前一天要做好交叉配血试验和配血申请。

5. 备皮　范围是患眼颞侧至额头发际的皮肤。术前一天按植皮术护理。需全麻者按全麻手术护理常规。

6. 眼眶手术特别是外侧壁开眶和开眶减压术前备皮3天。

7. 根据全身麻醉需要停留导尿管。

【术后护理】

1. 按内眼手术后护理常规

2. 休息 术后卧床休息，术后次日可下床活动，协助患者生活护理。

3. 病情观察

（1）全麻手术清醒后回病房，要继续观察患者生命体征。眶内容剜出术后应注意有无神经系统症状。

（2）观察敷料和引流条有无渗血渗液，如渗血明显者，应在敷料上作范围标记，要记录时间，严密观察有无活动性出血。眼眶肿瘤摘除术后，需绷带加压包扎。应观察绷带有无松脱、移位、是否过紧或不适。敷料污染、松脱及时更换。

（3）术后呕吐观察：全麻术后因麻醉药反应可引起呕吐。手术中牵拉眼肌也可引起呕吐。轻者不需处理继续观察。呕吐频繁者暂停进食，应用止吐药，必要时静脉补充营养及水分。

（4）术眼疼痛观察：眼部肿瘤切除及眼眶术后均有不同程度的疼痛，可根据疼痛的程度适当使用止痛药。

（5）并发症观察

1）感染：一般感染多出现于手术后 48 ~72h，也可出现手术后一周，主要表现为疼痛明显，换药时见伤口局部红肿。全身应用足量最有效抗生素以控制感染。

2）颅内出血：多因术中伤及硬脑膜或眶腔与颅腔相通，而止血不彻底造成颅内出血。主要表现为头痛，昏迷等症状。

3）观察敷料及碘仿纱条有无异常分泌物或臭味，若有应报告医生及时处理。

4）观察术眼有无上睑下垂，眼球运动，视力变化。

5）眼压观察及护理。

4. 饮食护理 术后半流饮食一天，不宜进食硬质食物，避免用力咀嚼影响手术切口愈合。多进食高蛋白、高热量、高维生素、营养丰富易消化食物，以促进手术伤口愈合。

5. 用药护理

（1）较大的眼眶手术，一般术后全身应用抗生素 3 天以预防术后感染。

（2）术中出血较多者，术后应用止血剂，如 6-氨基乙酸、安络血、止血敏等。

（3）为减轻术后炎症及组织水肿，一般术后使用糖皮质激素，口服或静脉滴注。

（4）如术后组织水肿严重，眶压高，可静脉滴注 20% 甘露醇。

6. 义眼座植入术护理 义眼座植入是眼球摘除术后恢复眶内容和义眼运动以达到美容目的术式。术后术眼绷带加压包扎 2 ~4 天，保持敷料干燥、清洁、以防伤口感染。拆除绷带包扎后，点抗生素滴眼液，晚上涂眼膏，以防伤口感染。

7. 换药和拆线，一般在术后 5 ~7 天拆线，如有引流条应在术后 48h 取出。

8. 恶性肿瘤术后根据身体情况行放射治疗或化疗。化疗副作用观察及护理：

（1）静脉炎的处理：有化疗药物外漏后立即拔针，局部用 50% 硫酸镁湿敷或喜疗妥或七叶皂甙钠外搽。

（2）口腔炎的护理：晨起、餐前、餐后、睡前用生理盐水和 2.5% 碳酸氢钠漱口，口唇干燥可涂少许润滑油。

（3）骨髓抑制的处理：大多数患儿用化疗药后都可能出现骨髓抑制，注意观察患儿感染症状及出血倾向。

（4）胃肠反应的处理：在进行化疗前30min口服思密达或肌内注射欧贝或昂丹司琼可减轻胃肠反应。喝少量苏打水，吃少量饼干、面包。

（5）对肾脏的影响：应多饮水，每天饮水量应在2000ml以上，可预防副作用的产生。

（6）心脏毒性反应：常引起急性和慢性蓄积性心脏损害。故输液时应减慢输液速度以及遵医嘱使用心肌营养药物。

（7）神经毒性反应：一旦有明显的中毒表现，应立即调整剂量，辅以理疗和功能训练。

9. 出院指导

（1）用药指导：按医嘱正确使用滴眼液、眼膏及按时服药。

（2）饮食指导：进食高蛋白、高热量、高维生素（包括肉类、奶类、豆类及各种蔬菜、瓜果）易消化食物。避免进食辛辣、煎炸等食物。

（3）注意术眼卫生，预防眼部感染。

（4）注意劳逸结合，避免视力疲劳。适当参加体育锻炼，提高机体抵抗力。

（5）保持室内空气清新，预防感冒。

（6）保持心情舒畅，正确对待术后情况，以利疾病康复。

（7）积极配合化疗计划的进行。

（8）定期复诊。

第十九章

眼外伤

第一节 概　　述

眼外伤是指眼球及其附属器受到外来的物理性或化学性因素的侵蚀，造成眼组织器质性及功能性的损害。

眼外伤按致伤原因可分为机械性眼外伤和非机械性眼外伤，机械性包括眼钝挫伤，穿通伤和异物伤等；非机械性有眼热烧伤、化学伤、辐射伤和毒气伤等。按其性质分为开放性眼外伤和闭合性眼外伤两类。开放性眼外伤指眼球壁的全层裂开，包括破裂伤、眼球穿通伤等。贯通伤是指锐器造成眼球壁同时有入口和出口的损伤。异物引起的外伤有其特殊性，称眼内异物。

眼外伤的病史采集是诊断及治疗的关键，重点应询问何时受伤，什么情况下受伤，致伤力大小，有否眼内异物，估计可能是什么样的异物，受伤前眼部情况，视力如何，有否其他疾病，受伤后经何急诊处理（注射抗破伤风血清和使用抗生素）等。

眼外伤的合适处理特别是外伤后的紧急处理，对减少眼组织破坏，挽救视功能极其重要。发生眼外伤后首先应注意有无全身脏器的合并损伤，应由有关科室进行抢救，待生命体征平稳后再进行眼科眼外伤检查处理。当发生化学及毒液性外伤时应迅速就地冲洗眼部。对开放性外伤应注意注射抗破伤风血清，先处理眼球伤后再处理眼睑及其他部位的伤口。为预防感染要合理地局部或全身应用抗生素。

第二节 眼钝挫伤

眼钝挫伤是由机械性的钝力直接损伤眼及其附属器，造成眼组织的器质性病变及功能障碍者。眼钝挫伤约占眼外伤的1/3。

一、眼前段挫伤

眼前段挫伤包括角膜、前房角、虹膜、睫状体及晶状体的挫伤。

1. 角膜挫伤　轻的表浅的外伤称为角膜上皮擦伤。临床表现为明显的疼痛、畏光、流泪及眼睑痉挛等症状，视力也受到影响。

2. 虹膜与睫状体挫伤　虹膜与睫状体挫伤可引起瞳孔变化，临床可有以下表现。

（1）虹膜瞳孔缘与瞳孔括约肌断裂：瞳孔缘可见不规则裂口，瞳孔变形，不圆。若瞳孔括约肌受损或断裂，表现为外伤性瞳孔散大，多为中度，瞳孔不圆，光反射迟钝。

（2）虹膜根部离断：严重挫伤时，虹膜与睫状体分离，虹膜根部有半月形缺损，瞳孔呈 D 字形（图 19-1），可出现单眼复视。若整个虹膜从根部断离，则形成外伤性无虹膜（图 12-4）。

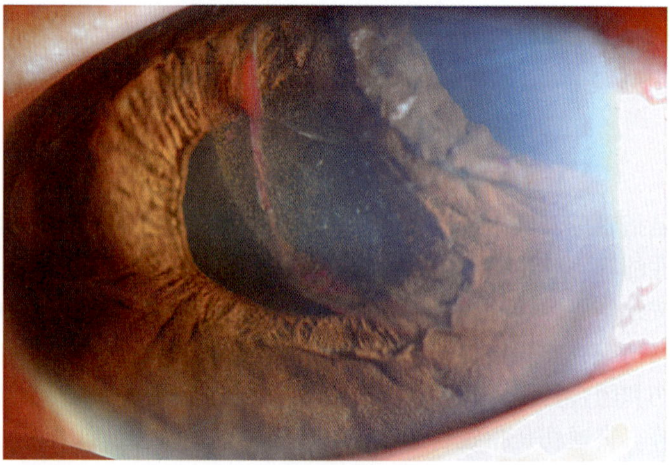

图 19-1　眼球挫伤
颞上虹膜根部离断，呈 D 型瞳孔，有出血的玻璃体
嵌顿在瞳孔区，提示有晶状体半脱位

（3）睫状肌或支配神经受损：由于睫状肌麻痹的关系，引起调节障碍，瞳孔散大，视力不良。

（4）治疗：虹膜根部断离伴有复视症状时，可行虹膜根部修复术。有调节麻痹时，可配眼镜矫正近视。

3. 前房积血

（1）临床表现：主要由虹膜大血管破裂而引起。出血量的评估可根据积血占前房的容量分为 3 级，少于 1/3 为Ⅰ级；介于 1/3～2/3 为Ⅱ级；多于 2/3 为Ⅲ级。也可以按积血平面的实际高度（mm）表示。一般前房少量积血多能自行吸收，但积血量大，则难以吸收可出现继发性青光眼及角膜内皮损害，引起角膜血染。

（2）治疗：少量出血在数天后能自行吸收，出血量多容易出现并发症，应住院观察并采取以下治疗措施：①卧床休息，取半卧位，双眼包扎，限制眼球活动，适当应用镇静剂。②应用止血剂。③联合应用糖皮质激素。④若出现虹膜刺激症状时，应及时散瞳。⑤要密切注意眼压变化，眼压升高时，应用降眼压药物，口服醋氮酰胺或 20% 甘露醇静脉滴注。⑥当积血多，吸收慢，尤其有暗黑色血块时，或伴眼压升高，经药物治疗眼压不能控制时应做前房冲洗术。

4. 房角后退　挫伤波及到睫状体的前面造成睫状肌的环形纤维与纵行纤维分离，使虹膜根部向后移位。裂隙灯前房角镜检查看见前房角加宽、变深。

5. 晶状体挫伤

（1）临床表现：由于外伤造成悬韧带全部或部分断裂所致。晶状体半脱位为部分悬韧带断裂（图 19-1），全脱位为悬韧带全部断裂，脱位的晶状体可向前脱入前房或嵌顿于瞳孔区，引起急性继发性青光眼和角膜内皮损伤。

（2）治疗：晶状体挫伤可根据混浊或脱位的不同程度给予保守治疗或手术处理。

二、眼后段挫伤

1. 挫伤性玻璃体积血　眼挫伤使睫状体、脉络膜或视网膜的血管破裂引起出血流入玻璃体内。如果药物保守治疗 2 周左右无好转时应尽快做玻璃体手术。

2. 脉络膜裂伤　外力直接伤及眼球壁或间接由玻璃体传导至脉络膜，损伤脉络膜组织使血管破裂。根据炎症反应情况可适当给抗炎和止血药物治疗，若有新生血管形成反复出血时可用激光光凝治疗。

3. 视网膜挫伤　轻的挫伤为视网膜震荡，水肿，苍白、视力下降。数日后水肿吸收，视力恢复，不留明显的病理改变。重的则为视网膜挫伤。视力可下降至 0.1。若无明显的光感受器损伤，在 3 ~4 周水肿消退，视力恢复较好。可用糖皮质激素，神经营养药、血管扩张剂及维生素类等药物治疗。

4. 视网膜裂孔与脱离　较重的击伤或撞伤可以引起黄斑部视网膜组织坏死，萎缩，或玻璃体牵拉形成外伤性黄斑裂孔。可行激光或玻璃体手术治疗。

三、视神经挫伤

视神经挫伤是严重致盲的病症之一，视神经分为颅内段、管内段、眼内段和眶内段 4 部分。致伤原因可能是眼直接受伤，也可以是头部或眶部受伤，间接引起视神经受伤。

在视神经损伤的早期，若无颅内出血，应及早使用血管扩张剂、脱水剂，改善视神经的血液供应，缓解视神经水肿，同时给予神经营养药物。急性水肿可短期大剂量应用糖皮质激素。

四、眼球破裂伤

眼球破裂伤为严重的钝挫伤所致，常见于角巩膜缘处，或在直肌附着部位的后部。临床表现为眼压低下，前房及玻璃体积血，球结膜出血水肿，角膜可变形，视力低下或无光感。眼球破裂一般先做 I 期伤口清创修复缝合术，2 周左右应行玻璃体手术。如晶状体破裂、玻璃体大量积血，可在伤口缝合的同时作玻璃体手术。

第三节　眼球穿通伤

眼球穿通伤是由锐器造成眼球壁的全层裂开，使眼内容与外界相沟通者，可伴有或不伴有眼内损伤或组织脱出。以刀、针、剪或高速飞进的细小金属碎片等刺伤较常见。同一致伤物有进入和穿出伤口形成双穿孔者称为眼球穿通伤。

一、穿通伤的临床表现

因致伤物的大小、性质、穿进的深度和部位等不同，将眼球穿通伤分为角膜穿通伤，角巩膜穿通伤和巩膜穿通伤。

1. 角膜穿通伤　较常见，单纯的角膜伤口若较少且规则，无眼内容物脱出，常会自行闭合。伤口大且不规则，常有虹膜脱出及嵌顿，前房变浅，可伴有晶状体破裂及白内障，或眼后段损伤。临床表现为有明显的眼痛、流泪和视力下降。

2. 角巩膜穿通伤　较大的锐器常可同时伤及角膜和巩膜可引起虹膜睫状体、晶状体和玻璃体的损伤，可有组织脱出或眼内出血（图 19-2）。临床表现有明显的眼痛和刺激症状，视力严重下降。

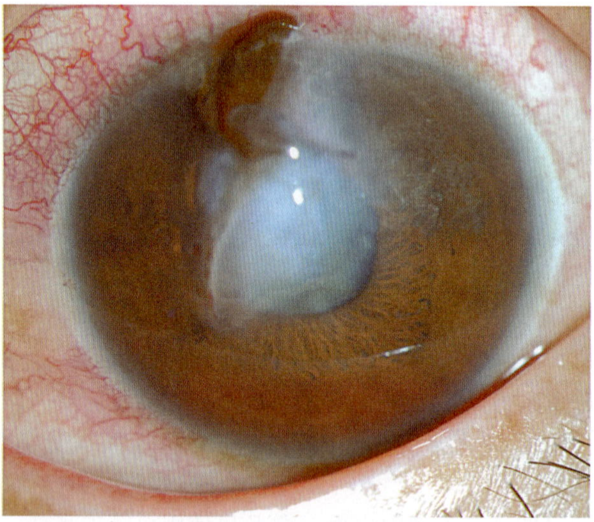

图 19-2　开放性眼外伤

锐器伤及角膜和角膜缘，虹膜伤口嵌顿，晶状体混浊

3. 巩膜穿通伤　小的伤口多隐蔽不易发现，穿孔处仅见结膜下出血。大的伤口常伴有玻璃体脱出或脉络膜及视网膜出血等，预后差。

二、穿通伤的急诊及处理原则

眼穿通伤是眼科急症。治疗原则是①清创缝合伤口；②防止感染和并发症；③针对并发症选择合适的手术。

1. 单纯性角膜伤口小于 3mm 和角膜伤口整齐，前房存在，可不缝合，结膜囊内给涂抗生素眼膏然后包扎伤眼。

2. 大于 3mm 以上的角膜伤口，需做显微手术严密缝合，恢复前房。受伤 24h 内嵌顿的虹膜，用抗生素溶液冲洗，争取送还眼内；若有污染不能还纳时，可予剪除。脱出的睫状体应予复位。脱出的晶状体和玻璃体予以切除。

3. 对角巩膜伤口，应先固定缝合角膜缘及巩膜。术后点散瞳剂及抗生素滴眼液。

4. 对复杂病例多采用分步手术。

5. 贯通伤有入口和出口，对前部入口即行缝合，后部出口不易发现或缝合有困难时可于伤后1周做玻璃体手术，清除积血，寻找伤口。

6. 预防外伤后可能发生的炎症或感染，应常规注射抗破伤风血清，全身应用抗生素及糖皮质激素。局部应用抗生素滴眼液，必要时要用散瞳药。

三、穿通性眼外伤的并发症及处理

1. 外伤性眼内炎

（1）临床表现：是细菌或其他致病微生物由致伤物带入或从伤口侵入眼内引起眼内急性化脓性炎症。常发生于伤后1～3天，患者有眼痛、头痛、刺激症状明显，视力严重下降甚至无光感。球结膜高度水肿、充血、角膜浑浊、前房有纤维蛋白炎症渗出或积脓，玻璃体混浊或脓肿形成。

（2）治疗：应即行散瞳，局部和全身应用大剂量抗生素和糖皮质激素。结膜囊伤口处刮片或细菌培养，找病原体。抗生素作玻璃体内注射。抽取房水及玻璃体液作细菌及真菌培养加药敏试验。若用药无明显好转时应尽早做玻璃体手术，同时做玻璃体内药物灌注。

2. 交感性眼炎

（1）发生原因：一眼穿通伤后双眼发生慢性肉芽肿性葡萄膜炎。一般认为本病属迟发的自身免疫性疾病，主要与细胞免疫有关。当伤眼出现葡萄膜炎症状，有角膜后沉着物，经过一段潜伏期，另一眼（称交感眼）突然出现类似葡萄膜炎表现。

（2）治疗：伤后尽早缝合伤口，切除或还纳脱出的葡萄膜组织，预防感染。一旦发生本病，应积极治疗。

3. 外伤性增生性玻璃体视网膜病变　是外伤引起眼内过度的修复反应和纤维组织增生所致，常引起牵拉性视网膜脱离。治疗可行玻璃体手术，切除增生组织，解除牵引，挽救眼球和视力。

第四节　眼 异 物 伤

眼异物伤属于开放性眼外伤，因为异物进入眼内除了机械性损伤外，异物存留的毒性损害及引发感染会引起各种并发症和后遗症，其结果严重。眼内异物多为铁类有磁性金属，少数为非磁性异物。不同性质的异物所引起的损害及其处理有所不同。

一、眼前部及表浅组织异物

眼前部及表浅组织异物指眼睑皮肤、结膜、及角膜表面异物（见图3-11）。

1. 眼睑异物　多见于爆炸伤时的火药渣、沙石、尘土等。

2. 结膜异物　伤常见于灰尘、煤屑等，常隐藏在睑板下沟、穹隆部等。

3. 角膜异物　以铁屑、煤屑多见，有明显疼痛、畏光、流泪症状。

二、眼内异物

眼内异物是指致伤物穿破眼壁存留于眼内的损伤。其损伤因素包括机械性破坏、化学及毒性反应和继发感染等。由于异物飞入的方向不同，异物可存留于眼内不同位置的临床表现取决于异物大小、部位、化学成分及是否带菌。

第五节　眼酸碱化学伤

眼化学性烧伤由化学物品的溶液、粉尘或气体接触眼部所致。多发生在化工厂、实验室或施工场所，其中以酸性、碱性烧伤最为多见。酸对蛋白质有凝固作用，低浓度时仅有刺激作用，高浓度能使组织蛋白凝固坏死。由于凝固的蛋白不溶于水，形成一凝固层，能阻止酸性物质继续向深层渗透，对组织损伤相对较轻。碱能溶解脂肪和蛋白质，碱与组织接触后很快渗透到深层组织和眼内，使细胞分解坏死，相比之下，碱烧伤的后果要严重得多。

【临床表现】 根据酸碱的浓度剂量、作用方式、接触时间、接触面积等不同，临床表现则有不同。酸碱烧伤后的组织反应，可分为轻、中、重三种不同程度的烧伤。

1. 轻度　多数弱酸或稀释的弱碱引起。眼睑与结膜轻度充血水肿，角膜上皮有点状脱落或水肿。数日后水肿消退，上皮修复，不留瘢痕，无明显并发症，视力多不受影响。

2. 中度　由强酸或较稀的碱引起。睑皮肤可起水疱或糜烂，结膜水肿，并有小片缺血坏死灶。角膜混浊水肿，上皮层完全脱落，或形成白色凝固层，治愈后会遗留角膜斑翳，严重影响视力。

3. 重度　多由强碱引起。结膜出现广泛的缺血性坏死，角膜全层混浊呈灰白或呈瓷白色。由于组织坏死，角膜基质层溶解，出现角膜溃疡或穿孔，碱可立即渗入前房，引起葡萄膜炎、继发性青光眼和白内障等。角膜穿孔可造成虹膜脱出，愈合后会形成前黏性角膜白斑，角膜葡萄肿或眼球萎缩。由于结膜缺损，愈合时可造成睑球粘连（图19-3）。此外，眼睑、泪道的烧伤还可引起眼睑畸形，眼睑闭合不全、泪溢等并发症。

【急救及其治疗】

1. 现场急救　立刻分秒必争地现场就地取材，用大量清水或其他水源彻底冲洗，冲洗时应翻转眼睑，转动眼球，暴露穹隆部，将结膜囊内的化学物质彻底洗出。冲洗时间大于30min，送至医院再行冲洗及进一步治疗。眼部冲洗是处理酸、碱烧伤的最重要一步，及时彻底冲洗能将烧伤减少到最低程度。

2. 后继治疗

（1）早期治疗：1%阿托品每日散瞳。局部和全身应用抗生素控制感染。用糖皮质激素，以抑制炎症反应和新生血管形成。但在伤后2～3周内，角膜有溶解倾向，应停用。维生素C可抑制胶原酶，促进角膜胶原合成，全身可大量口服及静脉滴注，在伤后作结膜下注射，效果较好。

（2）中期治疗：清除坏死组织，防止睑球粘连。如果球结膜有广泛坏死，或角膜

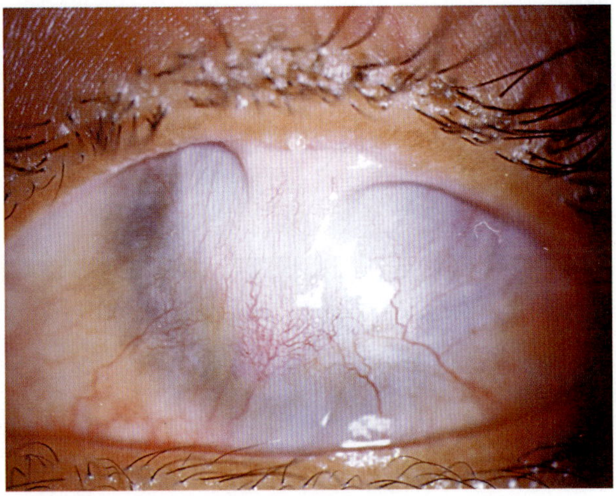

图 19-3 眼球碱烧伤
重度碱烧伤，角膜白斑，新生血管化和睑球粘连

上皮坏死，可做早期切除。若在 2 周内出现角膜溶解变薄，需行全角膜板层移植，并保留植片的角膜缘上皮，以挽救眼球。球结膜缺损较多时可做羊膜移植术，口腔黏膜或对侧结膜移植术。每次换药时用玻璃棒分离或安放隔膜防止睑球粘连。

（3）胶原酶抑制剂应用：可防止角膜穿孔，滴用 2% 枸橼酸钠；或 2.5% ~5% 半胱胺酸等胶原酶抑制剂滴眼。也可滴用自身血清。

（4）晚期治疗：针对并发症进行治疗。如手术矫正睑外翻、睑球粘连分离、角膜移植术等。继发性青光眼时，应用药物降低眼压，或行其他抗青光眼手术。

第六节 眼外伤患者的护理

一、机械性眼外伤患者的护理

【护理评估】

1. 详细询问病史、了解患者受伤经过：包括受伤时间、致伤原因、受伤时的环境、致伤物的特性；了解既往眼病史、既往全身病史、过敏史、受伤后处理史，有无注射抗破伤风血清。

2. 患者性别、年龄、职业、文化程度、视力、全身状况，对治疗及护理的要求。

3. 患者心理状态，经济情况，家庭及社会支持情况。

4. 及时了解各项实验室检查和辅助检查结果。

5. 外伤患儿有无上呼吸道感染等全身麻痹禁忌证。

6. 评估患者自理能力，制定合适的护理措施。

7. 患者及家属是否得到相关眼外伤疾病的健康指导。

8. 了解手术治疗患者的麻醉方式、手术名称和手术情况等。

9. 有无术后并发症。

【护理措施】

1. 心理护理 大多数眼外伤瞬间发生，组织破坏严重，且常因并发症和后遗症而造成更大的危害，从而使患者产生巨大的心理压力，出现不同程度的不良心理反应，如焦虑、恐惧、忧郁等。患者往往难以接受目前的现实，对身心健康的恢复极为不利。护士要同情、关心、安慰患者。主动与患者交谈，了解患者的心理状态，观察患者的态度，情绪是否正常，从而进行有针对性的心理支持和疏导。耐心解答患者所关心的问题，解除患者的焦虑。给患者创造安静舒适的环境，护理操作轻柔、稳妥、使患者获得安全感，以积极的心理状态接受治疗。

2. 角膜异物剔除护理

（1）按浅层角膜异物剔除法剔除异物。

（2）对深层角膜异物，应判断清楚异物的性质、位置、深浅、大小、颜色、形状后再作异物取出，如为极小碎玻璃、火药等可以不取；金属等异物由于位置不同，取出方法也不同。如异物部分外露时，可拨开异物外露部分的周围组织，异物稍松动后，用镊子夹出或用磁铁吸出。如果全陷入角膜实质深层或一端进入前房者，多需住院按内眼手术处理。

3. 外伤性前房积血的护理 外伤性前房积血是临床上常见的外伤性眼病，多为钝性暴力冲击致虹膜睫状体血管破裂，血管渗透性增加或巩膜静脉窦破裂，血液渗透至前房引起。或因锐器穿破眼球，直接损伤血管所致。恰当的治疗和护理对预防继发性出血和并发症非常重要。

（1）体位：卧床休息，取半卧位，以降低眶内静脉压，减轻颈部及眼部充血，并使积血下沉积于前房下方，有利于出血的吸收，便于观察前房积血量的变化，还可避免积血在瞳孔区形成机化膜或引起虹膜后粘连。防血块阻塞上部房角，影响视力。双眼绷带包扎，安静休息，限制眼球转动。在出血停止 2 ~ 3 天后，鼓励患者下床适度活动，如散步，舒展四肢，以促进血液循环，利于积血吸收。

（2）稳定患者情绪：患者受伤后易焦虑、烦躁、激动、而这种情绪激动极易引起再出血和眼压升高。给患者创造一个安静舒适的环境，做好心理护理，指导患者学会自我调节、控制、保持良好的心理状态，配合治疗及护理，必要时遵医嘱使用镇静剂。

（3）病情观察：前房积血对视功能的影响是暂时的，但若继发性青光眼，角膜血染等并发症及眼后段损伤则将造成永久性视功能损害。根据积血液面的情况及陈旧积血和新鲜出血的颜色不同，可判断是否再出血。小量的前房积血，角膜透明度降低，呈暗红色，虹膜上附有血丝；大量的前房积血，虹膜及瞳孔均看不清，形成积血液面；严重出血时前房充满积血，全呈红色；陈旧的前房出血则呈暗红色，甚至黑色。由于红细胞、血小板和纤维蛋白阻塞小梁网或直接损伤房水排出通道，外伤性前房出血的早期和晚期均可发生眼压升高。密切观察眼压变化，及时、准确按医嘱使用降眼压药物。应当避免使用缩瞳剂和肾上腺素激活剂，因为缩瞳剂能增加急性期眼内炎症反应。并注意观察药物的副作用。由于眼球穿通伤或眼球挫伤合并有伤口导致眼内容物外流，或合并有视网膜脱离，患者可出现低眼压情况。大量前房出血，凝血块长期存在，眼压升高和角膜内皮细胞功能不良者易发生角膜血染，角膜血染是由于红细胞降解产物和含铁血黄素进入角膜细胞。如果出现了角膜血染，应该协助医生进行前房穿刺冲洗，消除积血。

（4）按医嘱使用止血药物、糖皮质激素。

（5）做好健康教育：饮食宜清淡、细软、营养丰富、富含纤维素，保持大便通畅。注意保暖，预防感冒；避免眼球受压和碰撞。

二、化学性眼外伤的护理

（一）急救

1. 急救冲洗 争分夺秒地在现场彻底冲洗眼部，是处理酸碱烧伤最重要一步。及时彻底冲洗能将烧伤减到最小程度。应立即就地取材利用自来水、冷开水、井水、河水、池塘水反复冲洗，最好令患者睁开眼对着水龙头，使自来水缓慢流出冲洗结膜囊。也可用脸盆盛水令患者睁开眼将受伤眼置入脸盆水内，并令患者不断转动受伤眼球，使化学物质冲出结膜囊。但也可用茶壶盛水冲眼部，应至少冲洗 30min，如为石灰粉致伤，结膜面留下石灰颗粉粒则不宜用水冲洗，最好先用粘有眼膏的棉签粘取石灰粉后，才用水冲洗。

2. 医院门诊冲洗 接诊患者，简单问诊后，即用 pH 试纸测定结膜囊液 pH。立即用生理盐水冲洗结膜囊，冲洗时应翻转眼睑，转动眼球，充分暴露上下穹隆部，必要时滴 0.5% 的卡因眼液表面麻醉，应用开睑器拉开上下眼睑充分暴露眼球。持续冲洗 5 ~ 10min，如有固体颗粒石灰、漂白粉等，用棉签或小镊子清除颗粒，注意彻底充分冲洗干净。直至冲洗至 pH 为中性。冲洗时患眼保持低位，以免冲洗出化学物损伤健眼。

3. 对于伤后不超过 8h 的碱性化学伤和有严重球结膜水肿或缺血的其他化学伤患者，可行结膜放射状切开和结膜下冲洗术。手术目的在于清除渗入结膜下的碱性化学物；减轻球结膜水肿；引起结膜反射性充血，改善组织缺血以促进上皮组织再生和修复。

4. 碱性物质接触眼组织后，与细胞膜的脂质发生皂化反应，破坏了角膜上皮屏障，能迅速穿透角膜全层而到达眼内组织，产生严重的破坏作用。为减少眼内化学物质浓度，减轻眼内组织损伤，可行前房穿刺术。最好在伤后 1 ~ 2h 内进行，最迟不宜超过伤后 24h。

（二）后继治疗的护理

经过紧急处理后，根据受伤程度，遵医嘱采取综合治疗，促进受损区血液循环，改善组织营养状态，促进组织再生，预防并发症和后遗症。

1. 早期治疗的护理

（1）按医嘱积极抗炎：如果受伤组织反应性炎症较重，早期可适当使用糖皮质激素药物治疗，但伤后一周起应避免使用此类药物，因为胶原酶主要在伤后一周起产生，糖皮质激素会促进胶原酶活性，引起胶原纤维溶解，特别是严重的碱性化学伤，容易发生角膜糜烂，溃疡及穿孔。因此，在化学伤后 7 ~ 10 天以后应避免局部应用糖皮质激素。如果反应性虹膜睫状体炎较重，应加强散瞳，防止虹膜后粘连，散大瞳孔可减轻眼痛。

（2）改善组织营养、促进烧伤面愈合：可用自血或母血的血清滴眼，因血液内含有多种角膜代谢需要的营养物质。结膜下注射自血或母血，可阻止化学物质向眼内渗透，供给受伤组织营养物质，促进组织再生；同时可供给多种维生素；维生素A、B_2可促进角膜上皮再生，大量维生素C对碱性化学伤可改善角膜，结膜的坏血病，促使结缔组织形成，减少角膜溃疡及穿孔的发生率。但一旦角膜开始新生血管形成，即停止维生素C的应用，否则容易发生肉芽组织过快生长。辅助用扩张血管药物，如口服地巴唑、烟酸、毛冬青等，可改善局部血液循环，促进受损组织的修复。

（3）清除坏死组织：可减少毒性分解产物，减轻组织炎症反应，有利于创面修复。清除坏死组织后，可作健眼结膜或自体唇黏膜移植术，使角膜和巩膜通过移植片的桥梁作用获得血液供应，保护角膜和巩膜组织不继续发生坏死。

（4）胶原酶抑制剂的应用：目的是阻止角膜组织溶解，防止发生化学性角膜溃疡，常用的药物有依地酸二钠（EDTA）、半胱氨酸、乙酰半胱氨酸，青霉胺等。EDTA刺激性强，滴眼时痛感较强，应做好解释。半胱氨酸刺激性小，但药性很不稳定，宜现配现用，否则无效。青霉胺与青霉素有交叉过敏反应，有青霉素过敏者禁用。胶原酶抑制剂最好在伤后一周起开始使用。

（5）软性角膜接触镜的应用：用软性角膜接触镜覆盖角膜作为眼包可保护角膜，避免角膜暴露于外界和减少瞬目时的摩擦，有助于促进在接触镜下角膜上皮的再生，既能储存多种必要的药物，还可以延长药物与角膜接触的时间，加速被损伤角膜基质的修复，一般采用间质含有水分但又有一定硬度的软性接触镜。

（6）预防感染：化学伤后常发生大片角膜上皮缺损，特别是碱性化学伤，长时间的角膜上皮缺损，易发生继发性角膜感染，按医嘱用抗生素眼液滴眼预防继发感染。

（7）预防睑球粘连：鼓励患者经常转动眼球，用手指拉下睑眼球向左上、右上方向转动，拉上睑眼球向左下、右下转动。每天3～4次，每次10～15min，直到伤口愈合为止。眼球转动能够清除结膜囊的渗出物，可以防止睑球粘连。前面叙述过的清除坏死组织，进行结膜或黏膜移植术，是比较合理的预防睑球粘连的措施。

（8）预防继发青光眼：严重的化学伤由于眼前段的损伤及色素膜炎大量渗出物，使房水排除障碍，早期可能发生眼压升高。因此要注意眼压变化。后期因眼前段损伤而致房角粘连，可发生继发性青光眼，应注意及时降低眼压，以免导致丧失视功能。

2. 后期治疗　眼化学伤的后期治疗主要是处理晚期并发症，为以后复明治疗创造条件。包括角膜溃疡及合并穿孔的处理，抑制角膜新生血管形成。具体护理参照角膜病护理。

三、眼外伤患者的术前准备

手术护理按内眼手术前、后护理

1. 严重的眼外伤可能伴全身多发性外伤，如交通事故或冲击引起的全身多发性外伤。在进行眼部手术前，必须首先处理明显威胁生命的外伤，并使之稳定。检查体温、呼吸、脉搏、血压等情况。

2. 角巩膜裂伤的眼球，眼内组织有经伤口被挤出的危险，从而进一步加重损伤。应避免压迫眼球，牵拉眼内脱出的组织，应用眼罩保护眼球。

3. 24h内对伤口进行处理是最合理的时限。对需全身麻醉的患者必须令其禁食、禁饮水。

4. 眼外伤后，眼内炎是穿孔性眼外伤最严重的并发症。发生眼内炎者预后极差。所以必须对所有穿孔性眼外伤患者进行预防性抗生素治疗。

5. 眼外伤患者所面临的另一种威胁生命的潜在因素是感染破伤风杆菌芽孢。对眼外伤患者常规预防性注射抗破伤风血清是必要的。应用前必须做过敏试验，以防过敏反应。

6. 怀疑被异物穿破的眼球，在一般的眼部检查后，首先要作眼眶正、侧位 X 线照片。

7. 术前解释时要患者了解任何眼球穿破性外伤，存在着交感性眼炎的危险。

【出院指导】

1. 眼球穿通伤患者出院后要定期复查，定期做眼底检查。未受伤眼一旦出现畏光、流泪、疼痛、视力下降时，及时就诊。警惕交感性眼炎的发生，以免延误治疗。

2. 学校、家长需相互配合，加强对儿童监护和安全教育。雷管和爆竹是我国儿童致伤的主要原因，节假日期间更应加强对儿童的安全教育，预防眼外伤的发生。

3. 从事对眼及面部有潜在危险的工种，要戴上防护面罩或防护眼镜。

第二十章

眼科手术室的要求与设备

手术室是眼科患者进行手术治疗的重要场所。由于眼科手术多数是在抵抗力很低，血管组织较少的眼球组织上进行，而且手术比较精细，一旦感染即可造成失明的后果。因此，必须树立严格的无菌观念，严格遵守无菌操作原则，防止手术感染。另外，手术室的合理安排、科学布置也很重要；对于照明，手术器械管理等的要求也较为严格。

第一节　手术室的布局与要求

一、手术室的位置选择

手术室应尽可能设在较高楼层，安静、清洁的地方，以减少污染，并成为独立系统。此外，手术室的位置，尽可能与放射、检验、病理科室和血库相邻，距离病区不宜太远，接送患者方便的地方。在农村因地制宜，选择离公路、厕所、牲畜栏较远而又光线明亮、室内外环境清洁的地方作手术室。

二、手术室的区域划分

1. 手术室分区　手术室布局要合理，并将其划分为三个区域：非限制区、半限制区和限制区。根据手术室内部装备及空调系统将手术室分为普通手术室和洁净手术室；根据层流装置的级别不同可分为特别洁净、标准洁净、一般洁净手术间。各区域应设明显标识，防止交叉感染。工作人员入室处最好有风淋通道设施。患者出入手术室时应更换手术推车，在没有条件的医院可铺洒有消毒液的地毯，以减少推车带入的灰尘。①非限制区包括换鞋处、厕所、浴室、更衣室、污物室；②半限制区包括办公室、值班室、敷料室、器械室、洗眼间、麻醉仪器室、复苏室和洗涤室；③限制区包括手术间、洗手间、无菌敷料间及限制区的洗涤间。各区之间应有门相隔。无菌间和一般手术间必须分开，手术间与洗手间分开，两手术间当中应设有一洗手间。限制区和半限制区均应另设有洗涤间，各区的清洁工具应严格分开，不得交叉使用。

2. 手术室质量要求　层流洁净手术室空气中细菌总数≤10cfu/m^3，无金黄色葡萄球菌、溶血性链球菌；普通菌手术室空气中细菌总数≤200cfu/m^3，无金黄色葡萄球菌、溶血性链球菌；达到此目标可降低手术室的感染率。

三、手　术　间

1. 眼科手术多属无菌手术，因此应将外眼手术间与内眼手术间分开，以防发生眼球感染。无菌间和内眼手术间设在远离出口处的一端，玻璃体和视网膜手术间与眼前段手术间相对分开。条件允许者内眼手术间设置空气层流净化系统并装有感应门。有条件的应另备一间有菌手术间，进行感染性眼部手术，如化脓性眼内炎、眼内容剜出术、泪囊炎和角膜溃疡等手术。

2. 手术间的形式、大小、设置、墙壁粉刷装修等可根据具体条件而定。手术间通常 3×4 平方米即可，大手术间在 34～40m^2。手术间的墙壁，通常为淡绿色或淡蓝色，窗户应为双层玻璃，外层装有纱窗。为避免阳光直射，其中一层应为磨砂或茶色玻璃。地面平滑并有一定的倾斜度及排水系统以便消毒、冲洗和排水。门应无门槛，以便于车床进出，最好采用自动感应开启的电动门，避免用扇形摆动的弹簧门，以防止气流使尘土及细菌飞扬。屋顶墙角和地面与墙壁之间连接处应成弧形，防止灰尘聚集。

3. 手术间内有空气及供暖设备，但禁止使用明火取暖。手术间保持 22～26℃恒温，相对湿度 50%～60%。手术间设有对讲系统、闭路电视、音响系统。手术室除使用公用电源外，还应配备应急发电装置，以防突然停电。

四、洗　手　间

为参加手术人员在术前清洗、消毒手和前臂的房间。洗手间离手术间不应太远，以防洗手后发生污染。洗手间内应有冷热水及自动感应开关、刷手肥皂、无菌刷、无菌擦手巾、时钟、醇类手消毒剂（如诗乐手术消毒液和碘伏等）、自动干手机、指甲剪刀。

五、手术室的常用设备

1. 照明系统　眼科手术比较精细，眼科手术的照明十分重要。根据条件，可用立地式四灯无影灯；外眼手术间常用座地式反光灯。此外，尚需准备照明手电筒、深部照明灯或额灯，以便临时需要以及作眼眶及深部手术补充照明用。

2. 手术床、坐椅和器械台　眼科手术床的要求一般不高，因为眼科手术不需要有特殊体位的转动。手术床的高度一般以 65～80cm 为宜，并能根据手术需要，升降手术床，以方便术者坐姿情况下，脚踩器械踏板后能舒适自由在手术床下伸展。坐椅最好采用有靠背及能用脚控制升降的旋转椅以便调整高度适应手术者的需要。器械台通常装有三个轮子，能高低升降，手术时能放在患者胸前部。

3. 此外，手术间还应配有直接检眼镜、间接眼底镜、阅片箱、手术显微镜、电透热器、手术放大镜、电磁铁吸引器、输液架、药品架、时钟、污物桶、多个踏脚凳等。

六、手术室的常用药品

手术室内常用物品，应放在药架上，标签清楚，位置固定，定期更换，随时补充。

1. 常用注射液有　2% 利多卡因、0.75% 布比卡因、耐乐品、1% 毛果芸香碱、0.1% 肾上腺素，0.9% 氯化钠、妥布霉素注射液、地塞米松注射液。

2. 常用的滴眼剂有　0.5% 的卡因、爱尔凯因、1% 阿托品、5% 新福林、复方托品酰胺和美多丽。

3. 常用眼膏有　1% 阿托品眼膏、1% 毛果芸香碱眼膏、妥布霉素眼膏。

4. 常用的染色和消毒液有　1% 荧光素溶液、1% 龙胆紫、75% 酒精，碘伏溶液等。

七、手术室的急救物品

手术室内配有心、肺、血压的监测设备，供氧系统、吸痰设备，急救药物及用品等。

八、敷　料　室

敷料室内设有敷料柜、准备包扎敷料用的工作桌及包装手术包、剪刀。常用的敷料有棉签、纱布、眼垫及各种缝线。无菌敷料室的门窗密闭良好，并有通风设备。无菌物品及敷料柜要有门，无菌物品按包名、消毒日期有序放置，无菌包内及外表标示清楚，要有明确显示已灭菌指示卡或指示带。

九、洗　涤　室

洗涤室设有良好的供、排水系统，室内配有洗衣机、干衣机、超声洗涤机等。污染物品与一般物品分池洗涤，标志明显。污染物品的洗涤程序为消毒-刷洗-消毒，一般物品先泡后洗，刷洗后自然干燥或烘干。

第二节　手术中常用物品

一、布　　类

1. 布巾　常用于包装手术器械及包裹手术患者的头发。布巾有两种规格：大布巾面积 85cm×65cm；小布巾面积 75cm×55cm。

2. 孔巾　用以遮盖眼部手术野以外的周围皮肤。孔巾的洞开布巾的正中央，大小为 8cm×6cm 的竖椭圆形孔。孔巾有两种规格：大孔巾面积 120cm×90cm；小孔巾面积 67cm×43cm。

3. 围巾　用以遮盖眼部手术野以外到胸前的部分。围巾的洞开在布巾长 1/3 正中，大小为 9cm×6cm 的横椭圆形孔。围巾面积 110cm×90cm。

4. 中包布　双层布制成，用于包手术器械、手套、敷料等，面积 75cm×75cm。

5. 大包布　双层布制成，用于包手术大衣、敷料等，面积 100cm×100cm。

6. 布套　手术中使用直接检眼镜、电磁吸器、电透热器、电动角膜刀、冷凝器等，用消毒布套将上述仪器套入，免受污染。面积 100cm×8cm，一端全开口，另一端在中间开小口。

7. 台套　器械台可套入消毒台套内，放在患者胸前部，方便术中取用器械。规格按器械台尺寸稍加宽制成，上层较下层长，可将器械台升降部分遮盖，上层长 112cm、下层长 58cm、宽 46cm。

二、敷　料　类

眼科敷料，是眼科手术和治疗时的必须物品，医务人员都应掌握使用和制作方法。

1. 眼垫　眼垫必须用柔软、有吸水性、外层为细纱布的棉垫制成，眼垫不宜太薄、厚度要适中，不宜过厚或过薄，其长、阔、厚约为 6.5cm×5.5cm×1cm。眼垫供包封眼用。

2. 棉签　常用于手术或治疗的蘸血或消毒，我院常用的有以下三种。

(1) 小棉签：手术时蘸血及治疗用，长约 6cm，棉头粗约 0.3cm。

(2) 中棉签：用途较为广泛，常用皮肤消毒、换药等，长约 12cm，棉头粗约 0.7cm。

(3) 大棉签：用作消毒手术野的皮肤，长约 12cm，棉头粗约 1.2cm。另外，有棉头松散的大棉签，用于泪囊鼻腔吻合手术前塞鼻道。

3. 棉片　将脱脂棉卷展开，分开数层，用 2% 硼酸水浸湿，拧干后，剪成拇指头大小方块，再将小方块撕开数层，形成许多小片即成。棉片也可利用眼垫剪下的零星棉絮片制成。棉片常用于外眼手术中抹血及眼科治疗。

4. 方纱　手术时蘸血或敷盖手术野用，面积 7.5cm×6cm。

5. 胶布　固定眼垫用，长约 12cm，约宽 0.8cm。

6. 绷带　包扎眼部用，长 6m 宽 4.8cm。有棉纱绷带和弹力绷带两种。

7. 棉垫　用于包封植皮手术取皮区皮肤，大小约 20cm×10cm。

三、缝　　针

眼科常用的缝针，按其针头截面的形态可分为圆头针及切割针两类；根据其用途和手术方式不同可再分为常用的普通手术缝针和显微手术缝针两大类。

（一）常用的普通手术缝针

1. 3/8 弧长 3×6 三角针或铲形针　用于一般的角膜及巩膜缝合。

2. 3/8 弧长 4×8 三角针或铲形针　用于巩膜及睑板缝合。

3. 3/8 弧长 6×17 三角针　用于皮肤缝合。

4. 3/8 弧长 9×28 三角针　用于五针一线内翻矫正手术。

5. 3/8 弧长 4×12 圆针　用于结膜或黏膜缝合。

6. 3/8 弧长 4×8 圆针　用于结膜或黏膜缝合。

（二）显微手术缝针

角膜、巩膜、眼眶骨膜及睑板等组织结构坚韧，用园针较难穿透，使用针头的边缘具有切割组织性能的设计，能迅速容易地穿过这些组织，且损伤小，这些针统称微尖针。

1. 微尖针　针头扁平部直径极细，针尖锐利有良好穿透性，且针头具有不切割组织的优点。

2. 微尖复合针　针头弯曲或独特的几何形状，以便能准确地缝合角膜睑缘等特殊解剖部位。

3. 微尖铲形针　针头的截面呈倒置的扁梯形，针头薄而扁平，极易穿透角膜和巩膜组织，用于白内障及角巩膜手术中。

4. 铲形针　针头的截面与微尖铲形针相似，主要用于需要加固缝合又不切割组织的情况。

5. 微尖 X 铲形针　它的设计与微尖铲形针相同，但针体的切刃部分加长，并采用先进的膛磨技术加工，大大增强了穿透组织能力。

6. 微尖反切割针　针头的截面呈反三角形，其切刃仅位于针体弯曲部分的外侧，从而避免了缝针针尖穿过组织时切割组织的可能性，并提高缝针抗弯强度。

四、缝　　线

眼科手术缝线可分为天然及合成材料两大类，每一类又可按其在组织内存留的时间及性质分为可吸收和不可吸收的缝线。制作眼科缝线的材料有蚕丝、动物肠纤维、不锈钢丝、鼠尾纤维及人工合成纤维。

（一）一般眼科手术缝线

常用丝线。这种缝线具有柔软、打结牢固、不易松脱及易染色等特点。

1. 1 号缝线　用于皮肤缝合。

2. 4 号缝线　用于五针一线内翻矫正术。

3. 0 号缝线　用于巩膜缝合。

4. 1-0 号缝线　用于巩膜缝合及眼肌缝合。

5. 3～5-0 缝线　用于结膜、黏膜、泪囊及睑板缝合手术。

（二）显微手术缝线

根据缝线在组织中存留的特性分为不可吸收缝线和可吸收缝线两类。

1. 不可吸收线　眼科手术中使用的进口缝线主要是 5-0 的聚酯（polyester）缝线（爱惜邦 W893，强生公司）。缝针直径 0.34mm，1/4 园，8.0mm 长的双铲形针。线的颜色为白色，直径 0.1～0.149mm，长 45cm，在体内不降解。主要用于缝合固定硅胶块、巩膜伤口的修补和缝合眼外肌。

2. 可吸收缝线　术中常用有 6-0，7-0 和 8-0 的可吸收缝线（薇乔缝线，强生公司）。其材质为聚糖乳酸 910（polyglactin910），在体内逐渐分解，缝线强度逐步降低，但有效强度维持 28～30 天左右。在缝合后的第 5 周，缝线强度完全消失。在术后 56～70 天，材质完全被吸收。各种缝针的具体数据如下（爱惜康试验室提供）：

（1）6-0 可吸收缝线（薇乔 JW570G）：1/4 园，弧长 8.5mm 的双铲形针。缝线直径 0.070～0.099。适合缝合巩膜穿刺孔和眼外肌，也用于巩膜破裂伤口的补充缝线。

（2）7-0 可吸收缝线（薇乔 W9561）：3/8 园，弧长 6.5mm 的双铲形针。缝线直径 0.050～0.069mm，长 30cm。用于关闭巩膜穿刺孔和缝合结膜切口，可用于其他巩膜伤口缝线之间补充缝线。

（3）8-0 可吸收缝线（薇乔 W9560）：3/8 园，弧长 6.5mm 的双铲形针。缝线直径 0.04～0.049mm，长 30cm。主要用于关闭结膜伤口。

第三节　常用手术仪器

一、手术显微镜

1. 工作原理　应用多倍放大的原理，使术者能够清晰地看到组织的微小结构，精确地进行手术。

2. 手术显微镜的种类　手术显微镜的种类很多，有 TOPCON OMS 系列的手术显微镜、LEICA M 系列手术显微镜、VISU 手术显微镜（图 20-1）、SOM 2000D 眼科手术显微镜（图 20-2）。

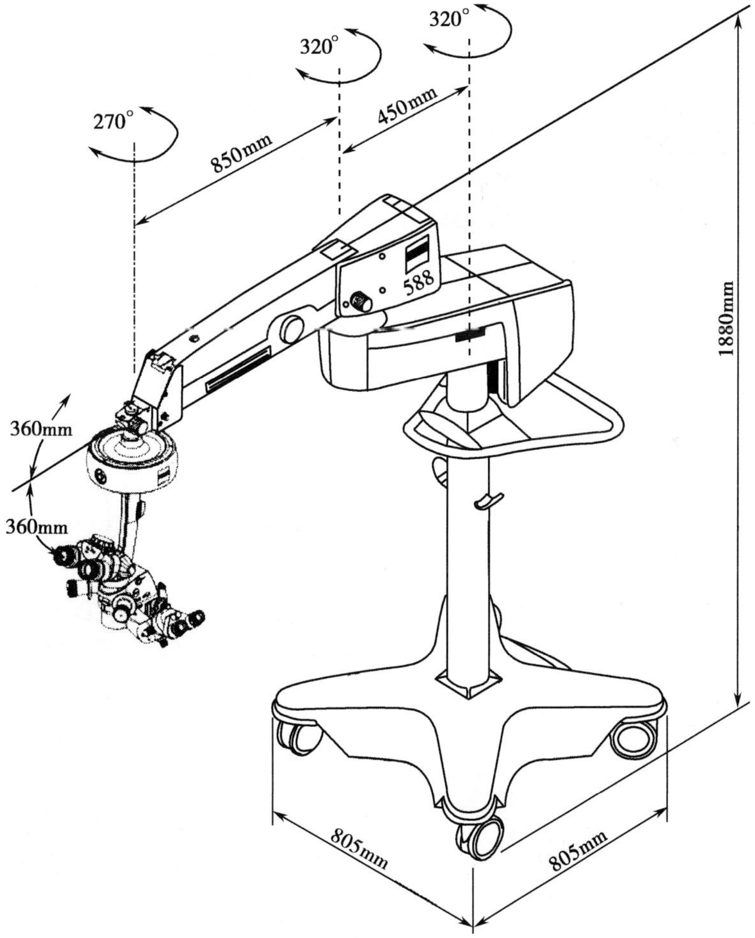

图 20-1　VISU 200 手术显微镜

3. 手术显微镜的结构　眼科手术显微镜均为双目显微镜，由观察系统（图 20-3）、照明系统、控制系统、支架系统、附属设备组成。

4. 手术显微镜的使用方法

（1）连接电源，摆好适当位置，将脚踏放于手术医生脚下。

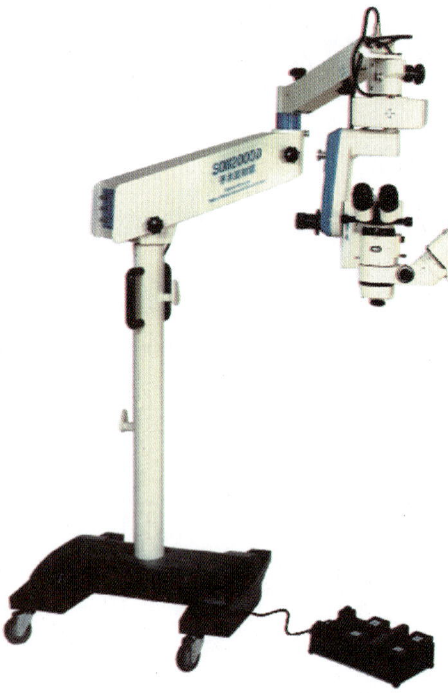

图 20-2　SOM 2000D 眼科手术显微镜

（2）松开显微镜关节，打开电源，将亮度调到合适位置。

（3）将显微镜移至手术野，根据清晰度上下调动。

（4）固定显微镜关节。

（5）根据术者的屈光状态调节术者所用目镜的屈光度。

（6）调节双目镜的距离与术者的瞳距一致。

（7）调整微焦至清晰，即可施行手术，术中根据操作的部位调整物镜角度和光源亮度。

5. 手术显微镜使用注意事项

（1）使用时，将各个关节的旋钮拧紧。

（2）调节光源时应从最小的亮度开始，使用完毕应将亮度调至最小的亮度方可关闭电源，以延长灯泡的使用寿命。

6. 手术显微镜的维护和保养

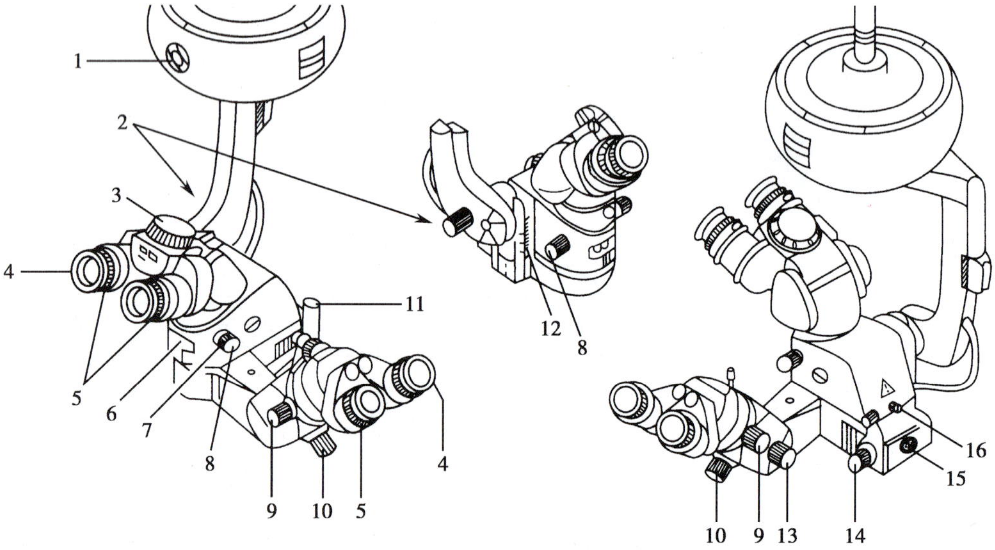

图 20-3　VISU 200 手术显微镜观察系统

1. 自动复位按钮　2. 调节镜头倾斜度旋钮　3. 调节瞳孔间距旋钮　4. 可调节目镜罩　5. 屈光矫正环　6. 无级放大系数显示窗　7. 设定眼底红色反射光照明旋钮　8. 磁控开关　9. 助手显微镜放大倍数旋钮　10. 助手显微镜焦距调节旋钮　11. 设置 6°照明扳手　12. 镜头聚焦标记　13. 助手显微镜上下转动锁定螺丝　14. 光栅旋钮　15. 导光纤维接口　16. 助手显微镜水平旋转锁定螺丝

（1）手术显微镜属精密仪器，应定位放置，由专人负责保养。

（2）经常注意防尘，非使用时应用防尘套罩住整个显微镜。

（3）防止振动和撞击。每次使用完毕后或推动时，收拢各节横臂，拧紧制动旋钮，锁好底座的固定装置。

（4）保持光学系统的清洁。镜头应用拭镜纸擦拭，透镜表面定期用软毛掸笔或橡皮球将灰尘掸除或吹去，然后用脱脂棉蘸95∶5乙醚和无水酒精混合液轻抹拭镜头表面，切忌用手或硬质棉织物擦拭。

（5）注意保护导光纤维和照明系统。导光纤维系统是手术显微镜的重要部分，使用时勿强行牵拉和折叠，用毕后注意理顺，不要夹压或缠绕于支架。导光纤维的两端要定期清洁，防止污染和灰尘沉积。

（6）注意防潮湿、高温、温度剧变和含有酸碱性的空气污染显微镜的空间。

（7）保持仪器的干燥性。保持手术间的相对湿度不超过60%～65%。

（8）保持各部件的密封性。防止仪器暴晒、火烤，严禁随意拆卸目镜、示教镜等可卸部分，拆卸后立即加防护盖，以免外界的潮湿气流进入仪器内，造成仪器内部发霉、生锈。

（9）手术显微镜大多数功能均受脚控开关控制，使用时勿猛踏快踩或用力太大。用毕把连接线理顺并把脚踏挂好。

（10）手术显微镜设登记本，每次使用后用作登记。

二、超声乳化仪

1. 工作原理　利用超声波的高频震动对晶状体核及皮质进行粉碎、乳化后吸收。

2. 基本功能　尽管有多个厂家生产的不同型号的超声乳化仪，但其基本功能包括灌注、抽吸和超声粉碎。

3. 使用方法

（1）连接电源线，打开电源开关。

（2）备好灌注液及其管道。

（3）连接好灌注、吸引管及其他连接线、排尽管道内的空气并测试超声乳化仪的功能。

（4）根据手术医生的习惯设置超声乳化仪的参数，选定最大的超声乳化能量和最大的灌注抽吸的吸力。

（5）选择PHACO，即可进入超声乳化状态。

（6）使用完毕，关闭电源开关，拔去电源插头。

4. 使用注意事项

（1）灌注压的高度一般为60～70cm，术中密切观察灌注液的流速，根据手术需要及时配合医生调整灌注瓶的高度。及时更换灌注液，更换时告知手术者一起配合。

（2）根据手术需要适当调整超声乳化的能量。能量太低，可使晶状体核粉碎发生困难、降低能见度，阻塞手柄的管道系统；能量太高，易造成角膜损伤和晶状体后囊膜破裂。

（3）超声乳化手柄是精密器械，禁止撞、碰、摔，以免损伤压电晶状体。

5. 仪器保养

（1）使用完毕，用灭菌注射用水彻底清洗超声乳化仪（一般用500ml的灭菌注射用水），并将仪器吹干。

（2）超声乳化手柄、I/A手柄、各种管道用毕，用蒸馏水冲洗管腔，然后用氧气吹干，以保证各管道通畅。

（3）由专人负责，定期进行检测，保证仪器的性能。

三、双极电凝镊子

1. 工作原理　双极电凝是通过双极镊子的两个尖端向机体组织提供高频电能，使双极镊子两端之间的血管脱水而凝固，达到止血的目的。

2. 使用方法

（1）连接电源线，接好脚踏板线路。

（2）打开双极电凝开关，检查机器性能。

（3）连接双极电凝线。

（4）根据手术需要调节合适的输出功率。

（5）使用完毕，将功率归零，关闭开关，拔除电源，撤下脚踏及电源线的接头。

3. 使用注意事项

（1）功率设置根据手术需要适当调整。功率过高会增加产热和镊子间的阻抗，造成镊子表面焦痂。

（2）手术中，双极镊子如有血痂只能用盐水纱布擦拭，严禁用刀片等硬物刮除。

（3）使用时保持组织湿润，无张力，可在术野持续滴少许生理盐水，以保持术野的洁净及避免高温对周围组织的影响，减少焦痂与头端粘附。

4. 仪器保养

（1）专人负责，定期检查，确保性能。

（2）为保持双极镊笔的绝缘性能的完整及功能良好，要用保护套保护好双极笔头并与普通器械分开放置。

（3）双极电凝踏板用塑料袋装好，以保持脚控开关的清洁、干燥。

四、玻璃体切割机

玻璃体切割机有多种机型，在国内最常用的是Accurus玻切机（图20-4）和Millemnium玻切机（图20-5）。

（一）基本结构

1. 控制界面　是一种非常直观的人机对话屏，玻璃体切割机的所有功能均显示在界面上，可通过触摸式按键进行设置或调节（图20-6）。

（1）综合功能区：综合功能选择键：有5个触摸键，从上到下分别是：注入或灌注压力键，气/液交换键、电凝键和光纤照明的灯源键（2个）。

综合功能调整键：可用来上下调整选中综合功能的数值。

综合功能显示屏：显示当前功能的设定数值。

（2）彩色液晶显示和触摸屏：用图标、箭头和数值显示有关工作模式和系统状态。

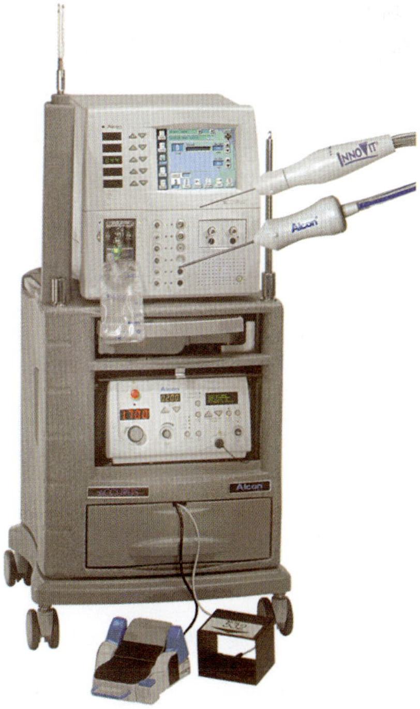

图 20-4　**Accurus 玻切机**

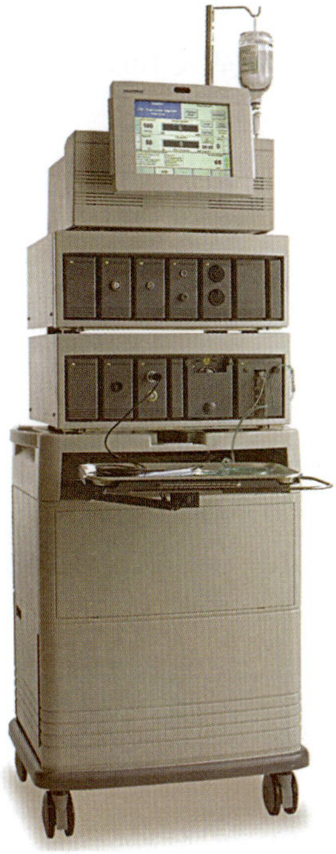

图 20-5　**Millemnium 玻切机**

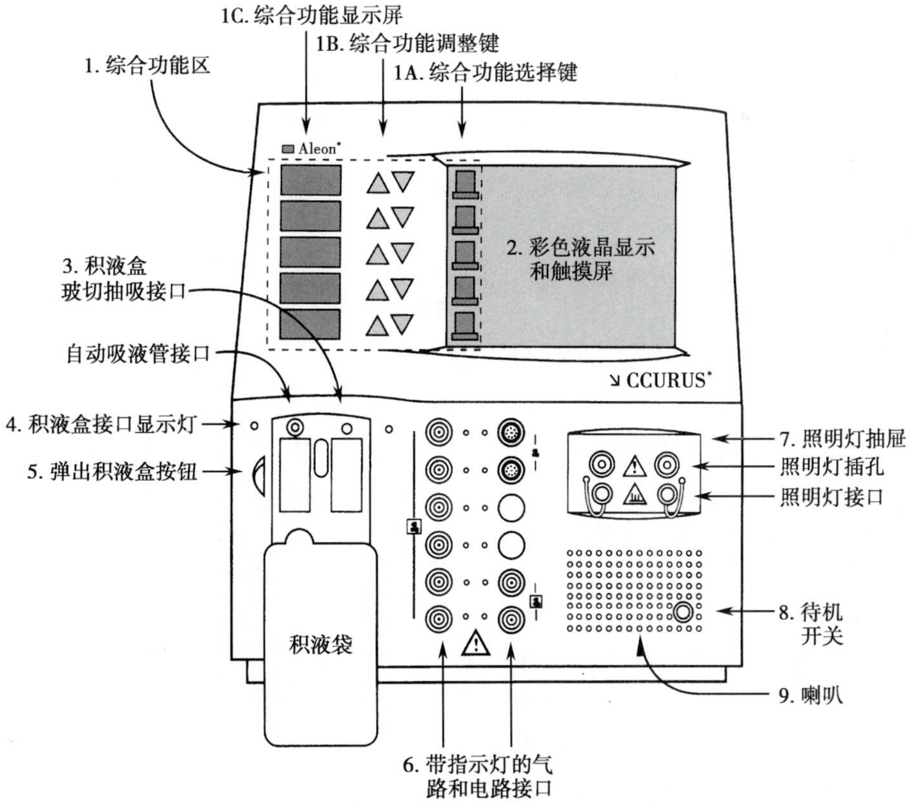

图 20-6　**Accurus 玻切机的控制界面**

（3）带抽吸和灌注接口的积液盒：可将系统产生的真空、抽吸的液体传送到小收集室中，收集室又不断地将抽吸的液体排入挂在积液盒前面的密封积液袋内，防止液体外溢。

（4）积液盒接口指示灯：灯亮表示显示积液盒接口正在工作。

（5）弹出积液盒按钮：按下按钮，可打开固定积液盒的插销，取下积液盒。

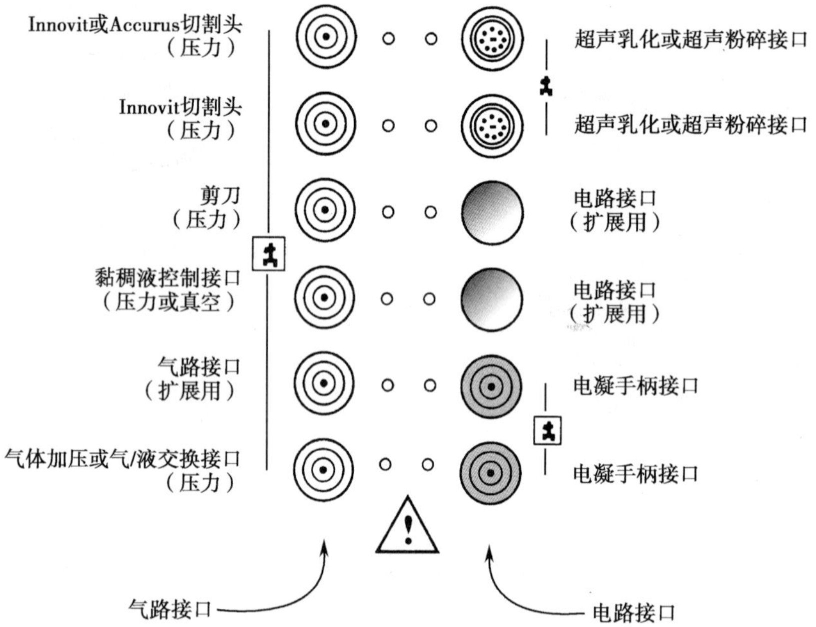

图 20-7 Accurus 玻切机的气路和电路接口

（6）气路和电路接口：接切割头、气动剪刀、硅油注吸和气/液交换、超声乳化或晶状体粉碎手柄、电凝插头（图 20-7）。

（7）照明灯抽屉：打开抽屉可更换导光纤维的照明灯。

（8）待机开关：按此开关，玻切机进入休眠状态。

（9）喇叭：发出声调和确认音，向操作者明确提示系统工作状态。

2. 脚踏控制板　由一个脚踏板、左右水平开关、左右垂直开关和两个后跟开关组成（图 20-8）。

3. 管道系统　包括切割系统（图 20-9）、照明系统（图 20-10）、气/液交换系统、眼内电凝系统、超声粉碎系统、气动眼内剪和自动硅油注入或吸出系统。

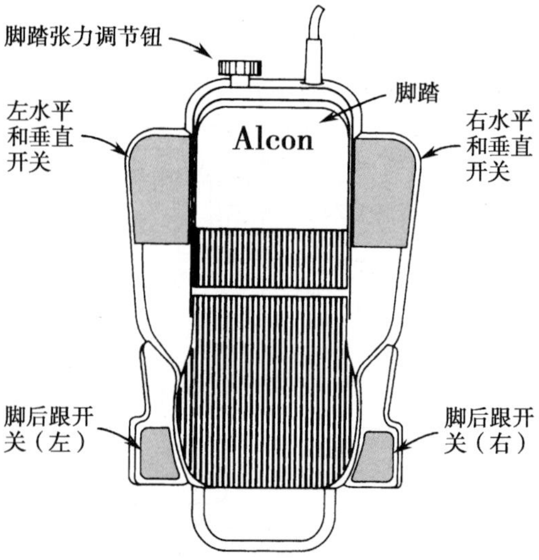

图 20-8 Accurus 玻切机脚踏控制器

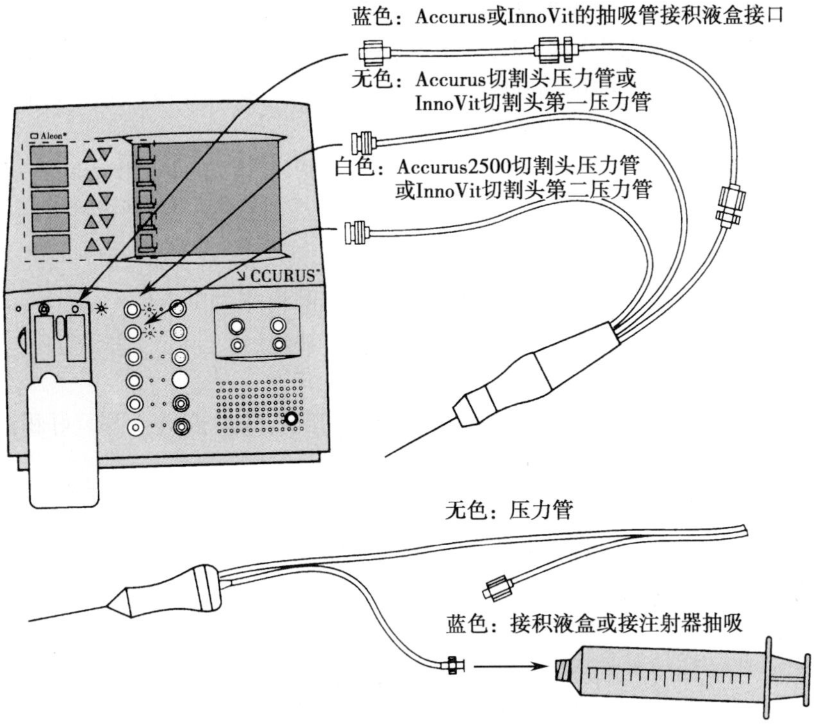

图 20-9　玻切机切割系统

（二）主要功能

1. 能进行前及后段玻璃体切除。

2. 作眼内及眼外双极电凝。

3. 眼内灌注及吸引的速度均可由机器控制，且切割口具有微量反吐功能。

4. 眼内光纤照明。

5. 可进行眼内气体/液体交换及维持稳定的眼压。

6. 可连接气动眼内剪使用。

7. 能进行晶状体超声乳化或粉碎术。

8. 自动硅油注入和取出功能。

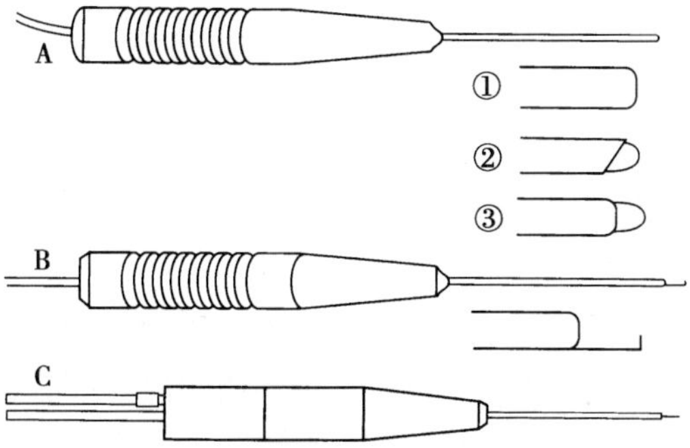

图 20-10　导光纤维

A. 普通导光纤维头①和广角照明头②和③；B. 带剥膜钩的导光纤维；C. 带吸引和电凝的导光纤维

（三）技术指标及特性

玻璃体切割机主要由电路及气路两大系统构成：

1. 本机器的电源，可采用民用的电压。

2. 气源一般采用氮气，压力为 6.33 ~ 8.44kg/cm^2。

3. 切除速度为 0 ~ 2500 次/分，博士伦玻切机为线性，切除的最大速度可以控制。

4. 负压吸引力为0～400mmHg，线性，最大负压也可以控制。

5. 光纤照明的强度为0～100%。

6. 气动眼内剪刀有三种运动的子模式：比例模式、多次剪切模式、膜剥离剪模式。后两种模式的剪切频率为1～400次/min。

7. 眼内电凝的主机产生常用频率为340±17KHZ的电流，使用时可按百分比调节增减。

（四）操作方法

1. 连接气源及玻璃体切割机的电源，将脚踏控制板放于术者的右脚下。

2. 检查气源的余气开关是否已关紧。打开气源开关，待气源压力升至6.33～8.44kg/cm^{2}时，打开玻切机的电源开关。

3. 待仪器自检完毕，选择前段或后段玻璃体切割切除功能键，并装好积液盒。

4. 根据手术需要设置各种参数。

5. 连接好灌注系统、切割系统（图20-9）。

6. 将切割头放入盛有液体的小杯中，检测切割性能。

7. 根据手术需要连接其他管道系统，（如：气体/液体交换系统、眼内电凝系统），并设置好参数。

8. 手术完毕，关闭各系统的开关，取出积液盒，并退出仪器的主屏幕。

9. 关闭玻切机电源，再关气源的开关，并放气源的余气。

10. 将脚踏控制板收好，连接线理顺。

（五）注意事项

1. 只有当气源的压力达到6.33～8.044kg/cm^{2}时，玻切机才能开始正常的工作。

2. 根据需要调节导光纤维的亮度，高照明亮度易损坏灯泡和增加光对视网膜的毒性。

3. 术中要适当调整灌注瓶的高度，密切观察灌注液的流速，及时更换灌注液。

4. 积液袋液体满时及时更换。

5. 只有开放灌注系统后才能进行玻璃体切除。

6. 装有心脏起搏器电板的患者，做眼内电凝可对起博器及其功能产生不可修复的损伤，甚至会导致患者心室纤颤。

7. 术后要对粉碎手柄进行清洗，用蒸馏水冲洗管道和手柄2～3次，最后用高压气体清除管道和手柄内的水分。如果没有正确的清洗操作，可能会残留组织碎片或灌注液的盐分，永久性损伤手柄，或影响无菌环境。

8. 不能对超声粉碎手柄做超声清洗，否则会导致不可恢复的损坏。

（六）仪器的维护与保养

1. 专人负责，定期检测。

2. 操作人员要熟练掌握操作程序及仪器的各种性能。

五、冷　凝　机

（一）结构和原理

1. 结构　①冷气源：是用钢瓶贮藏的CO_2高压气体。②主机：起着控制和显示冷凝参数的作用。③脚踏开关：控制冷凝的开关（图 20-11A）。④冷凝头：通过高压管道与主机相连，有多种规格型号，一般头部的直径在 2～2.5mm 之间，小儿冷凝头直径较小，直径是 1.5mm（图 20-11B）。

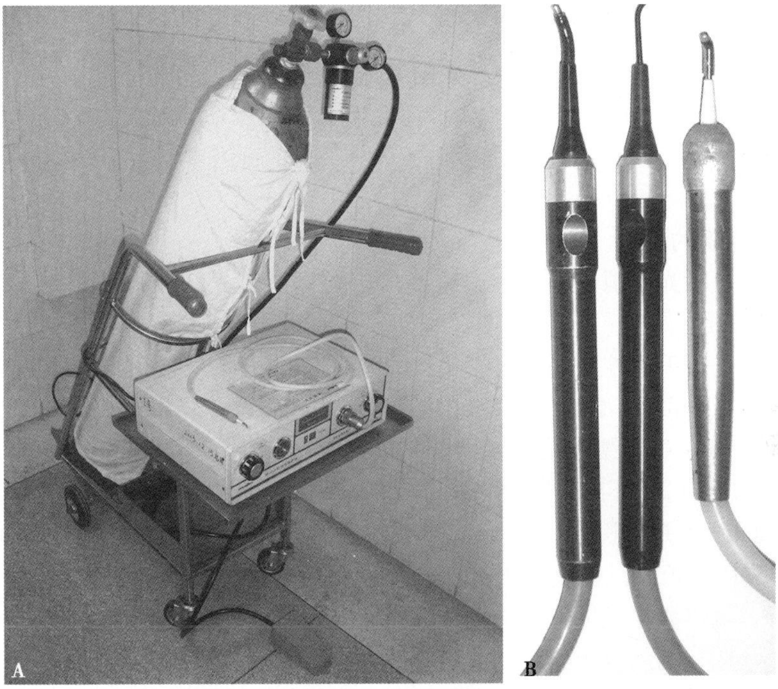

图 20-11　冷凝机

A. 冷凝机　B. 冷凝头：左边是进口常规冷凝头，中间是小儿用的冷凝头，直径比常规冷凝头小，右边是国产冷凝头

2. 原理　冷凝手柄内是双层气体循环，有进气和出气通路，高压气体通过小气孔进入冷凝头端，并在此处膨胀，产生低温效应，然后通过出气管通排出。冷凝头内还有耦合电极，提供热量，当停止冷凝时，及时进行解冻。

（二）使用范围

用于预防裂孔性视网膜脱离，治疗裂孔性视网膜脱离、渗出性视网膜脱离、早产儿视网膜病变和眼内肿瘤。

（三）使用方法

1. 按要求接好冷凝管，打开冷凝机电源开关。

2. 拧开 CO_2 贮气钢瓶阀门，将钢瓶上的泄压阀打开，将压力调到绿色表示的范围，一般在 4.5～6mpa 之间。

3. 转动主机上的调压旋钮到 45～60bar，不超过 60bar。

4. 将脚踏放在手术者的右脚，踩下脚踏开关，测试冷凝头是否有结霜，还要注意结霜是否迅速，是否达到所需强度，松开脚踏开关，测试解冻是否迅速。

5. 使用完毕，关闭 CO_2 贮气钢瓶阀门。

6. 踩下脚踏开关，放出 CO_2 贮气钢瓶的余气，关闭冷凝机电源开关。

（四）使用注意事项

1. 冷凝头温度不够低（-70～-75℃）时，要检查钢瓶贮藏的 CO_2 气体是否不够。

2. 卸下冷凝手柄时不可使用暴力，以免拧断冷凝手柄。

3. 冷凝头的管道勿扭曲、折叠。

（五）仪器的保养

1. 定期检查仪器的性能及钢瓶贮藏的 CO_2 气压。

2. 专人负责。

六、眼科激光机

（一）激光机的结构

1. 主机 是激光光源发生器，通过接口与控制器、光纤和脚踏相连。现以科医人激光机为样机介绍。

2. 控制器 用于调控激光输出的参数。曝光时间（time 上下键）可在 0.01～1s 变动；曝光能量（power 上下键）可在 50～1000mW 之间调节；Repeat 键选择单发还是连续发射，有 A、B、C 连续和结束四档，A 档连续率最慢，C 档连续率最快，B 档连续率适中，通过按键可循环出现四档；Reset 键是计数复位键；Aim 上下键用于调节瞄准光的亮度；status 键是待机（stard by）和准备发射（ready）的转换键；Color 键用于选择发射哪种颜色激光束，有绿色（green）和蓝绿色（all）两种选择。

3. 光纤 输出激光能量，通过光纤头释放能量，产生光凝效应。

4. 脚踏 用于控制激光的发射，如果设置发射为单发，踩一次脚踏产生一次发射，持续踩住脚踏也不会再有发射。如果设置为连续发射，单踩脚踏一次也可呈单次发射，如果持续踩住脚踏可连续间断发射激光。

5. 附件 眼内光凝保护器连接在手术显微镜的光路上，医生无需戴防护眼镜。如果没有，主刀和助手均要戴防护眼镜才能操作光凝。

（二）使用方法

1. 连接电源，打开激光机主机的电源开关。

2. 把脚踏放于术者的脚下。

3. 连接光纤。

4. 打开激光机，待机器进行自我检测。

5. 调节好曝光时间、曝光能量、间隔时间及激光束颜色，将 Reset 键复位。

6. 按下“ready”键，可以进行眼内光凝操作。

7. 操作完毕，记录曝光时间、曝光能量及次数，关闭激光机开关再关闭主机电源开关。

（三）使用注意事项

1. 激光辐射对人眼有一定损伤，进行激光操作时要戴上具有防护作用的眼镜。

2. 进行光凝前，应常规检查激光参数，将计数器复位到零。将激光机设置成待机状态（stand by 照亮），以免意外发射伤及眼内正常组织，在一切都准备妥当后再转换成治疗状态（ready 或 treat 状态）。

3. 光纤勿扭曲、折叠，否则影响导光。导光纤维头端被污染时，输出能量下降，应更换新的光纤。

（四）激光机的保养

专人负责，定期检查仪器的性能及光纤的完整性。

七、玻璃体切除术的辅助器械

在正常眼或无晶状体眼，通过巩膜压陷，可在显微镜照明下直接看到赤道部及更前的视网膜，这是进行视网膜脱离外路显微手术的基础。但这种观察并不能满足玻璃体手术的需要，容易受到角膜反光和角膜上皮水肿的影响。正常眼球有约 +60D 的屈光力，单用显微镜根本无法看清眼底后极部，在玻璃体手术中，需要在角膜面放置特殊的接触镜，中和眼球屈光力以后才能看清眼底全貌。

（一）角膜接触镜

角膜接触镜（corneal contact lens）由固定环和一组透镜组成（图 20-12），所有接触镜的底部呈光滑球面凹陷，与角膜曲率一致。在角膜表面放置不同型号的接触镜后，通过导光纤维照明，可看清后极部到周边部的眼底，并有良好的立体视觉。

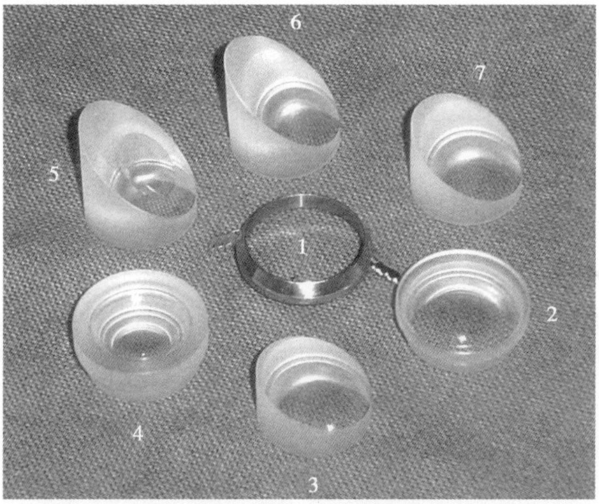

图 20-12　玻璃体手术用接触镜

1. 接触镜固定环　2. 平面镜　3. 低斜镜　4. 双凹平面镜
5. 双凹高斜镜　6. 高斜镜　7. 中斜镜

1. 固定环　是一种内环直径 12mm 的金属环状结构，在相距 180°的外环伸出两个短角，用作缝线固定的支架。缝在角膜表面后，可稳定放在环内的接触镜或广角镜。

2. 平面镜　镜的表面平滑，下面凹陷。一个视野可见到大约 30°范围，用于观察眼底后极部，在转动眼球的情况下可看到赤道部附近的眼底。

3. 低斜镜　镜面倾斜 20°，一个视野的观察范围 44°，视野偏向斜面一侧眼底，在转动眼球的情况下可看到赤道部眼底。

4. 中斜镜　镜面倾斜 30°，一个视野的观察范围约 38°，在转动眼球的情况下可看到斜面镜侧的周边眼底。压陷巩膜可见到锯齿缘。

5. 高斜镜　镜面倾斜 45°，一个视野的观察范围约 26°，在转动眼球的情况下可见到周边部眼底。压陷巩膜可见到锯齿缘和睫状体平部。

6. 双凹平面镜　镜面球形凹陷，-93D，观察眼底范围增加，达48°范围，但物像缩小。主要用于有晶状体眼气/液交换时看清后极部眼底。

7. 双凹倾斜镜　镜面倾斜45°并有球形凹陷，观察范围33°，用于有晶状体眼气/液交换时观察周边眼底，在巩膜压陷情况下，可看清锯齿缘和睫状体平部。因气体折光，距离感不清楚，应注意勿损伤晶状体。

8. 角膜接触镜的保养　使用完毕用湿棉球轻轻擦洗角膜接触镜表面的甲基纤维。避免碰、撞、摔。

（二）玻璃体手术显微器械

1. 巩膜穿刺刀（microvitretinal blade，MVR）　是专门用于做睫状体平部巩膜穿刺孔的一次性20号尖刀，刀头呈三角形，最宽处1.4mm，形成切口的直径0.89mm（图20-13）。

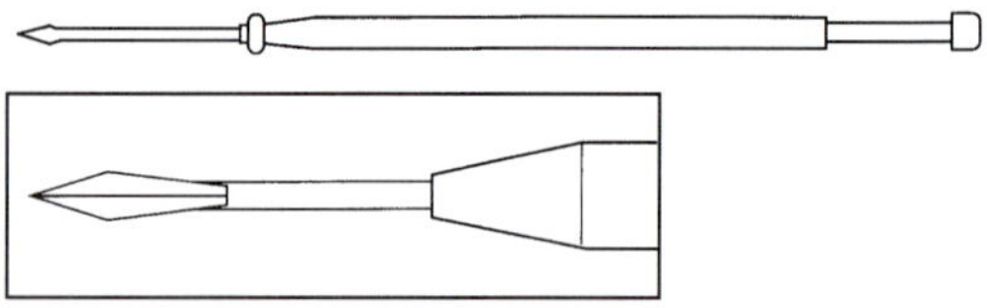

图20-13　巩膜穿刺刀

2. 灌注头　经睫状体平部三通道玻璃体手术需要建立单独的灌注系统，通常在颞下方巩膜穿刺孔插入灌注头到眼内，并用缝线固定其两翼，保持眼内针头的稳定。

3. 剥膜钩（membrane picks）　用于分离视网膜前膜和视网膜下膜的钩状眼内器械。

4. 眼内剪（intraocular scissors）　是用于剪断玻璃体条索、剪切视网膜前膜和切开视网膜的特制剪刀（图20-14，图20-15）。玻璃体剪刀是精密的眼科器械，避免与其他物品碰、撞、使用完毕应把刀叶向上放置，消毒灭菌时应单独包装，专人管理，定期检查。

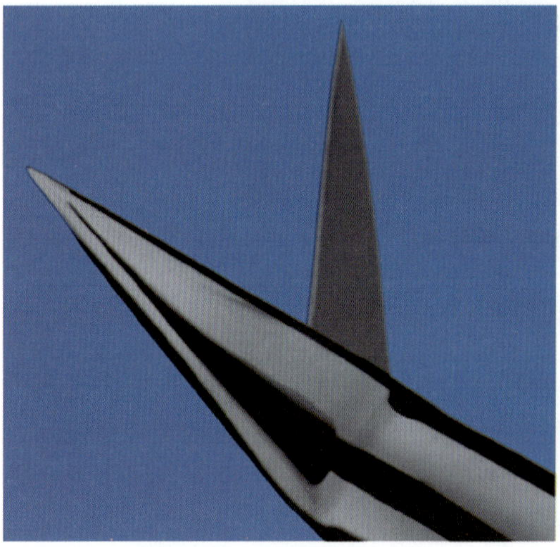

图20-14　气体驱动水平剪

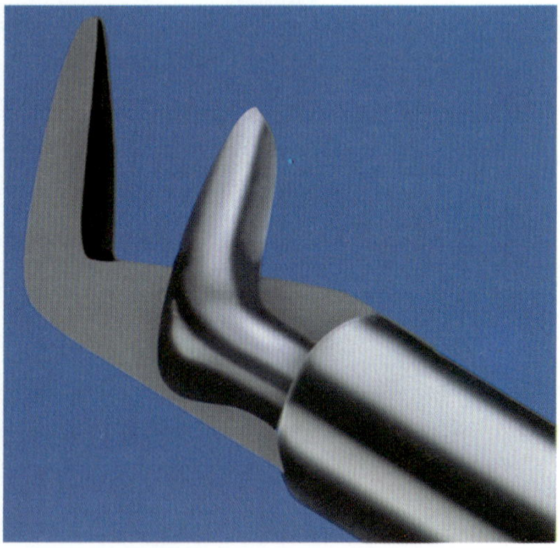

图20-15　气体驱动垂直剪

5. 眼内镊（intraocular forceps）　是用于剥离视网膜前膜、视网膜下膜和取出眼内异物的工具（图20-16）。

6. 笛形针（flute needle）　靠灌注的水和气体的压力被动排除视网膜下液和玻璃体

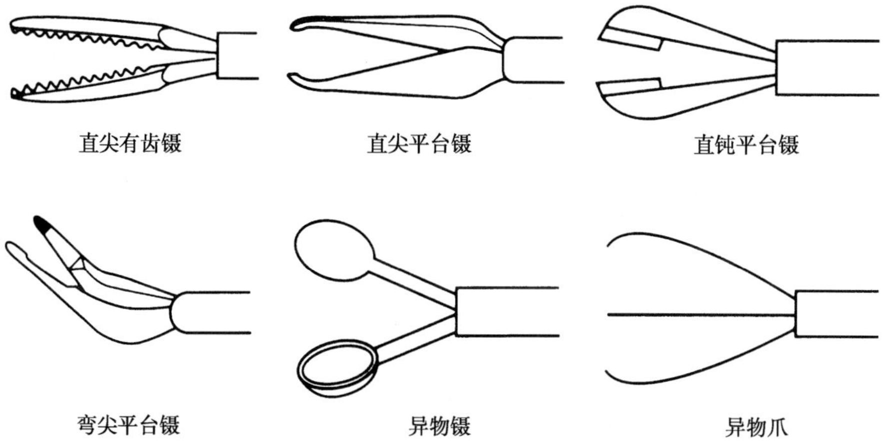

图 20-16　各种眼内镊

腔内液体（包括重水）和血液，是气/液交换必须使用的工具。

7. 巩膜钉或塞（scleral plugs）　是用于暂时关闭巩膜穿刺孔的一种小钉状物，一端有膨大的钉帽。

八、眼激光显微内镜系统

（一）眼激光显微内镜系统的组成

1. 激光显微内镜　包括探针（镜头）和手柄、传输线、接头。

2. 主机

（1）面板：包括上述 3 个接头的插座、启动开关、紧急关闭按钮、功能选择键、参数调节键和显示屏。

（2）氙光源：内镜的照明光源、可调节强度。

（3）二极管激光装置：产生频率为 810nm 的二级管激光。

（4）照相机：经内镜光纤获取图像并显示于监视器。

3. 脚踏板　控制发射激光、调节氙光源照明光强度。

（二）眼激光显微内镜系统的操作方法

1. 将系统连接主电源，脚踏板正确连接于主机、激光内镜的三个接口分别连接于面板上的激光插孔、视频插孔和光源。

2. 将主电源开关旋至“ON”，系统进行自检，这时可听见持续 10s 警报声，警报声停止后，系统进入静止状态，在面板上“STANDBY”指示灯亮。

3. 直接将内镜末端指向一参考点以获取图像，通过监视器观察图像是否清晰。如果图像模糊调至清晰。

4. 按动激光持续时间按键选择激光释放时间，按激光能量键选择激光能量。

5. 调节激光指示光强度。

6. 将钥匙插入钥匙旋钮，并旋至“ON”，按动发射按键，绿色的激光发射状态指示灯亮，系统进入发射模式，脚踏板被激活，踩动脚踏板即可将治疗激光束传递至靶组织上。

7. 当中断治疗时，按发射键进入静止状态。当结束治疗时，将钥匙旋钮至“O”位置，拔去钥匙。

（三）使用注意事项

1. 为了保护患者免受可能的视网膜损伤，在治疗过程中使用最低指示光强度并从零逐步增加。

2. 发射激光时严禁直视激光插口（输出端）或光纤，否则可造成对眼睛的严重损伤。

3. 不对靶组织发射激光时，可按发射键使系统处于静止状态。如果不慎踩动脚踏板而发射不必要的激光时可按紧急关闭键（红色大按键）紧急关闭激光能量。

（四）眼激光显微内镜的保养

1. 使用完毕即刻用蒸馏水冲洗激光内镜头，用湿棉签头抹去镜头上任何小碎片，用1∶150安必洁浸泡镜头（探针）8min，浸泡后用蒸馏水冲洗残留的安必洁溶液，吹干镜头。

2. 每次使用后，套上保护套，将激光内镜放在原来的包装盒内，手柄、传输线和接头按规定位置摆放。

3. 严禁折曲、扭结、过紧地缠绕、拉扯光纤、严禁用止血钳钳夹光纤。

4. 专人负责，定期检查。

九、电　凝　器

（一）结构和原理

眼科电凝器由四部分组成：主机、脚踏、电极手柄和电极垫（图20-17）。主机中央有两组输出选择按钮，左边是3个电凝按钮，右边是3个排液按钮。主机左边是输出电量指示表，主机右边是电极手柄和电极垫接口。

电凝的作用原理是通过主机内的晶体震荡回路，产生向组织传导的一定电频率能量，在透过组织时转化成热能，对组织产生烧灼。

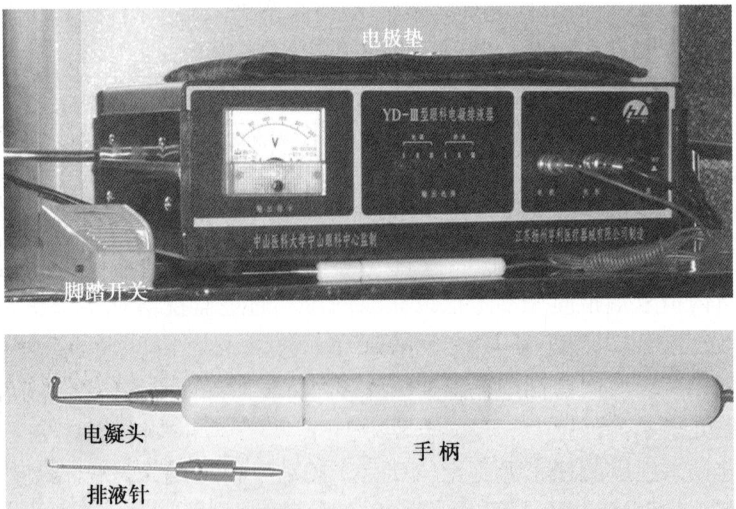

图20-17　YD-Ⅲ电凝器

（二）使用方法

1. 将脚踏开关插头插入机后的插座内，把电极垫和电极手柄插头插入并旋入相对应的接口内，电极垫放于患者臀下。

2. 接通电源，按下电源开关，预热二分钟，

3. 把脚踏放于术者脚下。

4. 将排液针插入电极手柄并旋紧，脚踩脚踏，调节好输出电量。电凝排液在 180～200V，电凝透热 50～80V。

5. 使用完毕，关闭电源开关。

（三）使用注意事项

1. 使用时注意患者安全，检查电极垫是否已放于患者臀下。

2. 仪器的保养　专人负责，定期检查其性能。

十、W2C—Ⅱ型泪道治疗仪

（一）原理

利用高频电碳化鼻泪管内的阻塞组织。

（二）操作方法

1. 连接电源，打开电源开关。

2. 将脚踏开关、阴极管、探针夹的插头分别插入仪器插口。

3. 将阴极夹夹在患者的手术侧手腕部，夹与腕部接触外敷以数层生理盐水纱布。

4. 踩下脚踏开关，输出显示灯，仪器正常。并将仪器输出能量调节到正常范围。

5. 使用完毕，关闭电源开关。

6. 将脚踏开关连线，阴极夹，探针夹的连线理顺，收好。

（三）使用注意事项

1. 使用时要确保仪器两输出极不得直接接触，以免发生短路。

2. 如果探针外表绝缘层受损，切不可再用。

3. 阴极夹夹于患者腕部时务必垫上数层盐水纱布，以免灼伤。

十一、电磁吸铁器

是眼部磁性异物摘除的常用仪器，具有连续磁吸和脉冲（间断）磁吸的功能。

（一）使用方法

1. 连接仪器的电源，将脚踏开关的插头插入仪器上的脚踏插座内，最后连接电磁铁手柄的电线插头插入仪器的输出插座内。

2. 将脚踏板置于术者脚下。

3. 选择仪器的工作状态（连续或脉冲）。

4. 将电磁铁手柄放入消毒的布套内，并在头端将已消毒的所需吸铁头装上。

5. 检测仪器的功能是否正常方可正式使用。

6. 使用完毕关闭仪器电源开关，将脚踏板收好，连接线理顺。

（二）注意事项

1. 必须先选好仪器的工作状态（连续或脉冲）再踩脚踏开关。如果手术中途要改

变工作状态，须先停脚踏开关，等调好工作状态后再踩脚踏开关。

2. 为了保证手术的顺利进行，患者身上不可带有金属物品（如手表、戒指、耳环、皮带的金属头等）。

十二、环氧乙烷灭菌器

（一）工作原理

通过环氧乙烷与微生物发生非特异性烷基化作用，从而抑制微生物反应基的正常功能，使其新陈代谢发生障碍而死亡。

（二）应用范围

不能耐受高温、高压、高湿物品的灭菌。

（三）使用方法

1. 打开压缩机、冷冻干燥机、环氧乙烷机的电源开关，将过滤器底部的排水阀打开排水。
2. 检查机器内的蒸馏水及打印纸是否充足。
3. 将环氧乙烷气瓶外胶纸除去，放入炉内相应位置。
4. 把需要灭菌，已包装好的物品整齐地放入上下篮筐，并作好生物监控手段。
5. 关上炉门，同时把手柄向顺时针方向旋到底部。
6. 按温度调节键，调节温度至37℃或55℃。
7. 按通气时间调节键，调节至16h。
8. 按“START”键，灭菌程序开始自动进行。
9. 结束操作步骤。

（1）整个灭菌过程结束后，把灭菌器手柄逆时针旋到顶部，待炉门自动弹开后取出物品。

（2）按“STOP”键，结束此次灭菌过程。同时，打印机打印出有关图表，作为对该次灭菌的参考。

（3）依次关闭灭菌器、冷冻干燥机、压缩机的电源开关。

（四）使用注意事项

1. 整个灭菌过程分为准备、灭菌及排气通风三个阶段。
2. 为了保证安全，灭菌程序开始后，不得再次打开炉门。
3. 在第一阶段必须每半小时巡视一次，看灭菌器的显示屏运作是否正常。

（五）仪器的保养

1. 严格执行操作规程。
2. 对工作人员必须进行专业知识和紧急事故处理的培训。

十三、快速蒸汽压力灭菌器

（一）工作原理

通过高温高压产生蒸汽作用于待灭菌的物品，使物品达到灭菌效果。

（二）应用范围

耐高温高压及耐湿物品的灭菌。

（三）使用方法

1. 检查水位　水位应紧贴铜管下2cm，必须露出排气孔。
2. 打开炉门，放入物品，关上炉门把手旋紧。
3. 连接电源，打开开关。
4. 根据物品的性质，选择合适的灭菌模式。
5. 按“START”，灭菌程序开始。
6. 灭菌程序完成，关闭仪器电源开关，切断电源。
7. 打开炉门取出灭菌物品。

（四）使用注意事项

1. 每次消毒时，托盘内放检测纸一张，取出物品时应检查试纸变色是否达到要求。
2. 消毒过程中巡视消毒炉运转是否正常（温度、压力）。
3. 每次使用应间隔20min。
4. 灭菌周期一般不包括干燥阶段，取出的物品应尽快使用，不能储存，且无有效期。
5. 快速压力灭菌器每月进行生物监测一次。

（五）仪器保养

1. 每次使用时，必须检查水量。
2. 每周更换储水箱内的蒸馏水一次，并对水箱进行清洁。

十四、超声清洗仪

（一）工作原理

由超声波发生器产生高于20KHZ的超声波功率，经换能器的逆压电效应转换为机械振动，形成的微冲击波作用于被清洗物件表面，从而使污物迅速剥离，达到高质量、高效率清洗目的。

（二）应用范围

视网膜镊子、玻璃体剪、眼内异物镊等器械的清洗。

（三）使用方法

1. 通电，打开进水开关。
2. 按进水键进水。
3. 水满后按加热键进行加热（40℃）。
4. 按时间键调时　一般为5～10min。
5. 按清洗键即可进行清洗。

（四）使用注意事项

1. 开机前应检查各部件有无脱落与松动。
2. 清洗完毕，放净积水，关电源后，注意关水龙头开关，以免水压对超声清洗仪的长期作用，造成不必要的损害。

（五）仪器的保养

1. 专人负责管理，定期进行检查。
2. 操作时严格遵守操作规程。

十五、显微手术器械的保养

眼部的组织有其特殊性，手术操作要精细，手术器械要合用，由于器械的性能不好以及术中的微小差异，都可以影响手术效果。因此，显微手术器械的保养显得十分重要。

1. 显微器械小巧、精细，但容易损坏，故未使用的器械应置于通风良好、干燥开阔的手术器械架上，存放盒上应注明器械的名称、数量等。

2. 投入使用的器械，术中要置于专用盒内，不与普通器械混杂放置。使用时轻取慢放，严禁碰撞，防止跌落。

3. 正确使用每一种器械，切不可用精细的角膜剪剪上直肌吊线；切勿用显微镊子夹肌肉、皮肤和粗糙的丝线等。

4. 手术结束后，应首先拣出显微器械，另放一边，使用不含绒的软织布、纸织布等清洗，尖端锐利的显微器械必须用保护套保护其尖端，以避免碰撞和损坏，放于专用盒内待用。

5. 用超声波清洗机清洗时要将显微器械置于器械盒内，分开放置，避免堆放碰撞。清洗干净后待其自然干燥，小心置于器械盒内待用。

6. 专人保管，定期检查其性能。

第四节 常用手术器械包

手术器械包中是术中需要的基本器械，而不同手术、不同手术者和新开展的手术根据需要再另外提供所需器械。这样既满足了手术的要求，又提高了手术室的工作效率。这里介绍常用的手术器械包组成。

（一）眼科手术包基本布料

1. 直孔巾（巾的大小为 110cm×90cm，8cm×6cm，巾孔位于上、中 1/3 交界处）1 条。

2. 横孔巾（巾的大小为 120cm×90cm，8cm×6cm 的巾孔位于中央外）1 条。

3. 包头巾 2 条。

4. 大棉签 3 支。

5. 一次性注射器　10ml 2 个；5ml 1 个；2ml 1 个。

（二）视网膜脱离手术包

在上数基本布料中加小孔巾（布巾大小为 67cm×43cm）1 条。

（三）矫形手术包

在上数基本布料中另加大棉签 3 支。

（四）泪囊鼻腔吻合手术包

在上数基本布料中加特殊的鼻腔棉签 2 支。

一、Phaco 手术器械包

持针钳（小）	1 把	显微持针钳	1 把	小杯	1 个
弯血管钳	1 把	有齿显微镊子	1 把	纱布	2 块
小镊子（有齿）	1 把	打结镊子	1 把	砂轮	1 个
虹膜复位器	1 把	前房冲洗针头	3 个	小棉签	1 扎
斜视钩	1 把	18 号针头	2 个	眼垫	1 个
眼科弯剪刀	1 把	6.5 号针头	1 个		
显微角膜剪刀	1 把	一次性破囊针头	1 个		

二、白内障手术器械包

持针钳（小）	1 把	显微持针钳	1 把	一次性破囊针头	1 个
弯血管钳	2 把	显微角膜镊子	1 把	双腔灌注抽吸针头	1 个
直血管钳	1 把	打结镊子	1 把	灌注抽吸管	1 条
虹膜复位器	1 把	有齿显微镊子	1 把	小杯	1 个
斜视钩	1 把	球后针头	1 个	0 号黑丝线带 5×14 圆针	1 条
小镊子	2 把	前房冲洗针头	2~3 个	纱布	2 块
（有齿和无齿各 1 把）		18 号针头	2 个	砂轮	1 个
刀柄	1 把	6.5 号针头	1 个	小棉签	1 扎
眼科弯剪刀	1 把	4.5 号针头	1 个	眼垫	1 个

三、青光眼手术器械包

持针钳（大）	1 把	眼科弯剪刀	1 把	6.5 号针头	1 个
持针钳（小）	1 把	显微角膜剪刀	1 把	4.5 号枕头	1 个
血管钳（弯、直各 2 把）	4 把	显微持针钳	1 把	小杯	1 个
虹膜复位器	1 把	打结镊子	1 把	0 号黑丝线带 5×14 圆针	
眼睑拉钩	1 把	有齿显微镊子	1 把	纱布	2 块
斜视钩	1 把	球后针头	1 个	砂轮	1 个
小镊子(有齿和无齿各一把)	2 把	前房冲洗针头	2 个	小棉签	1 扎
刀柄	1 把	18 号针头	1 个	眼垫	1 个

四、玻璃体及视网膜脱离手术器械包

持针钳（大）	1 把	开睑器	1 把	1 号黑丝线带 5×14 皮肤针	
持针钳（小）	1 把	眼科手术剪刀		5-0 黑丝线带 3×10 结膜针	
血管钳		（弯、直各 1 把）	2 把	纱布	3 块
（弯 3 把、直 2 把）	5 把	显微角膜剪刀	1 把	砂轮	1 个
深部拉钩	1 把	显微持针钳	1 把	小棉签	1 扎
眼科有齿镊子	2 把	打结镊子	2 把	玻璃吸管	1 个
眼科无齿镊子	1 把	有齿显微镊子	1 把	眼垫	1 个

虹膜有齿镊子	1 把	小杯	1 个	小电线布套	2 个
眼睑拉钩	2 把	球后针头	1 个	另外，不在常规手术器械包中的器械还有：	
斜视钩	2 把	18 号针头	3 个		
圆规	1 把	6.5 号针头	1 个	各种规格的角膜接触镜	各 1 个
小钢尺	1 把	4.5 号针头	1 个		
布巾钳	2 把	一次性破囊针头	1 个	导光纤维	1 条

五、泪囊摘除手术器械包

持针钳（大）	1 把	拉钩	1 把	4.5 号针头	1 个
血管钳(弯 2 直 1)	3 把	斜视钩	1 把	3-0 黑丝线带 5×14 皮肤针	
眼科有齿镊子	1 把	泪囊牵开器	1 把	3-0 黑丝线带 4×8 巩膜针	
眼科无齿镊子	1 把	泪道探针	1 把	5-0 黑丝线带 3×10 结膜针	
固定镊子	1 把	小骨膜剥离器	1 把	小棉签	1 扎
弯剪刀	1 把	小刮匙	1 把	砂轮	1 个
钝剪刀	1 把	小杯	1 个	眼垫	1 个
泪小管切开刀	1 把	18 号针头	1 个	纱布	2 块
圆头刀片	1 把	6.5 号针头	1 个	小棉纱卷	1 个

六、泪囊鼻腔吻合手术器械包

同泪囊摘除术，另加以下器械

线状刀	1 把	骨孔扩大器	1 把	另备 1% 的卡因：1/1000 肾上腺素：麻黄素 =2∶1∶1（浸泡棉签塞鼻）
小骨凿	1 把	咬骨钳（大、小各 1）	2 把	
小锤	1 把	泪囊保护器	1 把	

七、矫形手术器械包

持针钳（大）	1 把	小杯	1 个	备注：水平肌斜视矫正术、提上睑肌、额肌提吊术	
持针钳（小）	1 把	18 号针头	1 个		
血管钳(弯 2 直 1)	3 把	6.5 号针头	1 个	肌肉夹	1 对
眼科有齿镊子	1 把	4.5 号针头	1 个	肌肉镊子	1 把
眼科无齿镊子	1 把	0 号黑丝线带 5×14 皮肤针		斜肌手术：	
固定镊子	1 把	5-0 黑丝线带 4×10 结膜针		肌肉夹	1 对
弯剪刀	1 把	小棉签	2 扎	肌肉镊子	1 把
钝剪刀	1 把	纱布	3 块	深拉钩	1 把
眼睑拉钩	2 把	眼垫	2 个	小斜视钩	2 把
斜视钩	2 把	砂轮	1 个		

八、眶内容物剜出手术器械包

持针钳（大）	1 把	眼睑拉钩	2 把	4.5 号针头	1 个
小血管钳（弯 4 直 4）	8 把	斜视钩	1 把	皮肤针（5×14）	

大血管钳(弯1直1)	2把	大刮匙	1把	巩膜针（4×8）	
皮肤钳	2把	脑压板（大2小2）	4把	结膜针（4×10）	
刀柄	1把	小双头拉钩	2把	1号黑丝线	1排
圆头外科刀片	1个	大剥离器	1把	0号黑丝线	3排
眼科有齿镊子	1把	中剥离器	1把	3-0黑丝线	5排
眼科无齿镊子	1把	小剥离器	1把	5-0黑丝线	2排
固定镊子	1把	乳突牵拉器	1个	方纱	20块
无齿长镊子	1把	圆碗	1个	小棉签	1扎
弯剪刀	1把	小杯	1个	眼垫	1个
钝剪刀	1把	球后针头	1个	砂轮	1个
大视神经剪刀	1把	18号针头	1个	碘仿纱布(另包)	1条
外科剪刀	1把	6.5号针头	1个		

九、眼球摘除手术器械包

持针钳（大）	1把	大视神经剪刀	1把	4.5号针头	1个
血管钳(弯2直1)	3把	眼睑拉钩	1把	5-0黑丝线带4×10结膜针	
眼科有齿镊子	1把	斜视钩	1把	方纱	3块
眼科无齿镊子	1把	圆碗	1个	小棉签	1扎
固定镊子	1把	球后针头	1个	眼垫	1个
弯剪刀	1把	18号针头	1个	砂轮	1个
钝剪刀	1把	6.5号针头	1个		

十、植皮手术器械包

持针钳（大）	1把	皮钳	2把	6.5号针头	1个
血管钳(弯2直2)	4把	圈钳	1把	4.5号针头	1个
外科有齿镊子	1把	取皮板（另包）	4块	结膜针（4×10）	
外科无齿镊子	1把	植皮刀（另包）	1把	5-0黑丝线带4×10皮肤针	
弯剪刀	1把	布巾钳	1把	方纱	3块
外科尖刀	1把	圆碗	1个	棉垫（另包）	1块
刀柄	1把	小杯	1个		
外科刀片	1个	球后针头	1个		

十一、视网膜脱离显微手术器械包

包头巾(60×90cm)	2件	30号针头	1~2个	眼科弯有齿镊	1把
长孔巾(100×120cm)	1件	25号针头	1个	眼科无齿镊	1把
方孔巾(90×110cm)	1件	球后针头	1个	弯血管钳	1把
布巾钳	1把	冲洗针头	2个	显微持针器	1把
长器械盒	1个	开睑器	1把	显微无齿镊	1把

水杯	1 个	眼科弯尖剪刀	1 把	显微有齿镊	1 把
10ml 注射器	2 支	眼科直尖剪刀	1 把	11 号尖刀片	1 片
5ml 注射器	2 支	斜视钩	2 把	米尺	1 把
1ml 注射器	1 支	眼科拉钩	1 把	卡尺	1 把
12 号针头	1 ~ 2 个	眼科直有齿镊	2 把	小棉签	若干包

第二十一章

眼科常见手术的配合

眼科手术中，护士和手术医师的密切配合非常重要。护士的配合包括了手术前、手术中和手术后的许多环节。每次从接到手术通知单到患者送回病房，负责护士应按常规做好一切准备和术中配合。以下是按各种眼科手术常规讲解手术室护士的配合要求。

第一节　白内障超声乳化手术的配合

（一）物品准备

白内障超声乳化手术包、手术显微镜、超声乳化仪、超声乳化手柄、I/A手柄、连接管道、超声乳化钛针探头、人工晶状体植入镊子、撕囊镊、一次性钻石角膜刀、拨核器、人工晶状体、黏弹剂、表面麻醉剂、缩瞳药物、万古霉素、妥布霉素、地塞米松、0.1%肾上腺素注射液、平衡液、妥布霉素眼膏、眼罩、胶布。另外根据医生个人喜好及手术习惯增加其手术中所需物品。

（二）患者准备

1. 迎接患者入手术室，核对科别、住院号、床号，患者的姓名、性别、年龄、诊断、手术方式、手术时间、眼别、人工晶状体度数。

2. 检查患者入院常规检查（包括血常规、尿常规、凝血四项、肝功能、生化、血脂、心电图、胸片）、人工晶状体测量、角膜曲率、A超等检查结果是否齐全，如果检查结果有异常，及时向主刀医生汇报及采取相应的护理措施。

3. 询问患者有无药物过敏史、有无咳嗽、是否有高血压、糖尿病、心脏病等全身疾病史，洗眼前检查眼周围皮肤是否存在感染病灶。

4. 评估患者的心理状态，对手术的了解及耐受情况、配合程度，指导患者放松的方法：缓慢的深呼吸、听音乐分散注意力等。

5. 检查患者的瞳孔是否已散大，因为瞳孔小影响核的粉碎，术中容易造成虹膜损伤。如果瞳孔散得不够大，遵医嘱给予散瞳药物散瞳。

（三）配合技巧

1. 熟练掌握白内障超声乳化手术的步骤及手术部位的解剖特点。

2. 根据手术医生的屈光状态、瞳距、调节手术显微镜的目镜于相对应的屈光度及瞳距，并将显微镜的X-Y轴调节装置复位，把手术显微镜的脚踏板放于主刀医生的左脚下。

3. 根据手术医生的手术习惯，设置好超声乳化仪的超声乳化模式，最大的超声乳化仪能量和最大的灌注抽吸的吸力。检查超声乳化仪的脚踏板处于可控状态并置于主刀医生的右脚下。

4. 再次核对患者的姓名、性别、年龄、诊断、手术方式、手术时间、眼别、让患者仰卧于手术床上，并用约束带约束患者双手，并嘱患者双手握住手术床的床栏，向患者解释约束手的目的。嘱患者在手术的全过程中头、手、脚、全身不可乱动，如果不适，用语言跟医生、护士沟通。应尽量避免咳嗽、喷嚏、如确实无法避免时，应告知手术医生暂停手术操作，待咳嗽停止，再进行手术，以防止术中发生意外。辅助减轻的方法，可张口深呼吸，或舌尖顶向上颚。年纪大或合并有全身疾病等患者予安装心电监护仪监测生命体征、心率、血压等情况。

5. 术中密切观察灌注液的流速，根据手术需要适当调整灌注瓶的高度。灌注管折叠或灌注液流中断可致前房过浅，易引起角膜、晶状体悬韧带和后囊膜损伤。及时更换灌注液，更换时告知手术者一起配合。

6. 根据晶状体核的硬度适当地调整超声乳化的能量。能量太低，不但可使晶状体核粉碎发生困难，而且可导致乳化的晶状体粒子在前房中形成云雾状，降低能见度，并易阻塞手柄的管道系统；能量太高，易造成角膜损伤和晶状体后囊膜破裂。

7. 如遇超声乳化不通畅要迅速检查原因　管道误接或接不紧、灌注管折叠或阻塞、超声乳化钛针探头阻塞等，并针对原因予相应的处理。正确连接并接紧管道，勿扭曲、折叠管道，如遇管道阻塞可用灌注冲洗液冲洗管道（注意无菌原则，一般由手术者冲洗），超声乳化钛针探头冲洗不通畅应及时更换。

8. 根据手术进程，及时转换超声乳化仪 phaco 与 I/A 的功能，及时上各种物品（如人工晶状体镊、人工晶状体、缩瞳药等）。

9. 术中密切观察手术的进程是否顺利，如术中需要临时改手术方式（如晶状体核太硬难以超声粉碎、后囊膜破裂、玻璃体脱出、晶状体脱位、悬韧带断裂和角膜内皮损伤）、或需行前段玻璃体切割、后段玻璃体切割等，及时准备各种物品并配合手术进行。

10. 手术中密切观察患者的生命体征，有高血压、心脏病者要观察血压、心律。如果有高血压等情况及时配合医生处理。

11. 术毕遵医嘱予抗生素滴眼剂点眼或涂抗生素眼膏并用眼罩包封术眼。

12. 及时、准确地书写护理记录，协助患者过床，送患者返回病房并做好交接班。

13. 术毕清点物品，超声乳化手柄、I/A 手柄、管道用注射用水冲洗干净，用氧气吹干，高压蒸气灭菌备用。

第二节　青光眼手术的配合

（一）物品准备

青光眼手术器械包、平衡盐溶液、10-0 尼龙线、4-0 丝线、8-0 可吸收线、眼薄膜、一次性止血器、0.75%布比卡因、耐乐品、丝裂霉素、肾上腺素注射液、地塞米松注射液、妥布霉素注射液、妥布霉素眼膏、1%毛果芸香碱眼膏、手术显微镜、小梁切开刀、眼罩、胶布等。另外，根据医生个人喜好及手术习惯增加手术中所需物品。

（二）患者准备

1. 迎接患者入手术室，核对科别、住院号、床号，患者的姓名、性别、年龄、诊断、手术方式、手术时间、眼别。

2. 检查患者入院常规检查（包括血常规、尿常规、凝血功能、肝功能、生化、血脂、心电图、胸片）结果是否齐全及正常，如果检查结果有异常及时向主刀医生汇报及采取相应的护理措施。了解患者的视力及视野检查结果。

3. 询问患者有无药物过敏史、有无咳嗽、是否有高血压、糖尿病、心脏病等全身疾病史。行结膜囊冲洗前检查眼周围是否存在感染病灶。

4. 对于术前静脉滴注甘露醇的患者要注意观察患者有无出现副作用（如一时性头痛、眩晕、视力模糊等）并采取相对应的护理措施。

5. 评估患者的心理状态，对手术的了解及耐受情况、配合程度，指导患者放松的方法：缓慢的深呼吸、听音乐分散注意力等，简单扼要地向患者介绍手术的步骤及需要患者配合的细节。

6. 检查患者的瞳孔是否已缩小，因为瞳孔缩小，有利于术中做周边虹膜切除时能更好地控制虹膜切除的位置及其大小和术中使虹膜容易复位。如果瞳孔缩得不够小，遵医嘱予缩瞳药物缩瞳。

（三）手术配合技巧

1. 熟练掌握青光眼各种常见手术（周边虹膜切除术，小梁切除术、复合式小梁切除术、引流管植入术）的步骤及手术部位的解剖特点。

2. 根据手术医生的屈光状态、瞳距，调节手术显微镜的目镜于相对应的屈光度及瞳距，并将显微镜的X-Y轴调节装置复位，把显微镜的脚踏板放于主刀医生的左脚下。

3. 再次核对患者的姓名、性别、年龄、诊断、手术方式、手术时间、眼别。让患者舒适地仰卧于手术床上，并用约束带约束患者双手并嘱患者双手扶住床的床栏，解释约束手的目的。再次向患者交代术中的注意事项。

4. 予持续低流量吸氧，对于视野窄、小，高血压患者遵医嘱予患者舌下含服心痛定1粒。

5. 局部麻醉药最好选用0.75%布比卡因，耐乐品，最好不选用利多卡因。因为利多卡因对组织的穿透力强，扩散快而广，而且对颅神经有较强的阻滞作用，引起一过性黑矇的危险最大。另外，麻醉药物一般不加用肾上腺素，以减少术中瞳孔散大及一过性黑矇等并发症发生。如果出现一过性失明立即调整吸氧浓度，遵医嘱予血管扩张剂并密切观察视力情况。

6. 根据手术需要及时稀释好丝裂霉素，并及时准确地记住含有丝裂霉素的棉片放置在结膜瓣下方的时间，5min后及时提醒手术医生用平衡盐溶液（约200ml）反复冲洗角膜、结膜面和滤过区的残留药液。丝裂霉素属于抗代谢药物，其作用机理是干扰成纤维细胞DNA的生物合成和蛋白质的合成，从而抑制成纤维细胞的增殖，减少滤过泡的瘢痕。

7. 术中密切观察患者的生命体征，配合情况、耐受程度。对于紧张的患者，可握住患者的手，指导患者做缓慢的深呼吸，听音乐，使患者放松。对于高血压、心脏病等患者术中监测血压、心律、呼吸，如有异常及时向医生汇报并配合处理。

8. 术毕遵医嘱予涂抗生素眼膏、包封术眼。

9. 及时、准确地书写护理记录、协助患者过床，送患者返病房并做好交接班。

10. 清点物品，并将物品进行清洁、消毒灭菌处理。

第三节　角膜移植手术的配合

（一）物品准备

角膜移植手术器械包、打结镊子、小胶杯、培养皿、10-0 尼龙线、针灸针、眼薄膜、一次性止血器、平衡盐溶液、灭菌生理盐水、0.75% 布比卡因、耐乐品、肾上腺素注射液、地塞米松注射液、妥布霉素注射液、妥布霉素眼膏、手术显微镜、角膜环钻 2 个、眼罩、胶布、弹力绷带、巩膜环。另外，根据医生个人喜好及手术习惯增加手术中所需物品。如果行角膜移植手术联合白内障摘除，人工晶状体植入术再添加人工晶状体植入术所需器械；如果行眼前段重建术另备玻璃体切割手术所需的器械、物品。

（二）患者准备

1. 迎接患者入手术室，核对科别、住院号、床号，患者的姓名、性别、年龄、诊断、手术方式、手术时间、眼别。

2. 检查患者入院常规检查结果是否齐全及正常，如果检查结果不齐或有异常，及时向主刀医生汇报及采取相应的护理措施。

3. 询问患者有无药物过敏史、有无咳嗽、是否有高血压、糖尿病、心脏病等全身疾病史。行结膜囊冲洗前检查眼周围是否存在感染病灶。

4. 充分降低眼压，软化眼球，是角膜移植手术成败的关键之一。大部分患者术前 1h 静脉滴注 20% 甘露醇。因此，要密切观察患者有无出现副作用（如一时性头痛、眩晕、视力模糊、体位性低血压等）并采取相应的护理措施。

5. 了解患者是首次接受角膜移植手术，还是多次行角膜移植手术，对疼痛的耐受程度。

6. 评估患者的心理状态，对手术的了解情况、配合程度、指导患者放松的方法，简单扼要地向患者介绍手术的步骤及需要患者配合的细节。

7. 检查患者的瞳孔是否已缩小，瞳孔缩小可减少作环钻植孔时损伤晶状体的危险性，也有利于移植床时的中央定位，有利于术毕注气或注液以重建前房，保证手术的顺利进行。如果缩瞳缩得不够小，遵医嘱予缩瞳药物缩瞳。

（三）手术配合技巧

1. 熟悉掌握角膜移植手术的步骤及手术部位的解剖特点。

2. 根据患者的诊断安排手术间，如果是感染性疾病要单独安排到感染手术间进行手术。

3. 根据手术医生的屈光状态、瞳距、调节手术显微镜的目镜于相对应的屈光度及瞳距，并将显微镜的 X-Y 轴调节装置复位，把显微镜的脚踏板放于主刀医生的左脚下。

4. 再次核对患者的姓名、性别、年龄、诊断、手术方式、手术时间、眼别。让患者舒适地仰卧于手术床上，并用约束带约束患者双手并嘱患者双手扶住手术床的床栏，解释约束手的目的，再次向患者交代术中的注意事项及配合方法。

5. 评估患者对疼痛的耐受情况。予爱尔卡因滴眼剂表面麻醉。如果患者对疼痛敏感，耐受力低或反复多次手术的患者，遵医嘱予肌内注射止痛剂，并密切观察药物的作用。因为疼痛可使患者术中忍痛作闭眼动作致使术中眼压升高，影响手术的顺利进行。

6. 角膜材料的处理　用 1∶8000 升汞消毒溶液浸泡，立即用生理盐水漂洗，共交替三次，然后用 2000μ/ml 妥布霉素生理盐水浸泡角膜材料备用。

7. 角膜移植联合白内障摘出及人工晶状体植入，或兼作开放式玻璃体切割术，角膜穿孔者要及时准备好巩膜支撑环。

8. 术中并发症处理的配合　角膜新生血管多，环钻的角膜切口出血，虹膜睫状体出血时及时予海绵拭子。如果术中需行玻璃体切除时及时备好玻璃体切除的物品，并保证仪器的正常使用。

9. 及时、准确地留病变角膜的病理标本，并及时送病理室。对于感染性手术需留培养标本。要及时、准确地送达检验室。

10. 术中密切观察患者的生命体征，配合情况。

11. 术毕遵医嘱予涂抗生素眼膏，用弹性绷带包扎术眼。向患者解释绷带包扎的目的、意义、嘱患者不要自行解开。绷带的松紧要适宜，要询问患者的感受。

12. 及时、准确地书写护理记录，协助患者过床，送患者返病房并做好交接班。

13. 清点物品，如果是感染手术，所用物品、仪器、手术间按感染手术物品处理常规处理。

第四节　闭合式玻璃体手术的配合

（一）物品准备

玻璃体及视网膜脱离手术器械包、手术显微镜、玻璃体切割机、气压缩泵、切割刀、导光纤维、笛形针、角膜接触镜及灌注针头、巩膜穿刺刀、气液交换管、三通头、眼内电凝器、眼内光凝器、玻璃体剪刀、剥膜钩、眼内镊子、重水、硅油、膨胀气体、硅油注入装置、1% 甲基纤维、眼内灌注液、0.1% 肾上腺素、妥布霉素注射液、地塞米松注射液、妥布霉素眼膏、7-0 可吸收缝线、手术粘贴膜、胶布、眼罩等。另外，根据医生个人喜好及手术习惯增加手术中所需要物品。

（二）患者准备

1. 迎接患者入手术室，核对科别、住院号、床号，患者的姓名、性别、年龄、诊断、手术方式、手术时间、眼别。

2. 检查患者入院常规检查是否齐全，结果是否正常，特别要了解患者的血糖情况。如有异常，及时向主刀医生汇报并采取相应的护理措施。

3. 询问患者有无药物过敏史、有无咳嗽、是否有高血压、糖尿病、心脏病等全身疾病史。如有糖尿病、高血压病史者要了解血糖、血压的控制情况及用药情况。有高血压病史者测量血压。行结膜囊冲洗前检查眼周围皮肤是否有存在感染病灶。

4. 评估患者的心理状态，对手术的了解情况、配合程度、对疼痛的耐受情况。简单扼要地介绍手术步骤及术中需要患者配合的细节，缓解患者的紧张心理，指导患者放松的方法。特别要强调术中保持头部、身体、四肢不移动的重要性，告知患者如有不适或需求用语言沟通。

5. 检查患者的瞳孔是否充分散大，因为瞳孔的大小直接影响术中的操作，影响手术的顺利进行。如果瞳孔未充分散大，遵医嘱予散瞳药物散瞳。

（三）配合技巧

1. 熟练掌握闭合式玻璃体手术的步骤及手术部位的解剖特点。

2. 熟练掌握各种仪器、设备、物品的性能及使用方法，能熟练地解决一些仪器存在的小问题。

3. 根据手术医生的屈光状态、瞳距调节好手术显微镜，并将显微镜的X-Y轴调节装置复位，把手术显微镜的脚踏板放于主刀医生的左脚下，并测试脚踏板的调焦和调倍功能。

4. 再次检查器械是否齐全、仪器运转是否正常。把玻璃体切割机的脚踏板放于术者的右脚下，并调试脚踏板的功能。设置玻璃体切割机的切割频率（一般为690～750次/分）及吸力（100～250mmHg）。

5. 严格执行三查七对。

6. 让患者舒适地仰卧于手术床上，再次强调术中保持头部、身体不摆动的重要性，有高血压、心脏病、呼吸系统病史的患者予心电监护、吸氧。对于特别紧张或对疼痛特别敏感的患者遵医嘱予肌内注射哌替啶。

7. 准备的灌注针头长度要合适，如灌注头太长超过（6mm）可直接损伤晶状体赤道部或后囊；灌注导管头过短则灌注的液体可能进入睫状体上腔或睫状体上皮下，导致脉络膜脱离或视网膜脱离，儿童常采用2.5～3.5mm灌注头；有晶状体眼而无睫状体脱离者采用4.0～5.0mm灌注头；无晶状体眼视网膜脱离者选用5.0～6.0mm灌注头。

8. 根据手术需要随时调整灌注吊瓶的悬吊高度。灌注瓶高度直接影响到灌注压力。术中灌注压过高可引起角膜上皮水肿、伤口裂开漏水、眼底视乳头的动脉出现搏动等，影响手术的顺利进行。灌注瓶高度与灌注压力的关系见表21-1。

9. 根据切除不同的眼内组织及时调整切割机的切除频率及吸力。如切除胶状的成形玻璃体时，切除频率400～600次/分，吸力200～300mmHg；切除液化的玻璃体时，切除频率400～600次/分和较强的吸力；在视网膜附近切除时，频率600～800次/分，吸力低，约20mmHg以下。

表21-1　灌注瓶的高度和灌注压力关系

灌注瓶高度（cm）	灌注压力（mmHg）
13.6	10
27.4	20
40.8	30
54.4	40
68	50

10. 为了防止术中出现低眼压，术中必须遵守先开放注液管，然后再作玻璃体切除操作的顺序，严格执行在拔出气/液交换的注气管后才能停机。

11. 及时发现和排除手术中的机械故障。密切观察灌注液滴注情况，及时更换，避免空气进入管道；观察灌注是否通畅，及时查找原因，如因切割头的抽吸管道堵塞，可嘱术者把切割头退出并伸入装有灌注液的小杯中，空吸液体数次。观察玻璃体切割机积液盒是否水满，及时更换积液盒。

12. 术中密切观察患者的生命体征，主动询问患者感受，当患者诉害怕时可握住患者双手，并嘱张口缓慢呼吸；如患者对遮盖孔巾有窒息感，可在患者头部两侧置支撑器，把孔巾稍稍撑离鼻部并吸氧，观察有无因面膜集液袋过满过重压迫鼻面部而使患者感觉不适，如集液袋过满应用大注射器抽出袋中的液体，减轻对患者面部的拉力。提醒术者在操作过程中应尽量避免压迫患者鼻子，以免增加患者不适。

13. 术毕遵医嘱涂抗生素眼膏并包封术眼。

14. 及时、准确地书写护理记录，协助患者过床，送患者返病房并做好交接班。

15. 术毕清点物品，精密、贵重器械加压纯净水冲洗后放入超声清洗仪中清洗，氧气吹干，分别置于包装盒内，环氧乙烷气体灭菌。

第五节　视网膜脱离手术配合

（一）物品准备

视网膜脱离手术器械包，如是视网膜脱离外路显微手术，应准备相应器械包。直接和间接检眼镜、冷凝机、放液机、硅胶、惰性气体、灭菌生理盐水、0.1%肾上腺素、0.75%布比卡因、耐乐品、妥布霉素眼膏、1%阿托品眼膏、5-0聚酯缝线、8-0可吸收缝线、膨胀气体、手术粘贴膜、胶布、一次性止血器、环扎带、硅胶块等。另外，根据手术方式及术者个人喜好、手术习惯增加手术所需物品。

（二）患者准备

1. 迎接患者入手术室，核对科别、住院号、床号，患者的姓名、性别、年龄、诊断、手术方式、手术时间、眼别。

2. 检查患者入院常规检查是否齐全、结果是否正常。如有异常，及时向术者汇报并采取相应的护理措施。

3. 询问患者有无药物过敏史，有无全身疾病史。如有糖尿病、高血压病史者予测量血压，行结膜囊冲洗前检查眼部周围皮肤有无感染病灶。

4. 评估患者的心理状态、对手术的了解情况及配合程度，对疼痛的耐受情况、是初次手术还是多次手术。简单扼要地介绍手术的步骤、注意事项、术中需要患者配合的细节，指导患者放松的方法、缓解患者的紧张、害怕心理。

5. 检查患者的瞳孔是否已充分散大，如果瞳孔未充分散大，遵医嘱予散瞳药物散瞳。

（三）配合技巧

1. 熟悉掌握视网膜脱离手术的步骤及手术部位的解剖特点。

2. 检查物品是否齐全，检查冷凝机、放液机、直接和间接检眼镜的功能是否正常，处于可用状态，并调试好放液机的电流，把脚踏开关有序地放置于术者的脚下。

3. 根据视网膜裂孔的大小、形态、排列等准备各种规格的硅胶，有圆形、椭圆形、长方形及带槽的带状或车轮状等。

4. 严格执行三查七对。让患者舒适地仰卧于手术床上，并约束双手。对于情绪特别紧张，对疼痛耐受低者予持续低流量吸氧，遵医嘱予肌内注射杜冷丁。合并有高血压、心脏病、呼吸系统疾病者予心电监护，术中密切观察心率、呼吸、血压、心电图，以便及时发现问题及时处理。

5. 电凝穿刺放液的电流强度一般为180mA。如果电流强度过高可引起术中出血。出血时，不要直接压迫出血点，以免引起眼内出血，如眼压过低，可压迫远离出血的部位，最好是对侧，以提高眼内压，能很快自行止血。

6. 术中经常询问患者的视力变化情况。因为巩膜环扎手术加硅胶填压时，形成的手术嵴较高，较容易引起眼压升高；另外玻璃体腔内如果注气过多也易引起眼压升高。因此，要经常询问患者有无光感或手动，及时发现视力障碍及时进行紧急抢救治疗。

7. 术中密切观察患者的生命体征及配合情况。

8. 术毕涂抗生素眼膏，包封术眼。

9. 及时准确地书写护理记录，协助患者过床，送患者返病房并做好交接班。

10. 清点物品，按常规处理物品。

第六节　眼部异物手术的配合

（一）物品准备

眼前段异物手术准备白内障手术器械包；眼后段异物手术准备玻璃体视网膜脱离手术器械包。手术显微镜、异物磁吸机及电磁铁、电磁棒、双极电凝机、眼内异物镊子、眼内异物爪、0.1%肾上腺素注射液、手术粘贴膜、妥布霉素眼膏，根据手术部位准备缝线（10-0尼龙线，6-0及8-0可吸收缝线或6-0丝线等）。另外，根据手术方式及医生个人喜好、手术习惯增加手术中所需物品。

（二）患者准备

1. 迎接患者入手术室，核对科别、住院号、床号，患者的姓名、性别、年龄、诊断、手术方式、手术时间、眼别。

2. 检查患者入院常规检查，X线异物定位检查或CT检查等是否齐全。如检查结果有异常，及时向术者汇报并采取相应的护理措施。

3. 询问患者有无药物过敏史，有无全身疾病史，了解患者是否合并眼部以外的其他外伤史。行结膜囊冲洗前检查眼部周围皮肤是否存在感染病灶。

4. 行异物磁吸术的患者不能带手表、手机、耳环等金属物品入手术室，有金属假牙的要取下，以免影响术中异物的吸出。

5. 评估患者的心理状态，对手术的了解情况，配合程度等。简单扼要地介绍手术步骤、术中注意事项，需要患者配合的细节，指导患者放松的方法，减轻患者紧张、害怕心理，以最佳的心理状态配合手术。

6. 检查患者的瞳孔。行角膜深层异物、前房异物、晶状体内异物取出的患者要缩

醉者另备5%葡萄糖或5%葡萄糖氯化钠注射液。

（二）患者准备

1. 迎接患者入手术室，核对科别、住院号、床号，患者的姓名、性别、年龄、诊断、手术方式、手术时间、眼别。对于全身麻醉者，核对手腕上是否已戴上标识带。

2. 检查患者入院常规检查结果是否齐全及正常，如果检查结果不齐或有异常，及时向主刀医生汇报及采取相应的护理措施。

3. 询问患者有无药物过敏史，有无全身疾病史，特别对全身麻醉者，了解患者有无咳嗽、发热等上呼吸道感染、术前6~8h是否已禁食，如有特殊情况及时向麻醉师汇报。检查全身麻醉的患者是否穿开胸衣服。

4. 评估患者的心理状态，对手术的了解情况，配合程序，指导患者放松的方法，简单扼要地向患者介绍手术的步骤及需要患者配合的细节。

5. 对于紧张、害怕、哭闹的患儿，要耐心、细心地解释，并鼓励她们，允许家长陪伴直至进手术室间。

6. 行结膜囊冲洗前检查眼周围是否存在感染病灶。行斜视矫正手术需行双眼结膜囊冲洗，对于不合作的小儿，可待全身麻醉后再行结膜囊冲洗。

（三）配合技巧

1. 熟悉掌握斜视矫正手术的步骤及手术部位的解剖特点。

2. 再次做好三查七对工作。让患者舒适地仰卧于手术床上，并用布带约束患者双手并嘱患者双手扶住手术床的床栏，解释约束手的目的。交待患者术中如有呼吸困难、疼痛、心跳加快等不适及时用语言沟通，切忌头部、全身摆动，手、脚乱动。

3. 全身麻醉者配合麻醉师做好麻醉前准备工作（建立静脉通道、安装心电监护仪、麻醉前给药等）。

4. 用0.5%的卡因或爱尔卡因结膜表面麻醉，隔5min一次，连续三次。滴用表面麻醉药要适量，滴用过多表面麻醉药等可能引起角膜上皮剥脱。

5. 术中密切观察患者对手术的耐受程度、精神状态。在清醒状态下，不同患者对手术环境耐受均不同，部分人情绪紧张、惊慌，在麻醉不充分、牵拉手术组织时，个别患者出现面色苍白、冷汗淋漓和呼吸困难等虚脱状态，表现心率可能加快，要安慰患者，说明部分敏感的患者会有这种反应，只要心情放轻松，稍休息后可继续进行手术。同时可播放能让患者放松的音乐，分散注意力。

6. 对某些患麻痹性斜视或固定性斜视的年龄偏大患者，最好在心电监护下进行手术，术中严密观察心电图和血压变化，以免出现意外情况。

7. 术中严密观察患者的脉搏、心率、心电图。尤其是全麻下手术患儿和局麻下年龄偏大成年人行内直肌和下斜肌手术的患者，因为牵拉眼外肌可引起眼心反射，心率减缓。对于心率减缓严重者要提醒手术医生暂停手术，待心率恢复正常后再继续手术。如果病情无改善且有所发展，配合医生做好抢救工作。

8. 局部麻醉患者术中观察矫正效果时，要扶患者坐起来，嘱患者双手扶床边，身体不能往后靠，手不能摸脸部。观察完毕，要扶患者躺好，以防患者摔伤，污染手术野而致术后感染。

9. 准确记录手术肌肉及肌肉的手术量。

10. 术毕遵医嘱予涂抗生素眼膏、包眼。对于清醒的患者，要解释术后包封双眼的目的、意义，嘱患者不要自行拆除。绷带包扎的松紧要适宜，询问患者的感受。

11. 及时、准确地书写护理记录，协助患者过床，送患者返病房并做好交接班。

12. 清点物品、按常规处理物品。

第八节　眼球摘出术的配合

（一）物品准备

眼球摘出手术器械包，一次性止血器，2%利多卡因，0.75%布比卡因、0.1%肾上腺素溶液，妥布霉素注射液，灭菌生理盐水、小水壶、妥布霉素眼膏、纱布、弹力绷带等。如同时行眼内植入物手术另备异体巩膜、义眼座等。另外，根据手术医生的个人喜好手术习惯另备手术中所需物品。

（二）患者准备

1. 迎接患者入手术室、核对科别、住院号、床号，患者的姓名、性别、年龄、诊断、手术方式、手术时间、眼别。

2. 检查患者入院常规检查是否齐全及结果有无异常。如检查结果有异常，及时向术者汇报并采取相应的护理措施。

3. 询问患者有无药物过敏史，有无全身疾病史。行结膜囊冲洗前检查眼部周围皮肤有无感染病灶。

4. 全身麻醉患者询问有无感冒、咳嗽、发热等症状，了解有无全身麻醉禁忌证。检查腕部是否已戴标识带。

5. 评估患者的心理状态：对手术的了解情况及配合情况。眼球摘出术是一种破坏性手术，患者普遍存在失落、焦虑、害怕、担心的心理，特别是年轻的患者，担心术后视力丧失引起的不便，对器官失去失落感及外观上的影响。要耐心细致地向患者解释手术的目的、步骤。术中的注意事项及需要配合的细节，消除或减轻患者的心理负担，以最佳的心理状态配合手术。

（三）配合技巧

1. 熟练掌握眼球摘出手术的步骤及手术部位的解剖特点。

2. 掌握眼球摘出术的绝对适应证与相对适应证。

3. 同术者共同核对科别、住院号、床号，患者的姓名、性别、诊断、手术方式、手术时间、眼别。特别要核对清楚患者的诊断及手术眼别。让患者舒适地仰卧于手术床上，约束双手，指导患者放松的方法，嘱患者术中如有不适及需求用语言沟通，勿摆动头部、身体及四肢。

4. 全麻患者配合麻醉师做好麻醉前准备工作及麻醉前用药。

5. 准备200～300ml加热的生理盐水与纱布数块，于取出眼球后，便于压迫止血用，如果出血较多，则于湿纱布中加入适量肾上腺素溶液再行填塞压迫，或塞入明胶止血海绵后再次局部填塞压迫。

6. 术中密切观察患者的脉搏、呼吸、血压等。特别是在剪视神经和牵拉眼外肌时要注意眼迷走神经反射的发生，如果患者脉搏缓慢（少于60次/分）要提醒术者暂停手术操作。

7. 如果是有感染的眼球，摘出眼球后应用抗生素溶液充分冲洗眶内术野，如果是摘出有眼内恶性肿瘤的眼球，要用1/2000噻替派反复冲洗眶内术眼。

8. 准备好标本瓶，在保存病理标本前要检查摘出眼球的完整性，及时送标本到病理室。

9. 术毕涂抗生素眼膏，用弹性绷带加压包扎术眼。加压时松紧度要适宜，以额部缠绕的绷带能够伸入1个手指为标准。向患者解释绷带包扎的目的，注意事项，嘱患者不要自行拆开。

10. 及时、准确地书写护理记录，协助患者过床、送患者返病房并做好交接班。

11. 清点物品，如果是感染眼球，物品按感染性手术物品处理常规处理。

第九节 眼眶手术的配合

（一）物品准备

眶内容挖除手术器械包、外科剪刀、圆头外科刀片、大、中、小剥离器、微型止血器。吸痰机或负压吸引装置，0.75%布比卡因、耐乐品、0.1%肾上腺素。妥布霉素注射液，妥布霉素眼膏、胶布弹性绷带，0.06%碘伏、止血用品如明胶海绵等，阅片箱、心电监护仪。侧壁开眶者另备侧壁开眶手术器械包、电动或气动锯、钻、锉、钛合金片、螺丝、骨蜡等。另外，根据手术方式及医生个人喜好、手术习惯增加术中所需物品。

（二）患者准备

1. 迎接患者入手术室，核对科别、住院号、床号，患者的姓名、性别、年龄、诊断、手术方式、手术时间、眼别。

2. 检查患者入院常规检查、血型检查，CT或MRI检查、B超检查等结果是否齐全，如检查结果有异常，及时向术者汇报并采取相对应的护理措施。

3. 询问患者有无药物过敏史，有无高血压、糖尿病、心脏病、甲状腺功能亢进等全身疾病史。有高血压病史者了解血压控制情况并测量血压。行结膜囊冲洗前检查眼周围皮肤有无感染病灶。

4. 全身麻醉患者询问有无感冒、咳嗽、发热等症状，了解有无全身麻醉禁忌证。患者术前6～12h开始禁食，小儿4～6h开始禁食。腕部是否已佩戴标识带。

5. 评估患者的心理状态、对手术的了解情况及配合情况。眼眶手术是大且复杂的手术，患者普遍存在焦虑、紧张、恐惧心理，特别是年轻患者，担心手术预后不良，容貌不能恢复正常，影响以后工作、婚姻、家庭等，心理负担更重。简单扼要地说明手术的目的、步骤，术中需要患者配合的细节，向患者介绍成功的病例，增加患者对手术的信心，以最佳的心理状态配合手术治疗。

（三）配合技巧

1. 熟练掌握眼眶手术的步骤及手术部位的解剖特点。

2. 检查物品是否齐全，仪器的功能是否正常，把 CT 片或 MRI 片放于阅片箱。

3. 对于血管丰富或位于眼眶深部较大的肿瘤，准备好输血的准备，检查患者是否已配血。并备好急救物品。

4. 再次核对患者的姓名、性别、诊断、手术方式、眼别。让患者舒适地仰卧于手术床上，约束双手，嘱患者术中如有不适与需求用语言沟通。

5. 局部麻醉患者遵医嘱予肌内注射杜冷丁、氟哌啶，起到镇静止痛作用，使患者更好地配合手术。给患者予低流量吸氧，建立静脉通道，安装心电监护仪，以便于随时掌握患者术中的血压、呼吸、脉搏的变化。全身麻醉患者配合麻醉师做好麻醉前准备工作及麻醉前用药。

6. 注意电动吸引器或吸痰机的吸力和双极电凝器功率的调节，避免吸引器吸力过大引起继发性出血。注意调节好电动锯，电动钻的使用频率及转速，使用时注意向操作区冲注冷无菌生理盐水，以保护术野清晰及降低局部温度，避免高温损伤。

7. 术中密切观察患者的脉搏，心率、呼吸、血压、心电图、出血量。出血多者及时补充血容量，做好输血准备及抢救准备。全麻患者观察患者全身情况，特别注意眼心反射的发生，做好意外的紧急处理，一旦发现患者烦躁、呼吸困难、脉搏细速、血压升高，即通知医生暂停手术配合抢救。

8. 视力丧失是眼眶手术最严重的并发症。局麻患者术中经常询问其视力变化情况，及时发现视力障碍或丧失，进行紧急抢救治疗，挽救视力。全麻患者注意观察瞳孔大小，如瞳孔缩小，一般视力不受影响；如瞳孔散大，可能是视力丧失，要做进一步检查。

9. 准备好标本瓶，及时、准确地留好病理标本并送病理室检查。

10. 术毕涂抗生素眼膏，用弹性绷带加压包扎眼部。加压时松紧适宜，过松起不到压迫止血作用而易发生出血；过紧会造成眶压升高引起患者头痛、呕吐，严重可致视神经与视网膜缺血。掌握的标准是额部缠绕的绷带下能够伸入 1 个手指，同时健侧上眼睑处无压迫性水肿发生。向患者解释绷带包扎的目的，嘱患者不要自行拆开。

11. 及时、准确地书写护理记录，特别要详细记录出血量及补液量。协助患者过床，送患者返病房并做好交接班。

12. 清点物品，物品按感染性手术物品常规处理。

第十节　泪囊鼻腔吻合手术的配合

（一）物品准备

泪囊鼻腔吻合手术器械包，一次性止血器，2% 利多卡因、0. 75% 布比卡因、1% 的卡因溶液、5% 麻黄素溶液，0. 1% 肾上腺素溶液、灭菌生理盐水、泪通冲洗针头、5ml 注射器、手电筒、妥布霉素眼膏、胶布，0. 06% 碘伏消毒液。另外，根据医生个人喜好及手术习惯增加手术中所需物品。

（二）患者准备

1. 迎接患者入手术室，核对科别、住院号、床号，患者的姓名、性别、年龄、诊断、手术方式、手术时间、眼别。

2. 检查患者的血常规 心电图、生化、肝功能检查是否齐全及正常，特别是出血与凝血时间、血小板是否正常。如有异常，及时向主刀医生汇报并采取相应的护理措施。女性患者询问是否月经来潮。

3. 询问患者的药物过敏史、全身疾病史，询问有无鼻部息肉、严重鼻中隔偏曲、化脓性副鼻窦炎、严重萎缩性鼻炎等病史。有高血压病史者测量血压并记录。

4. 检查患者手术当天是否已行泪通冲洗及泪道冲洗情况。如未行泪道冲洗的患者予泪道冲洗，并将冲洗结果记录。如果泪道冲洗通畅或冲洗时有大量脓性分泌物，要及时向主刀医生汇报。

5. 行结膜囊冲洗前检查眼部周围皮肤是否有感染病灶。

6. 评估患者的心理状态：对手术的了解情况、疼痛的耐受程度、配合程度。简单扼要地向患者介绍手术的步骤及需要患者配合的细节，指导患者放松的方法。

（三）配合技巧

1. 熟悉掌握泪囊鼻腔吻合手术的步骤及手术部位的解剖特点。

2. 严格执行三查七对。

3. 预防术中出血、用浸有1%的卡因、5%麻黄素、0.1%肾上腺素的松头大棉签，从患侧前鼻孔进入，经中鼻甲前端，填塞于中鼻道准备手术处。

药物组成：1%的卡因溶液　　2毫升
　　　　　5%麻黄素溶液　　1毫升
　　　　　0.1%肾上腺素溶液　1毫升

操作方法：

（1）检查患者鼻部有无息肉、严重鼻中隔偏曲。

（2）向患者解释操作的步骤及配合方法，指导患者张口缓慢深呼吸。

（3）用生理盐水清洁术侧鼻孔，再用0.06%碘伏消毒。

（4）患者平卧手术床上，头部取后仰位（将枕头置肩背下），用0.5%的卡因棉签塞入鼻腔内作鼻黏膜麻醉约5min。

（5）护士站立在患者右侧，右手持浸有1%的卡因、5%麻黄素、0.1%肾上腺素溶液的松头大棉签，从患侧前鼻孔进入，经中鼻甲前端，填塞于中鼻道。

（6）将患者摆回平卧位。

注意事项：大棉签应向后、向下方向塞。

4. 让患者舒适地仰卧于手术床上，并用约束带约束双手并嘱患者双手扶住手术床的床栏位，解释约束手的目的。嘱患者术中如有不适或需求用语言沟通、头及身体不要摆动，手、四肢乱动，以免影响手术的进行。

5. 术中严密观察出血情况。大量出血可能是鼻道填塞不佳、骨孔位置过高、损伤中鼻甲、骨板未开好而勉强用骨钳把骨扭断或撕裂鼻黏膜而引起。如为骨面出血、可用骨蜡止血；如是软组织或鼻黏膜出血，可用棉签湿肾上腺素压迫片刻，亦可把鼻内填塞物压紧。必要时，遵医嘱予肌内注射或静脉缓慢注射止血药物。

6. 术中密切观察患者的脉搏、血压，对手术的耐受情况。对于有高血压病史，心脏病病史者术中予监测脉搏、心率、呼吸、血压、心电图。

7. 术毕用0.06%碘伏消毒鼻侧皮肤切口，涂抗生素眼膏，包封术眼。

8. 嘱患者术后2～3天避免剧烈咳嗽，擤鼻涕，如唾液中含有少量血丝一般不作处理，继续观察。如果出血量多及时告知护士或回门诊复诊。

9. 及时、准确地书写护理记录，协助患者过床，送患者返病房并做好交接班。

10. 清点物品，按常规处理物品。

第十一节　泪道浚通插管手术的配合

（一）物品准备

WZC-Ⅱ型泪道治疗仪（由高频电治疗仪和泪道成型探针组成）、医用硅胶管（直径0.8～1.2mm）高频泪道浚通探针一套（直径0.6～1.4mm，长10～15mm），泪小点扩张器，针灸针（长15cm），腰麻管，10-0连针尼龙线、泪道冲洗针头、球后针头、显微持针钳、显微角膜剪刀、打结镊子、有齿显微镊子、灭菌生理盐水、1%的卡因溶液、5%麻黄素溶液、2%利多卡因注射液、妥布霉素眼膏、胶布、眼垫、妥布霉素注射液、地塞米松注射液。另外，根据医生个人喜好及手术习惯增加手术中所需物品。

（二）患者准备

1. 迎接患者入手术室，核对科别、住院号、床号，患者的姓名、性别、年龄、诊断、手术方式、手术时间、眼别。

2. 检查患者的入院常规检查是否齐全及结果是否正常，特别是出血与凝血时间，血小板是否正常。如有异常，及时向主刀医生汇报。女性患者询问是否月经来潮。

3. 询问患者的药物过敏史，全身疾病史，询问有无鼻部息肉、严重鼻中隔偏曲、化脓性副鼻窦炎、严重萎缩性鼻炎等病史。

4. 检查患者手术当天是否已行泪道冲洗及泪道冲洗情况。如未行泪道冲洗的患者予泪道冲洗，并将冲洗结果记录。如果泪道冲洗通畅或冲洗时有大量脓性分泌物，及时向主刀医生汇报。

5. 行结膜囊冲洗前检查眼部周围皮肤是否有感染性病灶。

6. 评估患者的心理状态，对手术的了解情况、配合程度。简单明了地向患者介绍手术的步骤及需要患者配合的细节，做好患者的心理护理。

（三）配合技巧

1. 熟悉掌握泪道浚通插管手术的步骤及手术部位的解剖特点。

2. 严格执行三查七对。

3. 让患者舒适地仰卧于手术床上，并用约束带约束双手并嘱患者双手扶住手术床的床栏，解释约束手的目的。嘱患者术中如有不适或需求用语言沟通，切勿摆动头部、身体、手、四肢乱动，以免影响手术的进行。

4. 用蘸有1%的卡因溶液加5%麻黄素溶液的棉签麻醉泪道开口处黏膜，用1%的卡因小棉片麻醉泪小点。10～15min后取出患者的塞鼻棉签，用2%利多卡因注射液于泪小点附近皮下和鼻泪管浸润麻醉。

5. 将WZC-Ⅱ型泪道治疗仪接电源，打开仪器电源开关，电源显示指示灯亮，功率

瞳，以免术中损伤晶状体，异物移入后房或玻璃体内。行后房异物、经玻璃体腔取出异物的患者则需要散大瞳孔。

（三）配合技巧

1. 熟练掌握眼部异物各种手术方式的步骤及手术部位的解剖特点。

2. 根据手术方式检查物品是否齐全并处于可用状态。检查各种仪器（如电磁吸铁器、双极电凝器、玻璃体切割机）的性能及功能，并把脚踏开关有序地放于术者的脚下。

3. 严格执行“三查七对”。让患者舒适地仰卧于手术床上并约束双手，指导患者放松的方法，嘱患者术中如有不适或需求用语言沟通，勿摆动头部、身体、四肢。对于情绪紧张的患者予持续低流量吸氧。

4. 目前临床使用的手持电磁吸铁器具有脉冲和持续吸引两种性能，脉冲磁吸利于被包裹的异物松脱开被吸出，电磁铁也不易发热而降低它的磁力；持续磁吸便于异物娩出切口，但连续使用过久，易发热而减弱它的磁力。使用异物磁吸时要先选好性能再踩电源开关，中途如果要变换性能要先关闭脚踏电源，转换性能再踩电源开关。电磁吸铁器有几种形状不同的接头，直的钝而短的接头，它的磁力最大，而尖头或鹰嘴形的磁力较小，要根据异物的磁性强弱、异物的大小，距离准备合适的电磁吸铁器头。

5. 经后巩膜切口的异物磁吸术，要备好透热和冷凝。透热的目的是使切口的脉络膜血管闭塞，预防术中出血。但透热强度不宜过大，否则会破坏巩膜、脉络膜和玻璃体，导致全层眼球壁瘢痕化。而冷凝是为了有效地预防术后发生视网膜脱离，以避免透热引起的眼球壁坏死。

6. 视网膜内或视网膜下异物取出的主要并发症是使原有的视网膜裂孔扩大和出现术中不能控制的眼内出血。一旦发生术中出血，首先将灌注瓶升高，以提高眼压，减少出血。接着可分别选用水下电凝器、眼内光凝，100u/ml 的凝血酶溶液灌注，气/液交换术或硅油注射等方法令眼内出血停止。

7. 行“H”形标记定位的患者，缝好“H”形标记后涂上抗生素眼膏，用眼垫包封术眼，送患者到放射科拍片，要注意患者的安全。

8. 取出的异物，即用小塑料袋装好，贴附在病历手术记录卡留存。

9. 术中密切观察患者的生命体征、配合情况。

10. 术毕涂抗生素眼膏，包封术眼。

11. 及时、准确地书写护理记录，送患者返病房并做好交接班。

12. 清点物品，按常规处理物品。

第七节　斜视矫正手术的配合

（一）物品准备

矫形手术器械包，6-0 可吸收线、眼薄膜、一次性止血器、2% 利多卡因、0.5% 丁卡因或爱尔卡因，灭菌生理盐水、肾上腺素注射液、妥布霉素眼膏、胶布、普通绷带/弹力绷带、手电筒。另外，根据医生个人喜好及手术习惯增加手术中所需物品。全身麻

显示正常范围数字，确保脚踏开关，阴极夹和探针夹的插头分别插入仪器插口，确保阴极夹和探针不得短路，踩下脚踏开关，输出显示灯亮。

6. 将阴极夹夹在患者的手术侧手腕部，夹与腕部接触外敷以数层生理盐水纱布，将探针夹连线连接于探针尾部。

7. 根据手术需要调节仪器输出能量。

8. 泪道在高频电灼下产生少许烧焦的气体味并伴有轻烟，属于正常现象，解除患者的恐慌和不安，并教患者在泪道探通后流到喉咙的冲洗液吞下。

9. 向患者解释留置导管的目的，嘱患者不要用力擤鼻，避免鼻腔内分泌物上行进入鼻泪管或泪囊，造成感染，避免挤压，碰撞鼻子，以免导管脱落，或电灼产生的焦痂脱落引起出血。

10. 术中密切观察患者的生命体征，配合情况。

11. 术毕涂抗生素眼膏，包封术眼。

12. 及时、准确地书写护理记录，协助患者过床，送患者返病房，并做好交接班。

13. 清点物品，按常规处理物品。

第二十二章

手术室的清洁和消毒制度

第一节　手术物品的清洁

手术物品的清洁是用机械的方法清除物品表面污秽和微生物，是对物品进行消毒灭菌前的重要环节。

一、清洁的方法

清洁的过程包括：分类、浸泡、清洗、用自来水漂洗，用去离子水漂洗，干燥6个步骤。常采用手工或机器清洗的方法完成全过程。

（一）常用清洁剂的选择

目前常用的器械清洁剂有单酶清洁剂、多酶清洁剂、含氯消毒剂、含溴消毒剂等，以多酶清洁剂及含氯消毒剂最常用。多酶消毒剂的使用方法：重度污染器械以1∶100浓度浸泡10min；中度污染的器械以1∶150浓度浸泡10min；轻度污染的器械以1∶200浓度浸泡3～5min，然后进行清洗。感染的手术器械选用500～1000mg/L有效氯或有效溴消毒剂浸泡30min后进行清洗。气性坏疽、破伤风感染使用2000mg/L有效氯或有效溴消毒剂浸泡30min后进行清洗。

（二）手工清洗

工作人员戴好手套及其他防护用具，根据器械的污染程度配置好清洗液，将用后的手术器械关节打开浸泡于其中，选用适当的清洗刷及器械进行刷洗，重点刷洗关节、缝隙、齿槽部，然后用清水冲净，擦干或烤干。

（三）机器清洗

启动超声波清洗机，将手术器械关节打开，放入器械框内，将器械框放入机器内，加入清洗剂，启动清洗程序，完成后用清水冲洗。

二、注意事项

1. 手术结束后应将器械及时进行彻底清洗，以免污物凝固后影响清洗效果和破坏手术器械。

2. 手工清洗后最好采用温水冲洗，超声波清洗先把水加温。

3. 清洗后应及时让器械干燥，并尽快打包，以免再次污染。清除污染前后的器械容器和运送工具，必须严格区分，并有明显标志，不得混用。容器和运送工具应每日清洗消毒，遇污染应立即清洗消毒。

4. 对显微器械，精密器械应单独清洗，以免损坏。

5. 注意自身防护，清洗时应穿戴好适当的防护用具，避免污染物溅入自己眼睛或皮肤。同时防止锐器损伤皮肤。

6. 选用适当的清洗剂。

三、常用手术物品的清洁

（一）无菌手术物品的清洁

1. 每次手术完毕，将缝线、利刃器械、钝头器械、显微器械分类并分开处理。术毕立即清洗器械，先用清水将血迹、污物擦洗干净，特别注意器械接头、关节的清洁，然后用沸水将器械煮沸5min取出，立即擦干或烘干。

2. 角膜环钻清洗时先将钻芯旋出，以棉签洗擦，环钻内面以小棉签插入旋转几周，拭干水分，再用乙醚擦洗（可以挥发水分，避免生锈），干燥后安装完整，放回保护盒内。进行清洁时要小心轻取轻放，避免碰撞。

3. 电动角膜刀使用后应卸下螺丝、刀片和厚度板，将血迹擦洗干净，刀片部分洗净后用乙醚清洗，干燥后上器械油、把螺丝、固定板安装好后，放回器械盒内待用。

4. 玻璃体切割机用后应及时用加压纯净水灌注冲洗，避免有异物在管内残留。如接触过硅油的切割刀、笛形针、注水针头均要用乙醚注洗，清除管腔内的残留硅油，然后用加压纯净水清洗干净，再用高压气体吹干水分。

5. 超声乳化灌注管、超声手柄、I/A手柄用后及时用加压纯净水灌注冲洗，再用高压气体吹干水分。

6. 眼内剪、眼内镊子、眼内异物镊等精密、贵重器械用后及时用加压纯净水冲洗后放入超声清洗器中清洗，氧气吸干，分别置于包装盒内。

7. 导光纤维、激光纤维用后立即用75%酒精棉签擦洗表面的污物、血迹，再用蒸馏水湿纱布擦洗一遍。

8. 冷凝头用毕用碘伏棉签擦洗表面的污物，血迹，再用蒸馏水湿纱布擦洗。

（二）感染手术物品的清洁

清洁程序一般在消毒、灭菌前进行，但感染手术物品则应遵循先消毒后清洗的原则。按照不同的感染手术类型、手术器械选择合适的初步消毒方法。一般感染手术，消毒选用超声清洗装置煮沸80～93℃ 40min或选用500～1000mg/L有效氯或有效溴的含氯或含溴消毒剂浸泡30min；但气性坏疽、破伤风等特殊感染手术应选用2000mg/L含氯或含溴消毒剂浸泡30min后进行常规清洗。超声乳化灌注管、超声手柄、玻璃体切割刀等物品，要先用75%酒精冲洗后进行常规清洗。

布类敷料先用1000mg/L的含氯消毒液浸泡30min，特殊感染如炭疽、破伤风等手术敷料用2000mg/L的含氯消毒液浸泡30min后放入黄色塑料袋处理。

其他物品能浸泡的用浸泡消毒，不能用浸泡的物品及环境表面如手术床、手术灯、地面等用1000～2000mg/L的含氯消毒液擦拭其表面。

第二节　手术物品的消毒与灭菌

灭菌技术是手术室的一个重要环节，关系到手术的成败和患者的安全。无菌技术的前提是必须做好物品的消毒与灭菌。因此，手术室人员在思想上应高度重视，在操作上严格执行，并熟悉掌握各种消毒灭菌法。

1. 消毒　杀灭或清除外环境中和媒介物上污染的病原微生物的过程。

2. 灭菌　杀灭或去除外环境中和媒介物携带的一切微生物的过程。灭菌后的物品必须是完全无菌的。

3. 消毒剂　能杀灭外环境中感染性的或有害微生物的化学物质。

4. 化学指示剂　利用某些化学物质对某一杀菌因子的敏感性，使其发生颜色或形态改变，以指示杀菌因子的强度（或浓度）和（或）作用时间是否符合消毒或灭菌要求的制品。

5. 生物指示剂　将适当载体染以一定量的特定微生物，用于指示消毒或灭菌效果的制品。

常用消毒灭菌方法有物理灭菌法和化学消毒灭菌法。

一、物理灭菌法

1. 压力蒸汽灭菌　用于耐高温、高湿的医疗器械和物品的灭菌，其优点是穿透力强、灭菌效果可靠，能杀灭所有的微生物。它的灭菌功能主要来源于蒸汽凝结时释放的潜能和凝聚收缩后产生的负压。

2. 下排式压力蒸汽灭菌器：利用重力置换原理，使热蒸汽在灭菌器中从上而下，将冷空气由下排气孔排出，排出的冷空气由饱和蒸汽取代，利用蒸汽释放的潜热使物品达到灭菌。

（一）手提式压力蒸汽灭菌器灭菌方法

1. 在主体内加入适量的清水，将灭菌物品放入灭菌器内。

2. 将顶盖上的排气软管插入内壁的方管中，盖好并拧紧顶盖。

3. 打开灭菌器的电源开关，开启排气阀排完空气后（约在水沸腾后 10 ~ 15min）关闭排气阀。

4. 压力升至 102.9kPa（1.05kg/cm^2），温度达 121℃时，维持到规定时间（根据物品性质及有关情况确定，一般 20 ~ 30min）。

5. 需要干燥的物品，打开排气阀，慢慢放汽，待压力恢复到零位后开盖取物。

6. 液体类物品，待压力恢复到零位，自然冷却到 60℃以下，开盖取物。

（二）卧式压力蒸汽灭菌器灭菌方法

1. 将待灭菌物品放入灭菌柜室内，关闭柜门并扣紧。

2. 打开进气阀，将蒸汽通入囊层预热。

3. 囊层压力达 102.9kPa（1.05kg/cm^2）时，调整控制阀到“灭菌”位置，蒸汽通入灭菌室内，柜内冷空气和冷凝水经柜室阻力器自动排出。

4. 柜力压力达 102.9kPa（1.05kg/cm^2），温度达 121℃，维持 20 ~ 30min。

5. 需要干燥的物品，灭菌后调整控制阀至“干燥”位置，蒸汽被抽出，柜室内负压，维持一定时间物品即达干燥要求。

6. 对液体类物品，应待自然冷却到60℃以下，再开门取物，不得使用快速排出蒸汽法，以防突然减压，液体剧烈沸腾或容器爆炸。

（三）预真空压力蒸汽灭菌方法

1. 灭菌原理　利用机械抽真空的方法，使灭菌柜室内形成负压，蒸汽得以迅速穿透到物品内部进行灭菌。蒸汽压力达205.8kPa（2.1kg/cm^2），温度达132℃或以上，开始灭菌，到达灭菌时间后，抽真空使灭菌物品迅速干燥。根据一次性或多次抽真空的不同，分为预真空和脉动真空二种，后者因多次抽真空，空气排除更彻底，效果更可靠。

2. 操作过程　预真空压力蒸汽灭菌整个过程约需25min。

（1）将待灭菌的物品放入灭菌柜内，关好柜门。

（2）将蒸汽通入囊层，使压力达107.8kPa（1.1kg/cm^2），预热4min。

（3）启动真空泵，抽除柜室内空气使压力达2.0～2.7kPa（排除柜室内空气98%左右）。

（4）停止抽气，向柜室内输入饱和蒸汽，使柜内压力达205.8kPa（2.1kg/cm^2），温度达132℃维持灭菌时间4min。

（5）停止输入蒸汽，再次抽真空使压力达8.0kPa，使灭菌物品迅速干燥。

（6）通入过滤后的洁净干燥空气，使灭菌室压力回复为零，温度降至60℃以下，即可开门取出物品。

（四）脉动真空压力蒸汽灭菌方法

1. 消毒过程　脉动预真空压力蒸汽灭菌整个过程需29～36min。

（1）将待灭菌的物品放入灭菌柜内，关好柜门。

（2）将蒸汽通入囊层，使压力达107.8kPa（1.1kg/cm^2），预热4min。

（3）启动真空泵，抽除柜室内空气使压力达8.0kPa。

（4）停止抽气，向柜室内输入饱和蒸汽，使柜室内压力达49kPa（0.5kg/cm^2），温度达106～112℃，关闭蒸汽阀。

（5）抽气，再次输入蒸汽，再次抽气，如此反复3～4次。

（6）最后一次输入蒸汽，使压力205.8kPa（2.1kg/cm^2），温度达132℃，维持灭菌时间4min。

（7）停止输入蒸汽，抽气，当压力降到8.0kPa，打开进气阀，使空气经高效滤器进入柜室内，使内外压力平衡。

（8）重复上述抽气操作2～3次。

（9）待柜室内外压力平衡，温度降至60℃以下，即可开门取出物品。

2. 注意事项

（1）必须按照正规操作程序使用压力蒸汽灭菌锅。

（2）灭菌前将物品彻底清洗干净，物品清洗后应干燥并及时包装。

（3）包装材料应允许物品内部空气的排出和蒸汽的透入。

（4）布包装层数不少于两层，用于预真空和脉动真空压力蒸汽灭菌器的物品包，体积不得超过30cm×30cm×50cm，金属包的质量不超过7kg，敷料包不得超过5kg。

（5）新棉布应洗涤去浆后再使用，反复使用的包装材料的容器，应经清洗后才可再使用。

（6）盘、盒、碗等器皿类物品，尽量单个包装。包装时应将盖打开，若必须多个包装在一起时，所有器皿的开口应朝向一个方向。

（7）物品包捆扎不宜过紧，外用化学指示带贴封，每包包内放置化学指示卡。

（8）预真空灭菌器的装载量不得超过柜内容积90%，同时预真空和脉动真空压力蒸汽灭菌器的装载量又分别不小于柜内容积的10%和5%。

（9）预真空和脉动真空压力蒸汽灭菌器每日进行一次B-D（Bowie-dick Test）测试，检测它们的空气排除效果。具体作法是：B-D测度包由100%脱脂纯棉布折叠成长30cm±2cm，宽25cm±2cm，高25～28cm大小的布包裹；将专门的B-D测试纸，放入布测试包的中间，测试包的重量为4kg±5%或用一次性B-D测试包。B-D测试包水平放于灭菌柜内灭菌车的前底层，靠近柜门与排气口底前方；柜内除测试包外无任何物品，134℃ 3.5～4min后，取出B-D测试纸观察颜色变化，均匀一致变色，说明冷空气排除效果良好，灭菌锅可以使用；反之，则灭菌锅有冷空气残留，需检查B-D测度失败原因，直至B-D测试通过后该锅方能使用。

（10）应尽量将同类物品放在一起灭菌，若必须将不同类物品放在一起时，则以最难达到灭菌物品所需的温度和时间为准。

（11）灭菌后检查包装的完整性、有无潮湿、指示胶带变色情况。

（五）快速压力蒸汽灭菌器

1. 快速压力蒸汽灭菌器可分为　下排气、预真空和正压排气法三种。其灭菌参数如时间和温度由灭菌器性质、灭菌物品材料性质（带孔和不带孔），是否裸露而定。一般灭菌时要求灭菌物品裸露。为了加快灭菌速度，快速灭菌法的灭菌周期一般不包括干燥阶段，因此灭菌完毕，灭菌物品往往是湿的；为了避免污染，不管是否包裹，取出的物品应尽快使用，不能储存，无有效期。

2. 快速压力蒸汽灭菌器的特点　灭菌速度快，机动方便，对锐利器械损害小，便于应急。眼科手术器械精细、贵重，部分种类手术数量多，手术时间短，接台频繁，对器械灭菌要求快速，因此，术中所需的器械如钻石刀、超声手柄、超声乳化针头、灌注抽吸手柄、人工晶状体推注器、眼内剪、眼内镊等均由快速压力灭菌器灭菌。

3. 灭菌效果监测　每次灭菌过程均放置灭菌化学指示卡，对灭菌后器械进行随机抽样，作无菌检验。由专人负责进行实验室生物监测，用3M公司快速阅读生物指示剂每月监测2次。

4. 清洁保养　避免碰撞，轻取轻放；确保卧式灭菌器每次放干灭菌腔内的水，每次取出灭菌物品后，打开门散热；每周一次用专用的灭菌腔清洁剂清洁灭菌腔；每天灭菌结束后，用清洁布抹干盒内外及灭菌腔内水分；机身上禁止放置杂物，以免影响散热；每周一次更换水缸里的水，必须使用蒸馏水。

（六）干热灭菌法

利用点热式红外线烤箱所发生的热空气进行灭菌的方法。适用于玻璃器皿、试管、瓷器等物品及不能高压蒸汽灭菌的明胶海绵、凡士林、油脂等。

1. 特点　干热渗透力弱，不易使蛋白凝固，必须使微生物水分烤干致死，所以需在 160～170℃持续 2h 才能达到灭菌的目的。明胶海绵加热温度应低一些，可在 120℃持续 4h。分烧灼和干烤灭菌。烧灼用于耐高温物品，小件金属器械的灭菌。干烤用于热灭菌箱进行灭菌，灭菌条件为：160℃，2h，或 170℃，1h；或者 180℃，30min。多采用机械对流型烤箱。

2. 注意事项

（1）待灭菌的物品干热灭菌前应洗干净，防止造成灭菌失败和污物碳化；玻璃器皿灭菌前应洗干净并干燥；灭菌时勿与烤箱底部四壁接触，灭菌后要待温度降到 40℃以下再开箱，以防止炸裂。

（2）物品包装不能过大，不超过 10cm×10cm×20cm，物品不能超过烤箱高度的 2/3，物品间应留有充分的空间（可放入一只手），油剂、粉剂的厚度不得超过 0.635cm；凡士林纱布条厚度不得超过 1.3cm。

（3）温度高于 170℃时，有机物会碳化，故有机物灭菌时，温度不可过高。

（七）煮沸灭菌法

1. 灭菌原理　在煮沸器内将水加热至 100℃，在此温度不能有效杀灭包括细菌芽孢在内的各种微生物。多数细菌芽孢煮沸 15min 即可将其杀灭，但某些抵抗力强的细菌芽孢需煮沸更长的时间，如破伤风杆菌芽孢需煮沸 60min 方可杀灭，而肉毒杆菌芽孢需煮沸 3h 才能杀灭。适用于耐热、耐温的物品。

2. 注意事项

（1）灭菌前，应将物品洗净，易损坏的物品应用纱布包好，再放入水中，以免沸腾时相互碰撞。物品与物品之间须有空隙，水面应高于物品。灭菌器要加盖。

（2）灭菌时间应自水沸开始计算，一般需要 15～30min，灭菌过程中保持连续沸腾。中途不能加入新的未灭菌物品，否则灭菌时间从水再次沸腾计算。

（3）在水中加入碳酸氢钠，使成为 2% 溶液，可减轻器械的生锈，提高温度，加强灭菌能力。

（4）玻璃类物品从冷水煮起，以防破裂，橡胶类物品宜水煮沸后放入。

（5）已灭菌物品取出时应慎防再污染，灭菌后可将水放去利用余热烘干器械。

（八）紫外线消毒法

用于室内空气、物体表面和水及其他液体的消毒。

1. 对物品表面的消毒

（1）照射方式：最好使用便携式紫外线消毒器近距离移动照射，也可采取紫外灯悬吊式照射。对小件物品可放紫外线消毒箱内照射。

（2）照射剂量和时间：不同种类的微生物对紫外线的敏感性不同，用紫外线消毒时必须使用照射剂量达到杀灭目标微生物所需的照射剂量。

1）杀灭一般细菌繁殖体时，应使照射剂量达到 10,000μW·s/cm^2。

2）杀灭细菌芽孢时应达到 100 000μW·s/cm^2。

3）病毒对紫外线的抵抗力介于细菌繁殖体和芽孢之间。

4）真菌孢子的抵抗力比细菌芽孢更强，有时需要照射到 600,000μW·s/cm^2。

5）一般致病性真菌对紫外线的抵抗力比细菌芽孢弱，在消毒的目标微生物不详时，照射剂量不应低于 100 000μW·s/cm^2。

照射剂量是所用紫外线灯在照射物品表面处的辅照强度和照射时间的乘积。因此，根据紫外线光源的辐照强度，可以计算出需要照射的时间。

2. 对室内空气的消毒

（1）间接照射法：首选高强度紫外线空气消毒器，不仅消毒效果可靠，而且可在室内有人活动时使用，一般开机消毒 30min 即可达到消毒合格。

（2）直接照射法：在室内无人条件下，可采取紫外线灯悬吊式或移动式直接照射。采用室内悬吊式紫外线消毒时，室内安装紫外线消毒灯（30W 紫外灯，在 1.0M 处的强度 $>70\mu W/cm^2$）的数量为平均每平方米不少于 1.5W，照射时间不少于 30min。

3. 注意事项

（1）使用过程中，应保持紫外线灯表面的清洁，一般每两周用酒精棉球擦拭一次，发现灯管表面有灰尘、油污时，应随时擦拭。

（2）用紫外线灯消毒室内空气时，房间内应保持干燥，减少尘埃和水雾，温度低于 20℃或高于 40℃，相对湿度大于 60% 时应适当延长照射时间。

（3）用紫外线消毒物品表面时，应使照射表面受到紫外线的直接照射，且应达到足够的照射剂量。

（4）不得使紫外线光源照射到人，以免引起损伤。

（5）紫外线强度计至少 1 年标定 1 次。

二、化学消毒灭菌法

注意事项：①消毒灭菌前，应拭净器械表面的污染物或保护油，器械的锋利尖端用保护套保护，以防碰损。②消毒灭菌时，应根据不同物品选用合适的消毒剂，有关节的器械应将关节打开。③有空腔的器械，应使消毒液能进入腔内。④消毒灭菌液完全浸没器械。⑤手术前，必须充分清洗干净器械表面或内部的消毒剂方能使用，以防微量的消毒剂残留进入眼内，引起不良反应。

（一）含氯消毒灭菌剂

含氯消毒灭菌剂属高效消毒剂，具有广谱、高效、低毒、有强烈的刺激性气味，对金属有腐蚀性，对织物有漂白作用，受有机物影响很大，消毒液不稳定等特点。

1. 杀菌机制

（1）形成的次氯酸作用于菌体蛋白。

（2）次氯酸分解形成新生态氧，二氧化氯的强氧化能力将菌体蛋白质氧化。

（3）消毒剂可含的有效氯直接作用于菌体蛋白质。

2. 适用于医疗用品及环境、水、疫源地等消毒。

3. 常用的消毒方法有浸泡、擦拭、喷洒与干粉消毒等方法。

（1）浸泡法：将待消毒的物品放入装有含氯消毒剂溶液的容器中，加盖。对细菌繁殖体污染的物品的消毒，用含有效氯 500mg/L 的消毒液浸泡 10min 以上；对经血传播病原体、分枝杆菌和细菌芽孢污染物品的消毒，用含有效氯 2000 ~ 5000mg/L 消毒液浸泡 30min 以上。

（2）擦试法：对大件物品或其他不能用浸泡法消毒的物品用擦拭法消毒。

（3）喷洒法：对一般污染的物品表面，用 1000mg/L 的消毒液均匀喷洒，作用

30min 以上；对经血传播病原体、结核杆菌等污染表面的消毒，用含有效氯 2000mg/L 的消毒液均匀喷洒，作用 60min 以上。喷洒后有强烈的刺激性气味，人员应离开现场。

（4）干粉消毒法：对排泄物的消毒，用含氯消毒剂干粉加入排泄物中，使含有效氯 10 000mg/L，略加搅拌后，作用 2～6h，对医院污水的消毒，用干粉按有效氯 50mg/L 用量加入污水中，并搅拌均匀，作用 2h 后排放。

4. 注意事项

（1）粉剂应于阴凉处避光、防潮、密封保存；水剂应于阴凉处避光、密闭保存。所需溶液需现配现用。

（2）配制漂白粉等粉剂溶液时，应戴口罩、手套。

（3）用于消毒餐具，应即时用清水冲洗。

（4）对织物有腐蚀和漂白作用，不应作有色织物的消毒。

（5）pH 随浓度的增高而增高，pH 增加，杀菌速度延迟。

（6）未加防锈剂的含氯消毒剂对金属有腐蚀性，不应做金属器械的消毒，加防锈剂的含氯消毒剂对金属器械消毒后，应用无菌蒸馏水冲洗干净，并擦干。

（7）用于污水消毒时，应根据污水中还原性物质含量适当增加浓度。

（8）消毒时，若存在大量有机物时，应提高使用浓度或延长作用时间。

（二）含碘消毒剂

含碘消毒剂包括碘和以碘为主要杀菌成分制成的各种制剂，常用有碘伏、碘酊。

1. 杀菌机制　主要靠碘对蛋白质的沉淀作用和卤化作用，使酶失去活性，导致微生物死亡。

2. 碘伏　根据有效碘含量用灭菌蒸馏水将碘伏稀释成所需浓度。常用消毒方法有浸泡、擦拭、冲洗等方法。

（1）0.5%～1.0% 的碘伏用于消毒皮肤

（2）0.25%～0.5% 的碘伏用于浸泡洗手 3～5min

（3）0.025%～0.05% 的碘伏可用于黏膜冲洗。

3. 碘酊　用于皮肤消毒，一般使用浓度 2%。

4. 注意事项

（1）碘伏应于阴凉处避光、防潮、密封保存。

（2）碘伏使用时注意生产批号，清洗剂均用于皮肤消毒。

（3）碘伏对二价金属制品有腐蚀性，不应做相应金属制品的消毒。

（4）碘伏的最佳 pH 为 2～4，稀释时注意保持 pH 在最佳值范围。

（5）避免与拮抗药物同用。

（6）消毒时，若存在有机物、应提高药物浓度或延长消毒时间。

（7）碘酊对皮肤、黏膜有强烈刺激性，如作皮肤消毒用，应用 75% 酒精脱碘。

（8）碘酊不宜用于破损皮肤、眼及口腔黏膜的消毒。

（9）对碘过敏者禁用。

（三）乙醇

1. 特性　属中效消毒剂，具有中效、速效、无毒，对皮肤、黏膜有刺激性、对金属无腐蚀性、受有机物影响很大，易挥发、不稳定等特点。

2. 杀菌机制　乙醇作用于细菌胞膜，起到脱水作用，使蛋白质发生变性沉淀，且具有很强的渗透作用，进入菌体内，使细胞破坏溶解。适用于皮肤，环境表面及医疗器械的消毒等。

3. 使用方法

（1）浸泡法：将待消毒的物品放入装有乙醇溶液的容器中，加盖。对细菌繁殖体污染医疗器械等物品的消毒，用75%的乙醇溶液浸泡10min以上，个别对其他消毒剂过敏者，可用75%乙醇溶液浸泡5min。

（2）擦拭法：对皮肤的消毒。用75%乙醇。

4. 注意事项　乙醇易燃，忌明火，必须使用医用乙醇，严禁使用工业乙醇消毒和作为原材料配制消毒剂。

（四）环氧乙烷

1. 特性　环氧乙烷又名氧化乙烯，属杀菌剂。在低温下为无色液体，具有穿透力强、杀菌谱广、对物品损害大、灭菌效果可靠、保存时间长等优点。适用于多数不宜用一般方法灭菌的物品均可用环氧乙烷消毒和灭菌，主要用于不耐高温、高压，易腐蚀的精密仪器、导管、植入物、塑料类等的灭菌。使用方法：由于环氧乙烷易燃、易爆、且对人有毒，所以必须在密闭的环氧乙烷灭菌器内进行。

2. 杀菌机制　环氧乙烷杀灭各种微生物的作用机制主要是烷基化作用，使菌体蛋白和核酸分子中的疏基、氨基、羧基等发生烷基化反应，同时能抑制微生物多种酶的活性，阻碍微生物的正常代谢，从而杀灭微生物。

3. 灭菌条件　一般有效浓度为450～1500mg/L，温度一般为49～60℃，理想湿度为50%（40%～80%）。随着浓度、温度、湿度的改变而灭菌时间不同，若三者任一项升高，则所需时间缩短。

4. 环氧乙烷灭菌包装　可以选择纸、复合透析纸、布、无纺布、通气型硬质容器，聚乙烷等材料进行包装；不能用金属箔，聚氯乙烯、玻璃纸、尼龙、聚酰、聚偏二氯乙烯，不能通透的聚丙烯等材料进行包装；消毒物不宜太厚，否则影响气体穿透。

5. 环氧乙烷灭菌物品装载

1）灭菌柜内装载物品上下左右均应有空隙，物品应放于金属网状篮筐内或金属网架上。

2）如采用一次性纸塑包装袋者，物品放置时每个包装的纸面应与前一个包装袋的塑面相对，避免纸面对纸面，塑面对塑面而影响灭菌效果。

3）物品装载量不应超过柜内总体积的80%。

6. 注意事项

（1）环氧乙烷易燃易爆，且有一定毒性。使用时，必须严格遵守安全。

（2）环氧乙烷灭菌器及气瓶或气罐应置阴凉透风处，远离火源和静电、不暴晒。

（3）液体不能直接接触灭菌物品，以免腐蚀破坏。

（4）灭菌后物品必须按照规定的要求以驱除残余环氧乙烷气体，达到安全标准方可使用。

（5）应对环氧乙烷工作人员进行专业知识和紧急事故处理的培训。

（6）在操作过程中，如有头昏、头痛等不适，应离开现场，到空气新鲜处休息。

（7）中毒的紧急处理：①吸入环氧乙烷时应立刻离开到空气新鲜处，并对症处理。②眼接触液态环氧乙烷或高浓度环氧乙烷气体至少冲洗眼15min。③若环氧乙烷喷溅到身上，立即脱下衣服、鞋子，冲洗皮肤至少10min。沾到环氧乙烷的鞋子须丢弃，衣服必须洗净后才可穿。④尽快就诊。

（五）甲醛（福尔马林）

1. 特性 甲醛对所有的微生物都有杀灭作用，包括细菌繁殖体、芽孢、真菌和病毒。甲醛气体灭菌效果可靠，使用方便，对消毒、灭菌物品无损害。常用浓度为37%～40%。

2. 操作方法 必须在甲醛消毒和灭菌箱中进行。灭菌箱有可靠的密闭性能，消毒，灭菌过程中不得有甲醛气体漏出。

3. 注意事项

（1）用甲醛消毒箱消毒物品时，不可用自然挥发法。

（2）环境温度和湿度对消毒效果影响较大，消毒时应严格控制在规定范围。

（3）被消毒物品应摊开放置，中间应留有一定空隙，污染表面应尽量暴露，以便甲醛气体有效地与之接触。

（4）消毒后，一定要去除残留甲醛气体，也可用抽气通风或用氨水中和法。

（5）甲醛有致癌作用，不宜用于室内空气消毒。

第三节　手术野的清洁消毒法

一、眼部手术野的清洁消毒法

眼部手术野的清洁消毒共三次：

1. 第一次眼部消毒（按眼部冲洗法）

2. 第二次眼部消毒（按眼部冲洗法） 送患者到手术室准备间后，进行第二次眼部消毒准备，过程和消毒液均与第一次相同。消毒完后，用无菌眼包盖住手术眼，即防止污染，又向医生和护士明确表示应做手术眼的作用。

3. 第三次眼部消毒 睫毛和睑缘是细菌污染的主要来源，所以，应特别注意这些部位。5%聚维酮碘溶液抗菌效果好，对角膜和结膜没有毒性，可用于术中消毒。患者仰卧于手术床上，用5%聚维酮碘溶液擦洗睫毛根部和睑缘，然后，以眼部为中心，旋转消毒眼周围皮肤扩大到面部皮肤。上方达发际，内侧到对侧眼的内眦部，下方到上唇平面，外侧到耳根部，消毒区域呈正方形。重复一次共两次。5%的聚维酮碘还可滴入结膜囊进行结膜消毒。0.025%～0.06%的碘伏溶液也是目前常用的眼部消毒剂。

二、非眼部手术野消毒（唇黏膜移植术、眼睑植皮术）

眼部手术需要取皮肤或口唇黏膜修补眼部缺损区，或取大腿宽筋膜，取材部位须进行消毒。

1. 口唇黏膜的消毒　术前3天给患者朵贝氏溶液漱口，每天三次（饭后），送手术室前再漱口一次。

2. 供皮区的皮肤消毒　手术前一天作好供皮区的皮肤清洁、剃毛。一般供皮区在耳后、上臂内侧、大腿内侧、锁骨上。先用肥皂水清洁皮肤，并剃去毛发。耳后取皮者，剃毛范围应超过供皮区周围2～3cm，即耳上、耳后的头发应剃去2～3cm，然后用清水擦洗干净。手术当天用75%酒精消毒供皮区皮肤三遍，然后以消毒纱布、绷带包扎。

取皮前用0.06%碘伏或75%酒精再次消毒供皮区皮肤二次，范围应大于取皮范围。

第四节　手术者的清洁消毒法

医务人员在进行各种操作前后，应进行清洁洗手；在进行外科手术前进行手的消毒。包括一般洗手法和外科手消毒。

1. 洗手　是用不含抗菌剂的普通肥皂或液体和流动水洗手，仅能去除手部皮肤污垢、碎屑和部分致病菌的过程。

2. 手消毒　指用含抗菌剂肥皂或液体清洗或消毒剂擦手的过程。

3. 外科手消毒　消除或消灭暂居菌和减少常驻菌。外科手消毒剂常含有持续抗菌因子。

4. 手消毒剂　用于消除残留于手部皮肤上的细菌，主要攻击目标是常驻致病菌。

5. 抗菌剂　指用于皮肤以减少皮肤细菌数量的抗微生物物质，如乙醇、洗必泰、碘伏等。

一、一般洗手法

1. 洗手的目的　去除手上的污垢和暂居微生物。常用方法是用普通肥皂或清洗剂洗手。

2. 洗手法的步骤（七步洗手法）

（1）用流动水弄湿双手，取适量清洗剂或肥皂液于手掌表面后揉搓，双手手指并拢，手掌对手掌摩擦。

（2）手掌对手背手指交叉揉搓。

（3）手掌对手掌手指交叉揉搓。

（4）手指背侧在手掌中摩擦。

（5）大拇指在手掌中旋转。

（6）手指尖在手掌中摩擦。

（7）握着手腕回旋摩擦，交换进行。

3. 注意事项

（1）洗手前取下手上各种饰物，修短指甲，戴好口罩、帽子（不能露出鼻孔及头发），衣袖卷至肘关节上10cm外。

（2）湿润双手，接取洗手液，双手充分揉搓10～15s，尤其注意指尖、指缝、拇指、指关节、指甲等处的清洁。

（3）由于潮湿，清洗剂常可成为细菌储源，因此液体皂、清洗剂等应瓶装自动取液。

二、外科手消毒

（一）刷手法

手术者先用肥皂或清洗液作一般的洗手，再用无菌毛刷粘浓肥皂水刷洗手和臂，从指尖到肘上 10cm 处，把每侧分为从指尖到手腕，从手腕至肘上臂 3 个区域依次刷洗，每一区域的左、右侧手臂交替进行。特别注意甲缘、甲沟、指蹼等处的刷洗。一次刷完后，手指朝上肘朝下，用清水冲去手臂上的肥皂水。反复刷洗 3 遍，共约 10min。用无菌毛巾从手到肘部擦干手及臂，擦过肘部的毛巾不可再擦手部。

（二）碘伏刷手法

1. 肥皂水清洗双手、前臂至肘上 10cm。

2. 取浸透 0.5% 碘伏的毛刷刷手，按照从指尖、手掌、手背、腕部、前臂到肘上 10cm，双手交替进行，每次刷 3min，刷 2 次，共 6min。

3. 取无菌毛巾擦干双手后穿衣戴手套。

（三）美逸柔刷手法

1. 取美逸柔™ 4% 氯己定（洗必泰液）3 ~ 5ml 按照正规的程序搓揉双手、前臂至肘上 10cm，流动水冲洗，共计 2 次，时间 2 ~ 3min。

2. 待手上的水稍干燥后，取美逸柔乳液 3 ~ 5ml 涂抹双手至肘上 3cm，无菌毛巾擦干后穿手术衣戴手套。

（四）注意事项

1. 凡手部有化脓性病灶者不可擦手。

2. 洗手时间与开始手术时间不宜相隔太长。

3. 施行感染性手术后，接着施行非感染性手术，双手必须重新擦洗，泡浸消毒液。洗手后误触未经消毒的物体，应重新洗手。

4. 连续进行接台手术时，按无菌原则，由护士帮助先脱下手术衣，术者自己脱下手套，重新涂抹一层消毒液（施乐氏或洗必泰液）后，换手术衣、手套、再做下一台手术。

第五节　手术室空气消毒法

一、紫外线灯照射法

紫外线能影响细菌核酸的代谢而使蛋白质变性，有杀菌作用。采用室内悬吊式紫外线消毒时，室内安装紫外线消毒灯（30W 紫外灯，在 1.0m 处的强度 $>70\mu W/cm^2$）的数量为平均不少于 $1.5W/m^2$。一般手术室间每次照射 1h；如果是感染手术室间，术后立即用紫外线灯照射 1h，待房间地面、物体表面用含氯消毒液擦拭后，再用紫外线灯照射 1h。室内湿度大及尘埃多时可减弱杀菌效果。因此，在作紫外线消毒前应作好通风换气，减少尘埃飞扬，再作紫外线照射，以保证消毒效果。

二、静电吸附式空气消毒器消毒法

这类消毒器采用静电吸附原理，加以过滤系统，不仅可滤过和吸附空气中带菌尘埃，也可吸附微生物。在一个 20～$30m^2$ 的房间内，使用一台大型静电空气消毒器，消毒 30min 后，应达到国家卫生标准。可用于有人在房间内的空气消毒。

三、乳酸蒸熏法

乳酸为无色或微黄色糖浆状液体，能与水及乙醇混合，能使菌体蛋白凝固变性，因而具有消毒作用。常用于蒸熏，作空气消毒。每百立方米房间，用 12ml 乳酸，加入清水 12ml，放入蒸发器内，用酒精燃烧直至乳酸烧干，房间封闭半小时，然后开窗通风。消毒时，室内温度在 16～21℃，相对温度在 60%～80% 时杀菌力强，室内干燥时，地面可洒热水以增加空气湿度。

第六节 手术室内环境表面和物体消毒法

手术室环境要求物体表面的细菌总数≤$5cfu/m^3$。通过对物体表面进行消毒，将微生物控制在此标准内。

一、地面消毒

当地面无明显污染情况下，通常采用湿式清扫，用清水或清洁剂拖地，每天 3 次。手术室限制区地面每天手术前后用有效氯浓度为 500mg/L 的含氯消毒剂擦拭。对地面的血迹、分泌物污染用含氯或含溴消毒剂（200～500mg/L）消毒作用 30min；而致病性芽孢污染则用 1000～2000mg/L 的有效氯或含溴消毒剂作用 30min，或有效氯、有效溴浓度为 500mg/L 的消毒剂擦洗拖地或喷洒地面。对结核患者污染的表面，可用含氯消毒剂、含溴消毒剂或 0.2% 过氧乙酸消毒擦洗。

二、墙面消毒

受病原微生物污染时，可用化学消毒剂喷雾或擦洗。对细菌繁殖体、肝炎病毒、芽孢污染者，分别用有效氯或有效溴浓度为 250～500mg/L、2000mg/L、2000～3000mg/L 的消毒液喷雾或擦拭处理。墙面消毒高 2～2.5m，一般 50～$200ml/m^2$。

三、物体表面消毒

用有效氯浓度为 200～500mg/L 的消毒剂或 100～200mg/L 的有效溴消毒剂或含有效碘 250～500mg/L 的碘伏，擦拭或喷洒室内物体表面。

第七节 消毒灭菌的卫生学监测

医院消毒灭菌是预防医院内感染的重要措施之一，长期、系统地、有计划地对其进行监测，是评价各种消毒灭菌措施是否达标的唯一手段。

一、监测原则

监测人员须经专业培训，掌握一定的消毒知识，熟悉消毒设备和药剂性能，具备熟练的检验技能，选择合理的监测时间，遵循严格无菌操作。

二、手术物品消毒与灭菌效果监测

（一）压力蒸汽灭菌效果监测

1. 化学监测法

（1）化学指示卡（管）监测法：将既能指示温度又能指示温度持续时间的化学指示卡（管）放入每一个待灭菌的物品包的中央，经过一个灭菌周期后，取出指示卡，根据其颜色及性状的改变判断是否达到规定的灭菌条件。

（2）化学指示胶带监测法：将化学指示胶带粘贴于每一个待灭菌的物品包外，经一个灭菌周期后，观察其颜色的改变是否达到灭菌的条件（指示胶带出现黑色条纹）。

2. 工艺监测法　包括灭菌设置故障检查，确保灭菌温度、灭菌时间和蒸汽质量，灭菌物品正确处理，如灭菌物品的包装、包装材料及包的大小等。

3. 生物监测法

（1）指示菌株：指示菌株为耐热的嗜热脂肪杆菌芽孢。

（2）培养基：试验用培养基为溴甲酚紫葡萄糖蛋白胨水培养基。

（3）监测方法：将两个嗜热脂肪杆菌芽孢菌片分别装入灭菌小纸袋内，置于标准试验包中心部位（下排气压力蒸汽灭菌锅试验包大小为25cm×30cm×30cm；预真空与脉动真空压力蒸汽灭菌器试验包大小为23cm×23cm×15cm；手提压力蒸汽灭菌器用通气贮物盒22cm×13cm×6crn代替标准试验包），经一个灭菌周期后，在无菌条件下，取出标准试验包或通气贮物盒中的指示菌片，投入溴甲酚紫葡萄糖蛋白胨水培养基中，经56±1℃培养7天，观察培养基颜色变化。监测时设阴性对照和阳性对照。

（4）结果判断：每个指示菌片接种的溴甲酚紫蛋白胨水培养基都不变色，为灭菌合格；指示菌片之一接种的溴甲酚紫蛋白胨水培养基，由紫色变为黄白色，为灭菌不合格。

（5）注意事项：监测所用菌片必须经卫生部认可，并在有效期内使用。生物监测法每月一次。

（二）干热灭菌效果监测

1. 物理监测法　将多点温度监测仪的多个探头分别放于灭菌器各层内，中、外各点处。关好柜门，将导线引出，由记录仪中观察温度上升与维持时间。若所示温度达到预置温度，则灭菌温度合格。

2. 化学监测法　将既能指示温度又能指示温度持续时间的化学指示剂3～5个分别

放入待灭菌的物品中，并置于灭菌器最难达到灭菌的部位。经一个灭菌周期后，取出化学指示剂。据其颜色及性状的改变判断是否达到最高水平灭菌条件。如果所放置的指示管的颜色及性状均变到规定的条件，则灭菌合格，若其中之一未达到规定的条件，则灭菌不合格。

3. 生物监测法　将装有枯草杆菌芽孢菌片的灭菌试管放入灭菌器与每层门把手的对角线内，试管帽置于试管旁，关好柜门，经一个灭菌周期后，等温度降至80℃时，加盖试管帽后取出试管。在无菌条件下，加入普通营养肉汤培养基，以36±1℃培养48h后观察，根据培养基的颜色改变判断，若每个指示菌片接种的肉汤管均澄清，则为灭菌合格；若有其中之一肉汤管混浊，则为灭菌不合格。

（三）紫外线灯管辐照度值的测定

1. 监测方法

（1）紫外线辐照计测定法：开启紫外线灯5min后，将测定波长为253.7mm的紫外线辐照计探头置于被检紫外线灯下垂直距离1m的中央处，待仪表稳定后，所示数据即为辐照度值。

（2）紫外线强度照射指示卡监测法：开启紫外线灯5min后，将指示卡置紫外线灯下垂直距离1m处，照射1min，观察指示卡色块的颜色，将其与标准色块比较，读出照射强度。

2. 结果判断　普通30W直管型紫外线灯，新灯辐照强度≥90μW/cm^{2}为合格；使用中紫外线灯辐照强度≥70μW/cm^{2}为合格，30W高强度紫外线新灯的辐射强度≥180μW/cm^{2}为合格。

3. 注意事项　测定时电压220V±50V，温度20~25℃，相对湿度<60%，紫外线辐照计必须在计量部门检定的有效期内使用。指示卡应获得卫生许可批件，并在有效期内使用。

（四）浸泡消毒灭菌效果监测

1. 测试消毒液的有效浓度　用密度计或测试纸测试消毒液的有效浓度。

2. 使用中消毒液菌量测定　用无菌吸管吸取1ml消毒液，加入9ml含有相应中和剂的无菌生理盐水采样管中混匀，分别取0.5ml放入2只培养皿进行细菌培养，观察是否有细菌生长。

3. 生物学监测　无菌操作下取消毒后的物品进行细菌培养，观察有无细菌生长。

（五）环氧乙烷灭菌效果监测

1. 化学监测法　每次消毒过程均用化学指示物监测，粘贴包外化学指示胶带，作为灭菌过程的标志；包内放置化学指示卡，作为灭菌效果的参考。只有当消毒工艺符合要求，化学指示物变色符合规定标准色要求的情况下，物品才可使用。

2. 工艺监测　主要项目有物品的包装、装放、排气情况、消毒或灭菌的温度及时间等。每次灭菌均应进行工艺监测。

3. 生物监测法　将按要求包装的含有枯草杆菌黑色变种芽孢菌片的测试包放在那些在性能鉴定时发现是最难灭菌的部位，并均匀分布于整个灭菌物品中（灭菌片的数量根据灭菌器柜内可用体积而定：体积少于5m^{3}时，至少放置10个菌片；体积5~10m^{3}时，每增加1m^{3}增加1个菌片；体积大于10m^{3}时，每增加2m^{3}增加1个菌片）。

经一个灭菌周期后立即取出菌片进行培养。将取出的菌片接种于含有复方中和剂的0.5%的葡萄糖肉汤培养基管中，以未经处理的阳性菌片做相同接种，两者均置于36±1℃培养。经培养，阳性对照在24h内有菌生长；监测样品若连续培养观察5天，全部无菌生长，则灭菌合格。每月监测一次。

三、医护人员洗手监测

（一）医护人员洗手监测

1. 监护方法

（1）采样时间：在接触患者，从事医疗活动前进行。

（2）用物准备：无菌生理盐水培养管。

（3）操作方法：被检人五指并拢，将浸有无菌生理盐水采样液的棉拭子1支在双手指屈面从指根到指端来回涂抹各2次，并随之转动采样棉拭子，剪去手接触部位，将棉拭子放入装有10ml采样液的试管送检。

2. 监测标准 ≤5cfu/m^3，并未检出金黄色葡萄球菌、大肠杆菌、铜绿假单胞菌为洗手符合标准。

（二）医护人员术前刷手监测

1. 监测方法：

（1）采样时间：外科洗手后戴手套前进行采样。

（2）用物准备：无菌普通培养管。

（3）操作方法：被检者五指并拢，在无菌条件下，将浸有培养液的棉拭子1支在手指间从指端到指根来回涂抹两次，同时转动采样棉拭子，然后将棉拭子放入培养管内送检。

2. 监测标准：普通培养应无菌生长。

（三）注意事项

1. 采样者严格无菌操作，操作中怀疑污染者应重做。

2. 被检者遵循操作常规，严格按要求刷手。培养结果有菌者，及时通知受检者并重新检测。

（四）空气消毒效果的监测

1. 采样时间 在消毒处理后、操作前进行采样。

2. 采样方法 平板暴露法。

（1）布点方法：室内面积≤30m^2，设内、中、外对角线3点，内、外点布点部位距墙壁1m处，室内面积>30m^2，设4角及中央5点，4角的布点部位距墙壁1m处。

（2）采样方法：将普通营养琼脂平板放在室内各采样点处，采样高度为距地面1.5m，采样时将平板盖打开，并将盖口向下扣放于平板外边缘上，暴露5min，盖好立即送检。

3. 检测方法 将上述平板置恒温箱内48h，然后计算1个平板的菌落数及5个平板菌落数的平均值。

4. 结果判断

（1）Ⅰ类区域：细菌总数≤10cfu/m^3，未检出金黄色葡萄球菌，溶血性链球菌为消毒合格。

（2）Ⅱ类区域：细菌总数≤200cfu/m^3，未检出金黄色葡萄球菌，溶血性链球菌为消毒合格。

（3）Ⅲ类区域：细菌总数≤500cfu/m^3，未检出金黄色葡萄球菌，溶血性链球菌为消毒合格。

（五）物品和环境表面消毒效果监测

1. 采样时间　在消毒处理后。

2. 采样方法　用5cm×5cm标准灭菌规格板，放在被检物体表面，采样面积≥100cm^2，连续采样4个，用浸有含相应中和剂的无菌洗脱液的棉拭子1支，在规格板内横竖往返均匀涂擦各5次，同时转动棉拭子，剪去手接触部位后，将棉拭子投入10ml含相应中和剂的无菌洗脱液试管内，立即送检。门把手等不规则物体表面用棉拭子直接涂擦采样。

3. 结果判断

Ⅰ、Ⅱ类区域：细菌总数≤5cfu/cm^2，并未检出致病菌为消毒合格。

Ⅲ类区域：细菌总数≤10cfu/cm^2，并未检出致病菌为消毒合格。

Ⅳ类区域：细菌总数≤15cfu/cm^2，并未检出致病菌为消毒合格。

第二十三章

手术室管理

第一节　手术室的质量管理

手术室护理质量作为医院质量的重要组成部分，是手术室护理管理的核心。为有效地控制影响护理质量的各个环节，手术室必须建立完善的护理质量管理体系，以提高护理质量，保证手术安全。

（一）质量管理原则

1. 预防为主的原则　手术室是眼科手术治疗的重要场所，工作中稍有不慎，都有可能给患者造成不良的后果，甚至引起失明，因此，在护理管理中应强调充分评估工作中存在的风险因素，从预防角度提出控制要求。

2. 标准化管理　手术室护理质量管理要有完善的规章制度，规范的操作流程及质量检查标准。

3. 分级管理　建立三级管理体系，科护士长-区护士长-质量控制组长三级管理体系。

4. 以服务对象为中心　手术室的服务对象不仅仅是患者，还包括手术医生。因此，在工作中，应了解患者及手术医生的需求和期望，采取有效措施来实现手术室质量目标。

5. 人人参与的原则　让每个工作人员了解自己在护理质量管理中的重要性及角色，以主人翁的责任感去解决各种问题，增强自身的能力、知识和经验，严把每一个质量关。

（二）护理质量管理目标

1. 24h 能接待手术。

2. 急救物品管理合格率 100%。

3. 仪器使用完好率 100%。

4. 器械准备合格率≥98%。

5. 手术间物品准备完好率≥98%。

6. 手术患者满意率≥95%。

7. 手术医生满意率≥95%。

8. 消毒隔离合格率≥95%。

9. 手术交接班准确率 100%。

10. 手术间人员在位率≥95%。

11. 感染监测合格率≥90%。

12. 护理技术操作合格率≥90%。

13. 专科理论考核合格率≥90%。

14. 护理表格书写与记录合格率≥94%。

（三）质量监控方法

1. 自我控制　制定明确的目标，要求护士按照目标实行自主管理和自我控制。

2. 手术室（间）责任制管理。

3. 定期举行质量分析会，纠正偏差。

（四）护理质量评价

1. 原始资料和记录的收集　如物品消毒灭菌效果及环境卫生学监测，护理业务学习，护理查房记录等。

2. 意见反馈　询问患者，手术医生及进修生，收集他们对护士的工作态度，术中配合能力、术中物品准备、仪器操作能力等方面的反馈意见。

3. 检查　包括护理部、医教科、预防保健科组织的检查和定期的自查等。

第二节　手术室人员的培训

手术室是眼科手术治疗的重要场所，随着眼科的发展和治疗观念的改变，各种医疗设备不断更新，新的治疗手段不断普及，对手术室人员的专业素质和专业技能的要求也越来越高。因此，手术室也建立一套完整的培训方案，加强对各级人员的专业培训。

一、进修护士的培训

（一）培训目的

根据进修护士不同的需求和学习的侧重点安排学习计划和进度，通过针对性、循序渐进的培训，达到预期的目的。

1. 培养良好的专业素质　在专科理论和技能方面有较大的提高。

2. 熟练掌握眼科常见手术的巡回配合　掌握选修专科手术的配合特点及相关的理论知识。

3. 了解手术室的各项常规工作。

4. 了解或掌握手术室的管理方法。

5. 及时学习新技术、新业务。

（二）培训方法

1. 医院集中进行岗前培训，主要介绍医院的概况，对进修人员的要求等。

2. 进修护士到岗后，手术室安排二天进行岗前培训。

3. 制定具体的带教计划，由专人负责，采用一对一的带教方式。

4. 定期组织理论授课（由医务科或护理部负责）。

5. 进修结束前进行考核及总结。

6. 征求对带教工作的意见及建议。

（三）培训内容

1. 岗前培训

（1）介绍手术室的基本情况，如人员、设备等。

（2）手术室的环境、布局。

（3）无菌物品室各种无菌物品的放置位置、用途，取放无菌物品的要求。

（4）对进修护士的要求，如礼仪规范、纪律要求等。

（5）手术间物品规范放置的要求。

（6）手术室工作制度及各班工作职责。

（7）消毒隔离制度。

（8）手术室查对制度及安全管理。

2. 临床实践

（1）初级阶段：以一对一带教方式，时间为6周，主要学习：

1）眼科常见手术（如青光眼手术、玻璃体手术、眼眶手术等）的物品准备。

2）眼科各种常见器械、显微器械、精密仪器的用途、保养。

3）眼科常见手术的巡回配合。

4）眼科常见仪器（如玻璃体切割体、超声乳化机、冷冻仪、激光机）的工作原理，使用方法、注意事项。

5）快速高压蒸汽灭菌锅及环氧乙烷灭菌锅的操作流程。

6）眼科常用敷料的名称、用途、折叠方法。

7）了解器械清洗班工作职责、术后器械的正确清洗流程、保养及包装要求等。

8）感染手术物品的清洁、清毒与灭菌。

（2）强化阶段：时间为6周左右。根据进修护士不同的需求和学习的侧重点，主要是强化所选专科手术的配合、仪器的使用、保养、特别是专科手术中较复杂手术的配合。同时，加强新技术和新业务知识的学习。

3. 考核及鉴定

（1）进修6周内，考核专科基础操作，如显微镜的使用，泪囊鼻腔吻合术的物品准备等。

（2）进修结束前进行专科理论考核及手术配合的考核。

（3）进行学习鉴定，首先由进修生本人填写自我鉴定，再由带教老师，护士长根据进修期间的表现填写科室意见，最后由护理部及医务科印证。

（4）征询带教意见。

二、新护士的培训

新护士是指毕业后从事其他非手术室护理专业，刚转入手术室工作的护士。

新护士一般都有眼科临床工作经验，具有较扎实的眼科理论知识及掌握眼科专科技术操作及基础护理操作。

（一）培训目标

通过一年的培训，加强新护士对护理工作重要性的认识，进一步巩固专业思想，培养自尊、自强、自爱的思想品德，全心全意为患者服务，忠于职守，勤于思考，刻苦钻研专科业务，成为一名理论基础扎实，技术操作过硬的合格的手术室护士。

（二）具体要求

1. 遵守医院及科室的各项规章制度，服从工作安排，尊敬老师、团结同事，工作踏踏实实、任劳任怨、关心爱护患者。

2. 前6周每1～2周书写学习心得一份，及时交带教老师批改。

3. 6周内熟悉医院及科室的各项规章制度、各班工作职责。

4. 6周后能独立完成玻璃体视网膜脱离手术，青光眼手术、一般白内障手术、外伤手术、外眼手术、眼科小手术的巡回配合工作。

5. 6周后参加夜班工作。

6. 6个月后能熟练掌握眼科各种常见手术的巡回配合工作；熟悉复杂手术（如眶重建术等）的巡回配合工作。

7. 6～9个月后轮转学习白内障超声乳化手术的巡回配合。

8. 一年内要求阅读《眼科学》和《眼科手术学》等专业书籍。

9. 参加护理部和科室组织的业务学习、护理查房。

10. 通过护理部和科室组织的各项考核。

（三）培训方法

一般由临床经验丰富、带教能力强的护理人员担任新护士的带教老师，要求带教老师必须具备高度的工作责任心、良好的专业素质、扎实的专业理论知识和娴熟的手术配合技能。

1. 初级阶段　时间一般为6周，采用一带一的带教模式，培训内容为：

（1）第1～2周：①介绍手术室的环境、布局、设备、人员等基本情况。②了解手术室的各项规章制度及各班工作职责。③新护士的阶段工作目标、护理质量要求及定期考核的标准。④识别各种常用器械的名称、用途。⑤眼科各种常见手术（如内眼手术、外眼手术、玻璃体视网膜脱离手术）的物品准备。⑥手术显微镜、玻璃体切割机、眼内异物磁吸仪的使用方法及注意事项。⑦内眼手术的巡回配合。⑧快速压力蒸汽灭菌器的使用方法。⑨掌握内眼手术的眼部解剖特点。

理论讲授：①手术缝线的种类及应用范围。②手术物品常用的灭菌方法，适应范围、注意事项。

（2）第3周：①玻璃体切割机、冷凝机、眼科激光机、电凝放液机的使用方法及注意事项。②视网膜脱离手术的巡回配合。③闭合式玻璃体切割术的巡回配合。④眼后段异物取出术的巡回配合。⑤掌握与玻璃体视网膜手术有关的应用解剖。

理论讲授：①眼内填充物的种类和用途。②玻璃体手术辅助器械的种类、特点和用途。③观看以上提及的几种手术的录像，了解这几种手术的手术步骤及过程。

（3）第4周:①矫形手术的巡回配合。②泪囊鼻腔吻合术手术前的塞鼻方法及注意事项。③泪囊摘出术,泪囊鼻腔吻合术的巡回配合。④眼球摘除术或眼内容剜出术的巡回配合。⑤眼眶手术的巡回配合。⑥门诊各种小手术的巡回配合。⑦泪通浚通术的巡回配合。⑧掌握与外眼手术有关的应用解剖。⑨电钻、电锯、微型止血仪的使用方法及注意事项。

理论讲授：①义眼座的种类和特点。②眼眶内填充物的种类、特点和应用范围。

（4）第5周：①手术器械的清洁、消毒与灭菌。②手术物品的包装及灭菌方法的选择。③眼科常用敷料的种类、折叠要求及敷料包的制作方法。④手术前患者的眼部清洁消毒。⑤环氧乙烷灭菌器的使用方法。

理论讲授：①洗手原则和外科洗手方法。②各种化学消毒剂的浓度及注意事项。③环氧乙烷灭菌器的原理和物品的包装要求注意事项。

（5）第6周：①眼科各种常见手术包的打包。②感染手术器械、物品、室间的处理。③夜班的工作职责。④消毒隔离制度。

理论讲授：①空气消毒的时间和布点方法。②常见急诊手术的配合要点。

经过6周的培训，新护士基本上能配合眼科常见手术的巡回工作，独立值夜班。

2. 强化阶段　时间7周至半年，在高年资护士的指导下，进一步熟练掌握眼科各种手术的巡回配合工作，掌握各种器械的使用方法及小故障的排除方法。

3. 熟悉阶段　6个月至1年，在熟练掌握常见手术的巡回配合工作的基础上，学习新设备、复杂手术的巡回配合，并根据新护士个人情况，在6个月至9个月时间段内，安排学习白内障超声乳化手术的巡回配合工作，学习白内障超声乳化手术物品的清洗、消毒灭菌及保养。

4. 考核

（1）前6周每1~2周交学习心得1份。

（2）强化阶段每月抽考一次手术的巡回配合。

（3）3个月考核科室的规章制度。

（4）6个月考核各班的工作责职。

（5）参加护理部组织的眼科理论考核。

（6）参加科室组织的基础护理操作考核及眼科专科技术操作考核。

第三节　手术室的护理管理

世界卫生组织（WHO）指出“护理管理是为了提高人们的健康水平，系统地利用护士的潜在能力和有关其他人员，设备及社会活动的过程。”手术室历来都是各家医院重点管理的科室，护理管理的好坏将直接关系到医院的效益与整体发展。

一、手术室工作制度

手术室工作是一项细致的集体劳动，要求医务人员既密切合作，又明确分工，并严格执行各项规章制度，共同完成手术任务。

（一）手术室工作制度总则

1. 手术室工作人员应具有高度责任心，掌握丰富的专业知识，作风严谨，思维敏捷，反应灵活，有较强的应急能力。

2. 凡进入手术室的人员必须严格遵守手术室各项规章制度，非手术人员未经允许不得随意进入手术室。

3. 手术室应保持肃静，禁止高声讲话。

4. 进入手术室，应在指定地方更换室内的鞋、帽、衣服、口罩，因故暂离手术室者应更换外出衣、鞋。

5. 接患者入手术室，要核对清楚患者的姓名、年龄、科别、床号、住院号、手术时间、手术方式、手术部位、眼别,防止差错事故发生。患者要穿医院衣服才能进入手术室。

6. 患有急性传染病，急性上呼吸道炎症的医务人员、不得进入手术室。

7. 任何人违反手术室规则或有不利于患者的行为时，本室人员有责任制止。

8. 手术通知单由负责医师填写，上午手术应于手术前一日下午 4 时 30 分前，下午手术应在术日 11 时前送到手术室，如有特殊需要，应在手术通知单上注明。

9. 急诊手术由值班医生通知手术室，同时或随后补填手术通知单，如急诊手术与其他手术安排冲突时，优先安排急诊手术。

10. 因故更改、增减手术，应预先与护士长或值班护士联系。

11. 手术室人员，应严格执行消毒隔离制度及遵守无菌操作规程，如有违反必须立即纠正并采取补救措施。

12. 无菌物品与非无菌物品严格分开放置。一切无菌物品必须存放于无菌包或无菌容器内。

13. 严格执行无菌手术与有菌手术分室进行，如无条件的，先做无菌手术后再做有菌手术。

14. 手术室的器械、物品，应有专人负责保管，一般不得外借，如外借时须经护士长同意，并填写借物单，按时归还。

15. 值班人员必须坚守岗位，不得擅自离开手术室。

16. 手术过程中严密观察病情，密切注意手术进展情况。及时准确地供应所需物品。

17. 每月做细菌培养一次，并做好登记。

（二）参观制度

1. 非手术室工作人员未经手术室护士长允许，不得擅自进入手术室参观手术。

2. 凡到手术室参观者，必须遵守手术室规章制度。

3. 院外参观者需经医务科批准，并与手术室取得联系方可参观。

4. 参观者佩戴参观卡，更换手术室专用鞋或穿鞋套、穿参观衣，戴好口罩帽子。

5. 参观者遵守手术室无菌原则，应在指定的时间，指定的区域内参观，不得随意走动，不得高声谈笑，不得谈论与手术无关的事。每个手术间参观人数以 2 人为宜。

6. 参观者应服从手术室人员的管理，不得离手术台过近，以免影响无菌操作及手术进行。

7. 参观者未经同意不得乱动手术室的仪器设备和贵重器械。

8. 示教手术和医学生参观手术则以参观现场手术录像为主。

9. 本院职工家属手术不接纳受术者亲戚朋友参观。

10. 参观手术结束后,归还参观卡,用物归还原处,用过的衣、帽等放入指定的地方。

（三）手术制度

1. 凡需要手术治疗的患者，应做好各项术前准备，包括患者全身及眼部常规检查（外眼小手术可免做全身常规检查）。

2. 接手术患者时，手术室护士要查对病历、病区、姓名、年龄、床位、手术时间、手术方式、手术部位。接门诊手术患者则要检查血压、血常规、出凝血时间是否正常，如有手术禁忌证及时与手术医生联系。

3. 无菌手术与有菌手术应分室进行，如无条件，应先做无菌手术，后做有菌手术。

4. 手术医师按时进入手术室，严格按手术通知单上的手术时间施行手术。

5. 患者进入指定手术间后，护士与手术医师共同核对手术患者的姓名、性别、病区、床号、手术名称、手术时间、手术部位等。

6. 凡需留取标本、取样培养的手术，手术医生应先填好检验单，以备手术室及时送检。

7. 手术时严肃认真，不得谈与手术无关的话题，不得在手术间接听电话。

8. 手术过程中要严密观察病情，如患者发生意外，全体医务人员应积极参加抢救，并立即请上级医师协助指导处理。

9. 急诊手术要及时通知手术室，因故更改和增减手术，应预先与护士长或值班护士联系。

（四）手术室查对制度

1. 接患者和术前洗眼前：住院患者查对患者区别、床号、姓名、性别、年龄、诊断、手术名称、手术时间、眼别及术前准备。儿童及全身麻醉患者核对手腕标识带；门诊患者应查对姓名、年龄、性别、手术名称、手术眼，外还要查对常规检查结果如血常规、出凝血时间、血压等。

2. 手术开始前要与手术医生共同核对患者区别、床号、姓名、手术名称、手术眼别。

3. 任何无菌包、无菌物品使用前须经两人共同检查包内指示卡是否变色达到无菌效果及灭菌日期是否在有效期内。

4. 供应室送回的无菌物品，专人负责检查灭菌效果及每包物品的包外指示胶带，并做好登记记录。

5. 严格执行三查七对。术眼用药如局麻药、肾上腺素、硅油、重水、黏弹剂、人工晶状体等上手术台前与手术医师唱对核实。准备结膜下注射用药必须一人吸药一人查对并保留安瓿待查。

6. 医生下达的口头医嘱，应复述一遍，经两人核对无误后方可执行。执行后嘱医生立即补开医嘱，记录执行时间并签名。

（五）手术室交接班制度

1. 接班者提前 10～15min 接班，并穿戴整齐。

2. 交班者应于交班前认真、详细书写交班内容，并进行口头交班。

3. 交班者应于交班前将本班工作完成，若因特殊情况未完成工作时，应说明原因，请接班者继续完成。

4. 交班者应为下一班做好必要的准备工作，便于接班者工作的顺利进行。

5. 交班内容　夜班护士向全体人员交前一天手术及夜班急诊手术，当天手术物品的准备情况，特殊情况（如安全隐患、仪器、设备故障等），贵重仪器或精密仪器及毒麻剧药、黏弹剂的清点情况等。

6. 交接班时如发现病情、治疗、物品等有疑问或难以交接清楚时，应立即查问或暂时不交接班。接班时如发现问题应由交班者负责，接班后发现问题时由接班者负责。

（六）手术患者接送制度

1. 接送患者用轮椅或平车，术后由有关人员安全接送。

2. 接患者时，严格查对，准确无误后给患者戴好帽子，安排患者在洗眼间行术前眼部清洁消毒，患者不要携带手机，首饰等贵重物品入手术室。

3. 嘱咐患者家属到家属休息室等候。

4. 患者进入手术间后卧于手术台上，用约束带将患者适当约束固定，盖上棉被保暖，护士要经常巡视患者，确保患者安全。

5. 小儿或神智不清醒的患者与麻醉医生共同接入手术间。

6. 护送途中，保持各种管道通畅（如输液管道、导尿管等），将病房带来的物品如病历、X 光片、CT、MRI 片等带回病区，做好交接班手续。

（七）一次性物品管理制度

1. 严格按照医疗卫生管理法律法规的有关规定和医院的制度进行一次性物品的购入，验收、储存和使用。

2. 护士长负责一次性物品的领取、保管、定期清点，保证供应。

3. 高值耗材物品由护士长定期申请，设备科专人发放，做好使用登记，严防过期、遗失。

4. 已消毒和未消毒的一次性物品应有明确区分标志，分室放置严防混淆。

5. 定期清点一次性物品的有效期，保证一次性物品的质量供给。

6. 一次性物品存放阴凉干燥，通风良好的货架上，不得将包装破损、失效，霉变产品发至使用。

7. 使用一次性无菌物品时应检查灭菌标识、灭菌日期、有效期。

8. 一次性物品不得重复使用,使用后严格按照国家有关医疗废物的管理规定分类处理。

（八）贵重及特殊仪器使用管理制度

1. 手术室所有的贵重及特殊仪器均设有使用登记本，使用后按要求做好登记。

2. 贵重及特殊仪器应由专人负责管理，负责人及时将使用情况反馈给护士长，以便保证仪器的正常使用。

3. 每台仪器上应附有该仪器的操作程序及使用注意事项。

4. 使用者应熟悉仪器的基本功能，掌握操作程序，使用后归放原处。

5. 若仪器出现损坏或故障,应及时向仪器负责人,护士长汇报并联系维修人员维修。

（九）手术间管理制度

1. 每个手术间由 2 名人员负责管理，主要负责该手术间的物品基数、仪器设备、环境卫生等。

2. 设立物品基数登记本，负责人每周检查清点一次，及时补充。

3. 手术间各类物品如显微镜、吸痰机，手电筒，盐水架等均应标明手术间，固定位置放置，以利于工作。

4. 保持室间安静，拿取物品动作轻稳，避免噪音。

5. 手术开始后保持室间大门处于关闭状态，人员尽量减少进出。

6. 术后及时清理各类物品，补充室间所需物品。

（十）清洁卫生制度

1. 手术室各区域必须保持清洁、整齐、物品放置有序。

2. 不同区域应严格分开使用各类洁具。

3. 每天手术后用清洁湿布擦拭所有物品一次。

4. 及时清理室间污物、敷料及杂物。

5. 手术室内地面每天湿式清扫，手术室外地面每天湿式清扫。

6. 及时更换手术床、车床床单、被套。

7. 每周大清洁一次，包括手术室门、窗、墙壁、天花、空调机过滤网等。

8. 感染手术按要求对手术间进行消毒处理。

9. 每周一次清洗拖鞋、擦抹鞋柜。

（十一）药品管理制度

1. 设专人负责管理药品，包括药品的领取和质量检查，发现药品变色、混浊、标签不清、过期的不可使用。

2. 每周整理药柜一次，保持药柜的整齐、清洁，并按药品的有效期顺序放置，有计划地使用。

3. 外用药品与内用药品要分开放置，有明显的区分标签。

4. 护士应熟悉常用药品的作用、用途、用法、剂量、不良反应、注意事项等。

5. 麻醉药、剧毒药应专人、专柜、专锁、专处方、专登记本管理，建立严格的使用与领取制度。

6. 执行口头医嘱时，护士应复述一遍，经两人核对无误后方可使用，用药后保留安瓿并做好记录。

7. 严格执行三查七对。

8. 生物制品和需要低温保存的药品应放于冰箱内保存，每天清点检查并登记。

（十二）差错事故管理制度

1. 制定手术室各种差错事故的防范措施和护理应急预案。

2. 定期组织护士学习相关卫生管理法律、行政法规、医院及科室的规章制度、护理职业道德，强化手术室人员的安全意识。

3. 加强护士护理技术操作规范、专科理论、专科技能的培训，提高护士的业务水平。

4. 合理调配各级护理人员，充分发挥各级人员的主观能动性及积极性，保证护理工作的安全。

5. 加大护理工作检查力度，及时发现问题及时解决，并提出防范措施。

6. 定期召开会议，寻找工作中存在的薄弱环节，针对存在问题制定防范措施和实施方法。

7. 发生医疗护理差错、事故，立即上报相关部门。积极采取挽救或抢救措施，尽量减少或消除由于缺陷、事故造成的不良效果。

（十三）手术标本管理制度

1. 严格标本留取及送检交接制度。

2. 手术中切除的任何组织未经主刀医生许可不得遗弃或私自取走。

3. 术中切下的组织随时做好标记，防止弄错患者，弄错部位。非新鲜组织送检的标本，要及时浸泡于10%福尔马林液中。

4. 安全存放标本，确保标本不丢失，不变质，不毁损。

5. 负责送标本的人员再次核对留取标本的名称、数量及登记情况，确定无误后送病理料。

（十四）护理风险的管理制度

1. 严格遵照有关法规和规章制度。

2. 有完善的手术专科护理操作流程及安全指引。

3. 手术护士接待患者及家属时应热情有礼，使用规范性的职业语言，对患者的疑问要热情解答。

4. 为清醒患者进行各项护理操作前应做好解释工作，动作轻柔，并注意保护患者的隐私。

5. 术中应保持安静、严肃，不得在手术间大声谈笑、喧哗或随意谈论患者的病情与隐私。

6. 专人定期检查急救器械、设备，器械设备完好率100%。

7. 专人每天检查急救药品及各种用药，各班使用后要及时补充。

二、手术室各级人员工作职责

手术室工作范围大，业务广，分工明细，手术室各级人员必须各司其职，各尽其责。

（一）手术室护士长职责

1. 在护理部主任、科主任的领导下，负责手术室的护理行政、业务管理、教学管理和科研管理。

2. 根据护理部及科内工作计划，制定手术室的工作计划和护理质控方案，并组织实施、检查和总结。

3. 根据手术室任务及护理人员情况，进行科学排班，如弹性排班，密切配合医生完成手术，必要时亲自参加。

4. 制订、修订和完善手术室的规章制度、手术配合护理常规。

5. 督导、检查各级人员认真执行各项规章制度和技术操作规程，并随时检查其落实情况。

6. 督促检查护理人员做好消毒灭菌工作。定期抽查空气、无菌物品、灭菌锅和工作人员手细菌培养结果，检测消毒、灭菌效果。

7. 督导护士认真执行查对制度和交接班制度，妥善保留并及时、准确送检手术标本，严防差错事故发生。

8. 负责组织对手术室的药品、器材、敷料、手术设备等物资的领取和管理，检查急诊手术用品的准备及毒麻药及贵重器械的管理。

9. 组织业务学习和技术考核，负责安排各级护士及进修护士的培训。

10. 组织开展新业务，新技术和科研工作。

11. 掌握本科室护理人员的思想动态和工作表现，关心护士的生活及学习情况，增强凝聚力，提高工作效率。

12. 每月按时向护理部上交护士长工作月报表。

（二）主任、副主任护师职责

1. 在护理部主任、科主任及护士长的领导下进行各项护理质量、护理教学、护理科研工作。

2. 协助护士长做好科室管理工作。

3. 组织护士业务学习、主持护理查房，提高护士的业务水平。

4. 指导、参与危急重，疑难手术的准备、配合抢救工作。

5. 了解国内外手术室专业发展动态，积极开展新业务、新技术、发展护理学。

6. 负责各级人员的教学指导工作，制定教学计划、培养目标并讲授专业课程。

7. 对科室发生的护理差错、事故提出技术鉴定及防范措施。

8. 撰写护理论文和论著。

（三）主管护师职责

1. 在护士长和主任（副主任）护师的指导下开展工作。

2. 掌握专科理论和技术操作，组织专科护理查房，解决护理疑难问题。

3. 负责督促、检查科室护理工作质量，发现问题及时解决。

4. 负责新护士、进修护士的带教工作。

5. 熟练掌握各专科手术的配合，各种仪器设备的使用及保养。

6. 积极开展新业务、新技术和护理科研。

7. 担任各专科手术的组长，协助护士长做好调配工作。

（四）护师职责

1. 在护士长及主管护师的指导下开展工作。

2. 熟悉眼科常见手术的配合，熟练掌握各种仪器、设备的使用。

3. 参与新护士、进修护士的教学工作，开展新业务、新技术、参与科研、撰写护理论文或经验总结。

4. 参与手术室护理质量管理，防止差错事故发生。

5. 指导卫生员做好卫生、清洁消毒工作。

6. 参与手术室值班和轮班。

（五）护士职责

1. 在护士长的领导下及主管护师、护师的指导下进行工作。

2. 掌握各种常见手术的物品准备及配合，熟悉各种仪器、设备的使用。

3. 参与手术间的管理、及时检查、清点，补充各种物品。

4. 督促检查卫生员及时做好卫生清洁，保持手术间的干燥、整洁、舒适。

5. 担任部分的护理教学及护理科研工作。

6. 参加手术室值班和轮班。

（六）护理员职责

1. 在护士长的领导下及各级护理人员的指导下进行工作。

2. 负责手术室的卫生清洁及外勤工作。

3. 清点污衣和各类用品，送器械包、敷料物品至供应室高压消毒。

4. 负责手术室的门卫工作，严格控制进出手术室人员。

5. 负责护送术后患者（局部麻醉患者）回病房。

6. 负责手术室各类物品的领取。

7. 负责病理标本，培养标本的送检工作。

8. 负责术后器械的清洗工作。

9. 负责手套包装、更换床单、被袋，擦洗墙壁、地面，擦洗手术室内拖鞋。

（七）值班护士职责

1. 负责值班期间手术室的各项管理工作，履行职责，坚守岗位。

2. 负责晚上超时手术或急诊手术的配合工作。

3. 负责准备次日上午手术的物品及次日部分手术的术前准备。

4. 严禁非手术人员进入手术室，保证手术室安全。

5. 督促指导卫生员做好手术室清洁卫生工作。

6. 检查值班电话、急诊电话是否处于正常状态。

7. 与上一班做好交接班工作。

8. 不得私自换班、替班，遇有解决不了的问题及时向上级或医院总值班报告。

三、手术室安全管理

安全管理作为医院管理的重要组成部分，在众多管理环节中占据着举足轻重的地位，手术室应制定一套行之有效的安全管理制度，保证医务人员及手术患者的安全。

（一）手术患者的安全管理

1. 保证接送患者途中安全的措施。

（1）使用推车或轮椅前检查推车、轮椅的性能是否良好及各部件是否衔接好。

（2）在接送患者途中需系好安全带或安装好护栏，防止患者摔伤。接送途中要有保暖被盖，防止患者着凉，接送患者途中注意安全，防止碰撞。

（3）搬动和运送患者时动作要轻巧稳妥，防止推车翻倒。

（4）局部麻醉患者由卫生员护送回病房，全身麻醉者由麻醉师，卫生员一起护送，并做好交接班。

2. 保证患者术中安全的措施。

（1）接患者时严格执行查对制度。

（2）患者躺手术床等候手术时用约束带固定好患者，防止坠床。

（3）手术开始前护士与手术医生共同核对患者的姓名、病区、床号、年龄、性别、手术时间、手术方法、手术部位（眼别）。

（4）手术物品准备齐全，仪器设备性能良好，保证手术台上无菌物品的灭菌质量，避免使用过期包和缺少手术物品而延长手术时间。

（5）严格执行三查七对。术眼用药如局麻药、肾上腺素、硅油、重水、粘弹剂、人工晶状体等上手术台前要与手术医师唱对核实。准备结膜下注射用药必须一人吸药一人查对。紧急情况下执行口头医嘱时，必须口头复述一遍，经两人核对无误后方可使用。

（6）密切观察病情，手术过程中护士要坚守在手术间，履行其职责，密切观察患者的生命体征，询问患者的视力情况，了解手术进程，及时发现问题（如心眼反射、视矇等），及时采取抢救措施，防止术中意外发生。

（7）保证无菌物品的灭菌质量，选择合适有效的切口部位消毒剂，严格执行无菌技术操作，预防切口感染。

（8）术中取出的异物要用小胶袋封好并贴放于手术记录单的异物存放处。手术台上切下的标本要及时保存好，并在容器外注明病区，床号、住院号、姓名等，与病理检查申请单一同放入指定标本存放处，手术室统一把标本送到病理检查室。

（9）麻醉未清醒的患者要有护士守在床旁，防止患者坠床摔伤。

（二）护理应急预案

1. 手术室停电及突然停电的应急预案

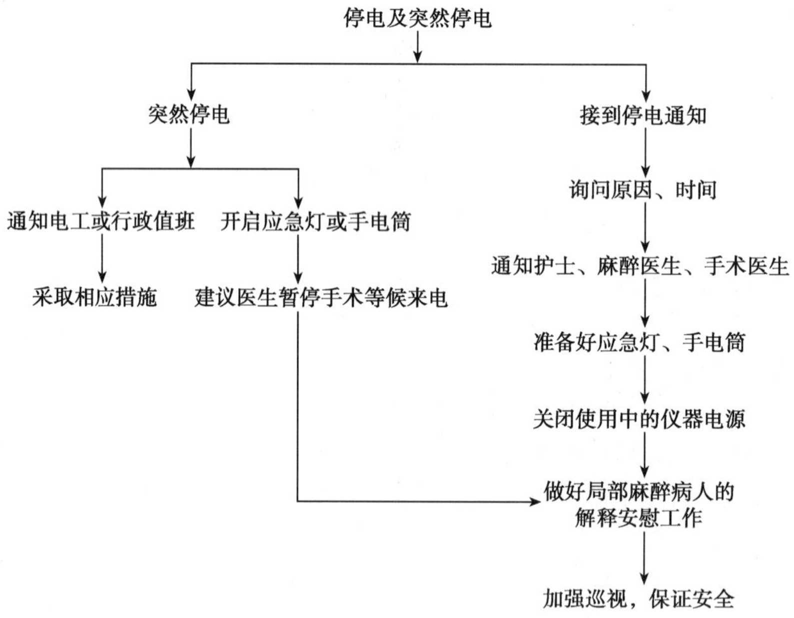

2. 手术室停水的应急预案

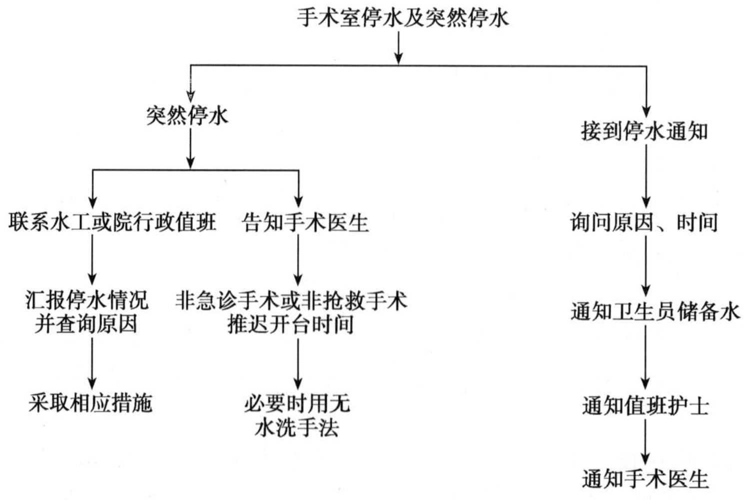

3. 大批急诊手术的应急预案

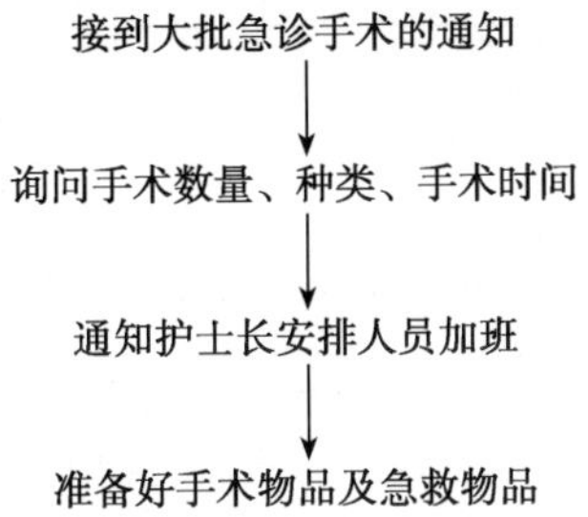

4. 术中患者突然视朦的应急预案

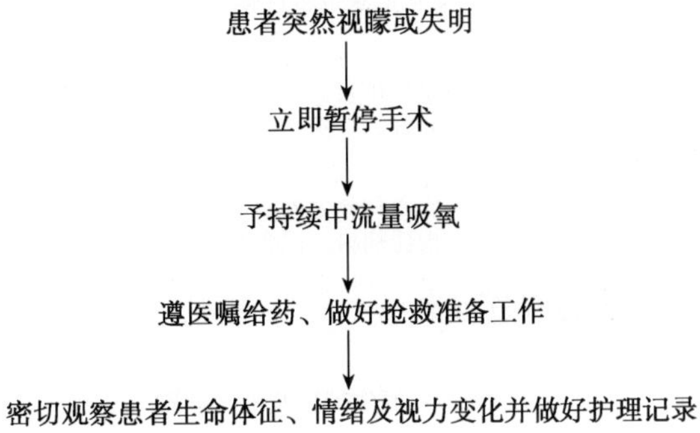

5. 手术患者发生心跳呼吸骤停的护理应急预案

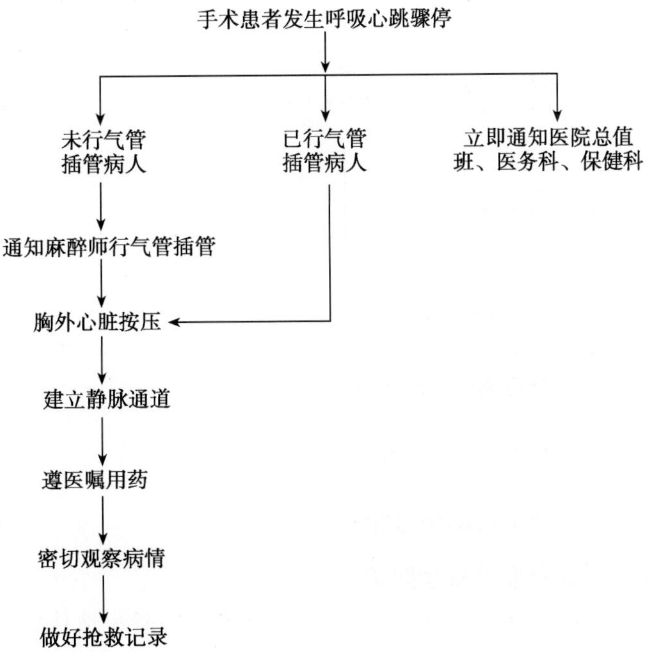

6. 手术患者发生药物过敏的护理应急预案

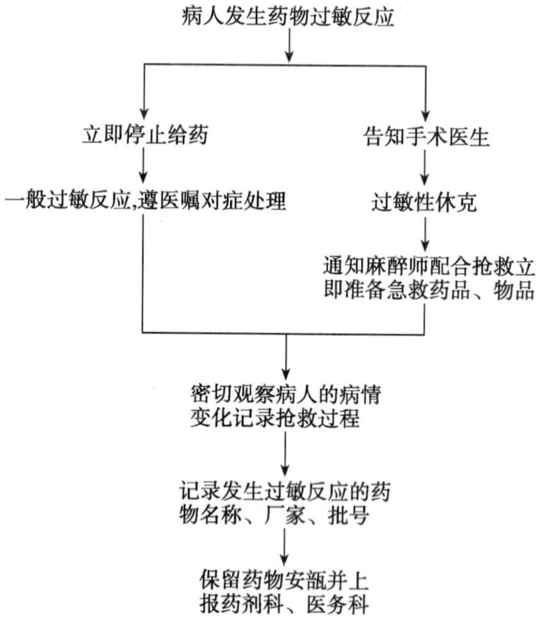

7. 发生护理差错、事故的应急预案

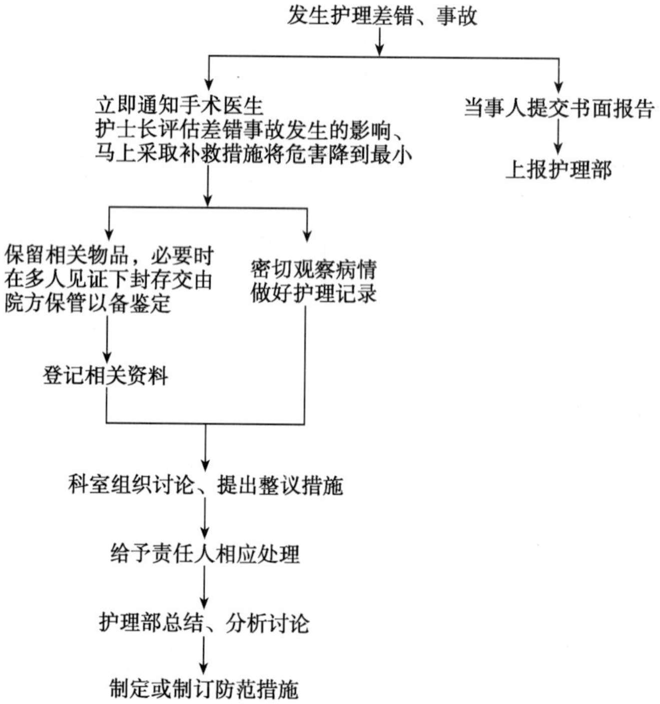

（三）手术室工作人员职业安全防护

手术室工作人员由于工作的特殊性，日常工作中不可避免地接触到各种危险因素。如何避免各种潜在的危害因素对工作人员健康造成的伤害，并尽可能将伤害降到最低限度是医院管理者高度重视的事情。

1. 相关概念

（1）职业病：企业、事业单位和个体经济组织的各种用工形式的劳动者，在工作或其他职业活动中，因接触粉尘、放射线、有毒有害物质等职业病危害因素而引起的疾病叫做职业病。医学上，广义的职业病泛指职业病危害因素所引起的特定疾病。

（2）职业暴露：因职业原因暴露在某种危险因素中，有感染某种疾病的危险。

（3）艾滋病病毒职业暴露：是指医务人员从事治疗、护理工作中意外被艾滋病病毒感染者或艾滋病患者的血液、体液污染了皮肤或者黏膜，或者被含有艾滋病病毒的血液，体液污染了的针头或其他锐器刺破皮肤，有可能被艾滋病病毒感染的情况。

（4）锐器伤：指一种由医疗利器如注射器针头、缝针、各种穿刺针、手术刀、剪刀等造成的意外伤害，造成皮肤深部的足以使受伤者出血的皮肤伤。

2. 职业暴露的重要因素

（1）生物性危害：各种经血液传播的疾病，呼吸道传播的疾病；通过患者的排泄物、分泌物传播的疾病等。主要包括经血液传播病毒（特指乙型肝炎病毒、丙型肝炎病毒、艾滋病等）。

（2）化学性危害：工作中所接触的有毒化学物质所致的危害。

甲醛、戊二醛、碘等挥发性化学剂对人体的皮肤、神经系统、胃肠道及呼吸道存在一定的不良影响，甚至可以致癌，环氧乙烷可强烈刺激眼及呼吸道，致白血病和癌症，孕期能引起流产。麻醉气体将导致手术室工作人员不良的生育结局。手套、止血带、胶带等物含有乳胶成分，可引起多种反应，如皮疹、瘙痒、哮喘等。

（3）物理性危害：护士工作中受到辐射、触电、烫伤、噪声等危害的可能。

电离辐射作用于人体可产生电磁感应，导致偶极子的产生，最终导致细胞功能异常及细胞状态的异常。电离辐射对人体电生理的影响，出现神经功能紊乱症状群。电离辐射可导致内分泌紊乱，人的免疫力下降。

（4）运动功能性危害：护理工作中的肌肉骨骼损伤，尤其是脊背的损伤是威胁护理人员健康的突出问题，不合理的搬运物体是造成脊背损伤的主要原因，不正确的弯腰、超时站立可对肌肉造成损伤。

（5）心理社会性危害：手术室的工作特点是急、忙、重、时间长，易对工作人员产生心理压力与心理疲劳。

3. 职业暴露的防护措施

（1）建立健全组织管理架构。

（2）采取有效的保护措施：手术患者术前应做好各项检查，异常结果要在手术通知单上注明。工作人员皮肤有破损时暂不参加手术，在接触患者的体液前应戴手套，必要时使用隔离衣、护目镜、一次性口罩帽子、鞋套等。

（3）严格规范操作规程：按正规的操作程序进行各项操作，避免造成意外伤害，如出现意外应按处理流程进行。

1）伤口的局部处理：①若戴手套，立即脱去手套。②用肥皂液和流动水清洗污染的皮肤，用生理盐水冲洗黏膜。③如有伤口，应当在伤口旁端轻轻挤压，尽可能挤出损伤处的血液，再用肥皂液和流动水进行冲洗，禁止进行伤口的局部挤压。④受伤部位的伤口冲洗后，应用75%乙醇或者0.5%碘伏进行消毒，并包扎伤口。被暴露的黏膜，应当反复用生理盐水冲洗干净。

2）血源性传播性疾病职业暴露后处理：血源性传播性疾病是指艾滋病病毒、乙型肝炎病毒、丙型肝炎病毒、梅毒等可以经血液传播的疾病。发生职业暴露后，伤口立即按以上程序进行处理后，立即向有关部门（医院感染科室、保健科、医务科）报告被刺、被割或接触到血液的事件，填写“职业暴露个人登记表”，等有关部门进行调查、评估、给处理建议，并建立档案、追踪、随访。即时报告，因为补救治疗开始得越早越好。

①乙型肝炎：报告越早越好，最好在接触后24h内，最迟不超过7天。如果出现肝炎症状应寻求医疗咨询。

②丙型肝炎：接触后马上查丙型肝炎抗体和谷丙转氨酶，4～6周后再重复这两项检查，4～6个月做另一项检测丙型肝炎病毒RNA来核查丙型肝炎感染的可能性，如果出现肝炎症状应寻求医疗咨询。

③艾滋病：报告越早越好，最好在4h内实施，口服预防药物不得超过24h，即使超过24h，也应当实施预防性用药。在暴露后的第4周、第8周、第12周及6个月时对艾滋病病毒抗体进行检测。

（4）手术间应设有麻醉废气排放系统，仪器性能完好，防止泄漏气体，每天定期进行通风。合理安排孕期护士的工作，尽量减少接触吸入性麻醉药。

（5）使用化学消毒剂之前要检查外包装是否完好，明确注意事项。配制过程中戴一次性口罩、手套，必要时戴防护眼镜、穿防护服，并要保持室内通风良好，定时开窗换气，使用过程中防止消毒液飞溅，溢出和挥发。如不慎溅入眼睛或皮肤上，立即用生理盐水或清水反复冲洗。

（6）改变现有的工作环境，手术间选择吸音效果好的内装修材料。在工作中尽量选择静音，定人定期检测，仪器添加润滑剂，降低噪声对人体的危害。

（7）紫外线照射期间应尽量避免进入被消毒区域，监测时应戴防护眼镜及面罩，开关设在手术间门外。

（8）所有护理操作应符合人体力学的原理，工作中减少不必要的劳累和损伤，重物用推车搬运。

（9）适当调整护士的工作强度及心理压力。合理安排工作时间，在工作安排中，注意合理安排适当调整轮班制，注意缓解护士因工作姿势，精神高度紧张而带来的身心疲劳。教育和传授年轻护士学会正确的工作方法和操作规律，缓解情绪紧张、减轻心理压力。注意劳逸结合，加强体育锻炼。

（10）强化护理人员的职业防护意识，遵守普遍性的防护原则。

1）洗手及手的消毒是预防经血液传播疾病最经济、方便、有效的措施。

2）戴口罩、面罩可预防经呼吸道传播的疾病，口罩长度要超过颈部。

3）戴手套：一般性检查用乳胶手套或乙烯手套即可。

4）戴目镜可防止碎屑、唾液、飞溅的化学物质和其他气化物质的危害作用。

5）穿防护衣：避免污染自己的衣服，衣服一旦被血液或唾液污染时应立即更换。

6）高危科室医护人员应预防接种，以防止感染传染性疾病。

第二十四章

眼科常用药物

药物治疗与患者的健康乃至生命关系密切，药物在眼病诊断、治疗、预防等方面发挥着重要的作用。临床护理工作中，执行药物治疗是护理工作的重要内容。为了保障准确、安全、有效地给药，眼科护士不但要熟练掌握正确的给药方法与技术，还要掌握药物的作用与副作用，药物在眼内的吸收、分布、生物转化和排泄等。在执行药物治疗过程中，熟练地运用药物的药理知识，采取有效的措施以促进药物疗效及减轻药物的不良反应。

第一节　眼科常用的给药方式

眼科常用的给药方式有眼局部给药和全身给药，眼局部给药方式包括眼局部外用、球周注射、球内注射。全身给药方式包括口服，肌内注射和静脉注射。

一、局 部 用 药

局部用药是眼科药物治疗的主要方法，也是眼科药物治疗特点之一。

1. 眼局部用药是指将滴眼剂直接滴入结膜囊内或将眼药膏涂入结膜囊内。

2. 球周注射是指将药液直接注入球结膜下、球筋膜下或眼球后。

（1）结膜下注射：使药物能在房水、前葡萄膜、晶状体及玻璃体的前部获得较高浓度，可将药物注射于结膜下。一些角膜通透性弱的药物，作结膜下注射以获得较高的眼内浓度。但刺激性较强或对局部细胞毒性较大的药物则不能采用结膜下注射。

（2）球筋膜下注射：球筋膜除在近角膜缘 1 ~ 2mm 处与巩膜密切附着外，其他部分与巩膜表面分开，中间留下一潜在的巩膜上间隙，药物即注射于这一间隙内。这样的药物紧贴于眼球，更易吸收入眼，使眼内获得较高的药物浓度。在注射时应严格掌握进针深度，防止误穿入眼内，所以要求操作者必须具备丰富的临床操作经验。

（3）球后注射：为使药物能够更多地达到眼后段及视神经，可采用球后注射方式。

3. 眼球内注射是将药液直接注入眼内，包括前房和玻璃体腔内。一般用于严重的眼内感染病例，达到迅速控制感染的目的，但眼内注射危险性极大，除非极严重的眼内感染且经其他途径治疗皆失败后方可考虑。最近，眼内注射已扩大到玻璃体腔内注射曲安奈德和一些抗新生血管形成制剂（如血管内皮生长因子拮抗剂）。

二、全身给药

全身给药方式：口服、注射（肌肉注射、静脉滴注），与其他临床学科使用的方法相同。

第二节 眼科药物代谢动力学

眼科药物代谢动力学是研究眼部各组织在全身用药和局部用药后对药物的吸收、分布、清除等过程的规律。药物只有以足量的浓度到达其作用部位时才能发挥作用。给药的途径不同会导致药物进入机体内的速度和程度差异，从而影响药物在机体内的分布、清除等过程。

一、眼部各组织在局部用药后对药物的吸收

1. 药物在结膜囊内的浓度变化　眼科大多数药物是以滴眼剂给药的，这种给药方式能使药物在眼前段达到适当的浓度，又不引起全身其他系统的不良反应，相对于全身给药途径来说，具有明显的优点。滴眼剂滴眼后在受体部位的可利用性决定于结膜囊药物动力学、药物对角膜的通透性、药物在眼内的分布和清除率。

（1）泪液：滴眼剂滴入结膜囊内，首先与结膜囊内泪液混合，涂布于眼球表面，才能通透角膜向眼内转运。但在结膜囊内已与泪液混合的药液，也只有一部分转运入眼，大部分随泪液从泪小管排出或经眼睑及结膜血管吸收入血液循环。因此，泪液的分泌、排出和容量及分布，对结膜囊内药物的吸收起着决定性作用。

正常时结膜囊最多可容纳30μl液体，其中泪液量为7～9μl，因此结膜囊最多可容纳约20μl的药液。一般滴眼剂一药滴大约为25.1～56.4μl，平均39μl，因此，给患者滴眼时点一滴即够，以免造成药物浪费。

（2）眼局部用药的生物利用度：眼局部用药后药物被吸收进入眼内的速度和量，取决于药滴的大小、泪液中的蛋白含量、两种滴眼剂点眼的间隔时间。如果两种滴眼剂点眼的间隔时间太短，药物会大量溢出眼外，影响药物的生物利用度，所以，点眼的间隔时间以5～10min为宜。

2. 滴眼剂的角膜通透性　滴入结膜囊内的药物主要通过角膜（90%以上）进入眼内，经结膜吸收入眼内的甚少。各种因素：如角膜的结构、药物的结构与性质、滴眼剂的配方等可影响药物对角膜的通透性。

3. 影响药物眼内通透性的因素　全身给药后，药物首先进入血液系统，随着血液循环将药物输送到眼部各组织。影响药物进入眼内的因素有：生物利用度、血清白蛋白结合率和血-眼屏障。

进入血液循环内的药物，最终到达眼内组织需要通过不同的眼内屏障。有血-房水屏障，血-视网膜屏障，这些屏障通称为血-眼屏障。血-眼屏障的崩溃（眼内炎、前房穿刺及眼内手术等）可大大提高药物的眼内通透性。

二、药物在眼内的分布、代谢和排泄

1. 药物在眼内的分布　药物从给药部位进入眼内后，经过扩散或随房水循环到达眼内各组织（如虹膜、睫状体、晶状体、视网膜及脉络膜等），这一过程称分布。药物在眼内的分布不仅与疗效密切相关，也与药物的储存和不良反应有关。多种因素可影响药物的眼内分布，如给药途径、组织血流量、视网膜色素细胞密切结合，以及血-眼屏障的作用等。

2. 药物在眼内的代谢　药物的起效取决于它的吸收与分布。作用的终止则取决于药物在眼内的消除。药物的消除方式主要靠药物在眼内的代谢及最后排出。药物在眼内的代谢称生物转化，要依靠酶的促进，主要是肝脏微粒体酶，加上辅酶Ⅱ（NADPH）形成一个“肝药酶”。这套药物代谢酶系统亦同样存在于包括眼组织在内的其他非肝组织。药物代谢具有极其重要的意义。绝大多数药物经代谢失去药理活性，经提高极性和水溶性，有利于最后排除眼外及体外。

3. 药物在眼内的排出　进入眼内的药物大部分随房水循环，经巩膜静脉窦进入血液，少数药物在睫状体、视网膜、脉络膜等组织经主动转运返回血液循环，离开眼组织。

第三节　眼科常用药物

一、眼科常用抗感染药

眼科抗感染药包括抗细菌、抗真菌和抗病毒药物。

（一）局部应用的抗感染药

1. 抗细菌药物

（1）新霉素（Neomycin）对葡萄球菌、大肠杆菌和变形杆菌等细菌有抗菌作用。用于敏感细菌引起的结膜炎、角膜炎及眼睑炎等感染性眼病。滴眼剂浓度 0.5%，每日滴 4～6 次，滴眼后未见不良反应。

（2）庆大霉素（Gentamycin）作用与新霉素相同，但抗菌谱比新霉素广，对葡萄球菌、铜绿假单胞菌、大肠杆菌、变形杆菌、肺炎球菌、淋球菌、脑膜炎球菌及流感杆菌等细菌有杀菌作用。主要用于铜绿假单胞菌、耐药性金黄色葡萄球菌及其他各种敏感菌所致的眼部感染性眼病。滴眼剂浓度 0.3%，滴眼：每小时或每日 3～6 次。

（3）妥布霉素（Tobramycin）抗菌作用与庆大霉素基本相同。抗铜绿假单胞菌作用比庆大霉素强 2～4 倍。用于敏感菌引起的角膜炎、泪囊炎、睑缘炎、巩膜炎、化学伤、化脓性感染等。0.3%～0.5% 溶液滴眼，每小时或每日 3～4 次。

（4）氯霉素（Chloramphenicol）为广谱抑菌剂，脂溶性好、渗透性强，容易透过血-眼屏障并可渗入细胞内发挥作用。对大多数革兰阳性细菌和阴性细菌、厌氧菌、衣原体、立克次体有效，但对铜绿假单胞菌和结核杆菌无效。主要用于结膜炎、角膜炎、泪腺炎、泪囊炎、眼内炎及沙眼等。国内曾报道用本品滴眼剂发生再生障碍性贫血的病例，尤为小儿，用时应特别注意，常用0.25%溶液滴眼，每日3～4次。

（5）金霉素（Aureomycin）为广谱抗生素，对多种革兰阳性菌和阴性菌及衣原体有效。用于细菌性外眼感染和衣原体所致的沙眼。眼膏涂眼，每晚一次。

（6）四环素（Tetracycline）为广谱抗生素，对多种革兰阳性菌和阴性菌、立克次体、衣原体等有效。因水溶液不稳定，临床常用0.5%四环素眼膏涂眼，用于治疗沙眼、结膜炎。

（7）红霉素（Erythromycin）对葡萄球菌、链球菌等革兰阳性细菌较强的抗菌作用，对沙眼衣原体也有抑制作用。用于细菌性结膜炎、角膜炎和眼睑炎等。临床上常用0.5%眼膏涂眼。

（8）利福平（Rifampicin）具有广泛抗病原微生物活性，主要抑制细菌RNA聚合酶，阻碍mRNA合成，从而达到杀菌作用。对麻风杆菌、结核杆菌、葡萄球菌、军团菌属、链球菌属肺炎球菌、淋球菌、脑膜炎球菌和流感杆菌等有较强的抗菌作用，对衣原体及某些病毒也有效。用于结膜炎、角膜炎、睑缘炎、巩膜炎、泪囊炎、眼内炎及沙眼等的治疗。0.1%溶液滴眼，每日3～4次。

（9）多粘菌素B（Polymyxcin B）对革兰阴性杆菌有效，用于铜绿假单胞菌、大肠杆菌和变形杆菌等引起的外眼感染有效。滴眼剂浓度为0.1%～0.2%，每日滴3～4次。眼膏用于术后或晚上睡前涂眼。

（10）诺氟沙星（Norfloxacin）又名氟哌酸，对革兰阳性和革兰阴性菌作用较强，尤其对铜绿假单胞菌的抗菌作用比庆大霉素要强，对沙眼衣原体有效。适用于各种细菌性外眼感染的眼病。沙眼及新生儿急性滤泡性结膜炎等。常用0.3%溶液滴眼，每日3～4次。

（11）氧氟沙星（ofloxacin，泰利必妥）抗菌谱和抗菌作用均比诺氟沙星作用强。对革兰阴性和阳性菌和部分厌氧菌也有较强的杀灭作用，对支原体、衣原体也有效。用于治疗细菌性结膜炎、细菌性角膜炎、角膜溃疡、睑板腺囊肿、泪囊炎、眼睑炎、睑板腺炎、术后感染。0.3%滴眼剂，每日3～4次。0.3%眼膏，每晚涂一次。

（12）左氧氟沙星（Ievofloxacin，可乐必妥）是氧氟沙星的左旋异构体，为氧氟沙星的活性成分。对革兰阳性菌和阴性菌有较强的抗菌作用。适用于治疗敏感菌引起的细菌性结膜炎、细菌性角膜炎。常用0.3%滴眼剂滴眼，每日3～5次。

（13）环丙沙星（Ciprofloxacin）与氧氟沙星相似，比诺氟沙星具有更广的抗菌谱和更强的抗菌作用。对葡萄球菌的抗菌作用比诺氟沙星强4～8倍。耐药金黄色葡萄球菌对本药也高度敏感。适用于各种细菌性和衣原体引起的沙眼感染。常用0.3%滴眼剂滴眼，每日3～5次。

（14）洛美沙星（Lomenfloxacin，乐芬）抗菌谱类似氧氟沙星。适用于治疗急、慢性结膜炎、睑缘炎、睑腺炎、睑板腺炎、泪囊炎、角膜炎和角膜溃疡等。常用0.3%溶液滴眼，每日3～4次。

（15）加替沙星（Gatifloxacin）是最新一代氟喹诺酮类，对革兰阴性菌、阳性菌、沙眼衣原体及立克次体等均有杀灭作用，可有效防治眼部细菌感染。主要用于眼睑炎、睑腺炎、结膜炎、泪囊炎、角膜炎、角膜溃疡、沙眼等。常用0.3%溶液滴眼，每日2～3次。

（16）磺胺嘧啶钠（sulfadiazime sodium）对脑膜炎球菌、链球菌、肺炎球菌、葡萄球菌及流感杆菌、沙眼衣原体等抑制作用。用于细菌性结膜炎、角膜炎、沙眼及泪囊炎等。常用5%溶液滴眼，每日3～4次。

2. 抗真菌药

（1）氟康唑（Fluconazole）为新型的三唑类抗真菌药。对新型隐球菌、念珠菌属、烟曲菌、芽生菌、球孢子菌等在眼部浅表或深层真菌的生长均有抑制作用。适应于真菌性角膜溃疡、真菌性眼内感染等。常用0.2%溶液滴眼，每小时一次。0.5%眼膏，每晚睡前涂眼1次。

（2）克霉唑（Clotrimazole）为咪唑类广谱抗真菌药，直接损伤真菌的胞质膜，使其通透性发生改变，使细胞内重要物质摄取受影响或漏失而使真菌死亡。对白色念珠菌、隐球菌、毛发癣菌、表皮癣菌、曲菌属及镰刀菌属等真菌有抑杀作用。用于眼内浅层感染，对深层感染疗效不佳。1%溶液滴眼，每日4～6次，用时要摇匀；1%眼膏，每晚涂一次。

（3）两性霉素B（Amphotericin B）为广谱抗真菌药，能破坏细胞的正常代谢而抑制真菌生长。为抗深部真菌感染药，能抑制新型隐球菌、白色念珠菌、曲菌、粗球孢子菌。适用于真菌性眼内炎、角膜溃疡、眶蜂窝织炎及外眼真菌感染。用0.1%～0.5%溶液滴眼，每1～2h滴眼一次或每日4～6次。眼膏：晚上涂一次。

（4）那他霉素（Natamycin，那特真）为广谱抗真菌抗生素。对念珠菌属、芽生菌属、曲菌属、头孢子菌属、球孢子菌属、隐球菌属、表皮癣菌属、镰刀菌属、组织胞浆菌、小孢子菌属、青真菌属、孢子丝菌属和毛滴虫等均有抑制作用。适用于对本药敏感的微生物引起的真菌性睑炎、结膜炎、角膜炎。7.5%溶液滴眼、每1～2h一次。3～4日后酌情减量。

3. 抗病毒药

（1）碘苷（Ldoxuridine，疱疹净）通过竞争性抑制胸腺嘧啶核甘酸合成酶、阻碍病毒DNA的合成而起到抗病毒作用。能抑制单纯疱疹病毒、腺病毒、牛痘病毒、水痘病毒、DNA病毒。适用于治疗浅层上皮型单纯疱疹病毒性角膜炎、盘状角膜炎。0.1%溶液滴眼每1～2h滴眼一次。

（2）阿昔洛韦（Aciclovir，无环乌苷）通过竞争性抑制单纯疱疹病毒（HSV）的DNA聚合酶。从而抑制病毒DNA的合成，使病毒停止生长繁殖。本品为目前治疗单纯疱疹病毒性角膜炎疗效最好的药物之一。而其毒性较低。0.1%溶液滴眼，急性期每1/2h或1h滴眼1次。0.3%眼膏，晚上涂眼1次。

（3）吗啉胍（Moroxydine）本药对腺病毒8型（DNA型），“红眼”病毒（RNA型）和流感病毒（RNA型）均有抑制作用。用于滤泡性结膜炎、流行性出血性结膜炎、病毒性结膜炎所致的点状角膜炎和树枝状角膜炎。4%溶液滴眼，每日4～12次。

（4）羟苄唑（Hydrobenzol）抑制病毒感染细胞的RNA聚合酶，可抑制急性流行性出血性角膜炎病毒（俗称“红眼病毒”）。用于急性流行性出血性角膜结膜炎。0.1%溶液滴眼，每日6～12次。

（5）干扰素（Interferon）具有广泛的抗病毒及免疫调节功能。干扰素与细胞表面受体结合，诱导细胞产生多种抗病毒蛋白、从而抑制病毒在细胞内的复制。可通过调节免疫功能增强巨噬细胞、淋巴细胞对靶细胞的特异细胞毒作用，有效地抑制病毒侵袭和感染的发生。用于治疗眼部病毒性疾病，对单纯疱疹性眼病，包括眼睑单纯疱疹、单疱性结膜炎、角膜炎，单疱性虹膜睫状体炎疗效显著。对带状疱疹性眼病，腺病毒性结膜角膜炎、流行性出血性结膜炎等有良好的效果。滴眼剂滴眼、每日 4 ~ 6 次，病情好转减为每日 2 ~ 3 次。基本痊愈后改为每日 1 次，用药 1 周后停用。

（二）全身常用抗感染药

1. 抗细菌药

（1）青霉素（Penicillin G，青霉素 G）对细菌繁殖期起杀菌作用。对革兰氏阳性球菌（链球菌、肺炎球菌、敏感的葡萄球菌）及革兰阴性球菌（脑膜炎球菌、淋球菌）所致的各种感染有强效的抗菌作用。眼科主要用于淋菌性结膜炎及眼部感染。临床常采用结膜下注射、肌内注射及静脉滴注。肌内注射每次 40 ~ 80 万^{u}，每 4 ~ 8h 一次。静脉滴注每日 200 ~ 1000 万^{u}，分 2 ~ 4 次给药。结膜下注射，每次 20 ~ 60 万^{u}。青霉素过敏者禁止使用。有哮喘、湿疹、荨麻疹等过敏性疾病史者及肾功能严重损害者慎用。

注意事项：注射前必须先做青霉素的皮肤敏感试验，阳性反应者禁用。应用大剂量青霉素时应定期检测血清钾或钠。注射液应新鲜配制。

（2）阿莫西林（Amoxicillin）适用于敏感细菌所致的呼吸系统感染、泌尿系统感染、消化系统感染、耳鼻喉感染、皮肤及软组织感染等。口服：成人 0.5 ~ 1g，每日 3 ~ 4 次。儿童 50 ~ 100mg/(kg · d)，分 3 ~ 4 次服用。对青霉素过敏者禁用。

注意事项：给药前必须先用青霉素钠进行皮肤敏感试验，阳性反应者禁用。

不良反应：偶见恶心、呕吐、腹泻等胃肠道反应、可见皮疹、哮喘以及血转氨酶升高。

（3）氨苄西林（Ampicillin，氨苄青霉素）对革兰阴性菌有效，但对铜绿假单胞菌无效。用于治疗敏感菌所致的各种眼部感染。口服：每日 0.25 ~ 1g，每日 4 次，空腹服。对青霉素过敏者禁用。

（4）阿洛西林（Azlocillin，阿乐欣）为广谱的半合成的青霉素。主要用于敏感的革兰阳性菌及阴性菌所致的各种感染以及铜绿假单胞菌引起的感染。静脉滴注：成人每日：6 ~ 10g，严重病例可增至 10 ~ 16g，一般分为 2 ~ 4 次滴注。儿童按体重 1 次 75mg/kg，每日 2 ~ 4 次滴注。

（5）头孢氨苄（Cefalexin，先锋霉素Ⅳ）适用于敏感细菌所致的呼吸道感染、尿路感染和软组织感染。眼科用于治疗耐药性金黄色葡萄球菌、溶血性链球菌、肺炎球菌及一些革兰阴性杆菌所致的眼部感染。成人：每次 0.25g ~ 0.5g，每日 3 ~ 4 次，空腹服用。儿童：每日 25 ~ 50mg/kg，分 3 ~ 4 次服用。

（6）头孢唑啉钠（Cefazolin Sodium，先锋霉素Ⅴ）抗菌谱类似头孢氨苄。用于治疗敏感菌所致的眼部感染。静脉滴注：成人每日 2 ~ 4g，分 2 次。重症每日 4 ~ 6g，分 4 次。小儿：每日 20 ~ 40mg/kg，分 3 ~ 4 次。

（7）头孢拉定（Cefradine，先锋霉素Ⅵ）抗菌谱类似头孢氨苄。用于敏感细菌所致的呼吸道感染、生殖泌尿系统感染、软组织感染、眼科的敏感菌感染。口服：成人每日 1 ~ 2g，分 3 ~ 4 次服用。小儿每日 25 ~ 50mg/kg，分 3 ~ 4 次服用。静脉滴注：成人每日 2～4g，分 4 次。小儿每日 50～100mg/kg，分 4 次。

（8）头孢硫脒（Cefathiamidine，仙力素）对革兰阳性菌及部分阴性菌有抗菌活性。用于敏感菌所致的眼部感染。静脉滴注：每日 4～8g，分 2～4 次滴注。小儿每日 50～150mg/kg，分次给药。

（9）头孢呋辛酯（Cefuroxime Axetil，达力新）革兰阴性菌的流感嗜血杆菌、淋球菌、脑膜炎球菌、大肠杆菌、肠杆菌属，沙门菌属等对本药敏感。眼科用于敏感菌所致的眼部感染。肌注或静脉滴注：成人常用量 750～1500mg，分 3 次。儿童常用量 60mg/(kg·d)，分 3～4 次给药。口服：成人 250mg，每日 2 次。儿童 125mg，分 2 次服。头孢类过敏者禁用。

（10）头孢哌酮钠（Cefoperazone sodium）又名舒巴坦：对革兰阳性菌等敏感的肠杆菌科细菌所致的呼吸系统、泌尿系统、败血症、肝胆系统等感染。用于治疗革兰阴性杆菌、厌氧菌所致的外眼感染和眼内感染。静脉滴注：成人每日 2～4g，分 2～3 次。小儿每日 50～100mg/kg，分 2～4 次。

（11）头孢他啶（Ceftazidine）对革兰阴性菌的作用强，对铜绿假单胞菌有很强的抗菌作用。用于治疗革兰阴性杆菌、厌氧菌所致的外眼感染。静脉注射或静脉滴注：成人每日 1～2g。儿童：每日 30～80mg/kg，病重时可增至 150mg/kg，分 2～3 次。

（12）阿奇霉素（Azitromvcin）与红霉素的化学结构、抗菌谱和作用机制具有相同性。眼科用于敏感微生物引起的眼内或外眼感染。用法：①口服：总剂量 1.5g，3 天疗程每次 0.5g，每日一次。或总剂量 1.5g，5 天疗程，首日服用 0.5g。②静脉滴注：每日 25 万 μ～50 万 μ，每日一次，加入 5% 葡萄糖注射液或 0.9% 氯化钠注射液 250～500ml 中溶解后静脉滴注。不良反应：消化道反应—腹泻、上腹不适、恶心、呕吐。偶见肝转氨酶升高。

（13）万古霉素（Vancomycin）对革兰阳性菌如葡萄球菌、链球菌和杆菌敏感。万古霉素的眼内半衰期为 38.5h，临床采用 1～2mg（0.1ml）球内注射。去甲万古霉素（Norvancomycin）对革兰阳性菌有很强的抗菌活性，对金黄色葡萄球菌、表皮葡萄球菌、溶血性和草绿色链球菌、肺炎球菌、肠球菌、白喉杆菌、破伤风杆菌等有很强的作用。为目前治疗耐甲氧西林黄金色葡萄球菌的首选药物。主要用于金黄色葡萄球菌及革兰阳性菌引起的严重眼科感染。静脉滴注，成人：每日 1～2g，分 2～4 次。儿童：每日 20～40mg/kg。新生儿：每日 12.5～25mg/kg，分 2～4 次。不良反应：可发生耳毒性、肾损害、过敏反应。

（14）克林霉素（Clindamycin）对金黄色葡萄球菌、肺炎球菌及链球菌敏感。对厌氧菌如梭状芽孢杆菌属、梭状杆菌属、丙酸杆菌属，真杆菌、厌氧球菌等有较好的疗效。用于敏感的革兰阳性菌引起的眼部感染。①口服：成人，每次 0.15～3g，每日 3～4 次。儿童：每日 10～20mg/kg，分 3～4 次服用。4 岁以下婴儿慎用。②肌肉或静脉注射：成人，中度感染，每日 0.6～1.2g，分 2～4 次深部肌注和静脉滴注。严重感染者，每日 1.2～2.7g，分 2～4 次深部肌注和静脉滴注。儿童，中度感染，每日 15～25mg/kg，分 3～4 次深部肌注和静脉滴注。严重感染者，每日 25～40mg/kg，分3～4 次深部肌注和静脉滴注。

二、散瞳剂与睫状肌麻痹剂

散瞳剂和睫状肌麻痹剂在眼科的应用主要为散大瞳孔，便于进行眼底镜检查及麻痹睫状肌进行屈光检查。还用于葡萄膜炎的治疗，散大瞳孔和麻痹睫状肌，达到减轻炎症和防止虹膜后粘连，缓解疼痛和畏光。

1. 阿托品（Atropine）是抗胆碱药，具有散瞳、麻痹睫状肌、抑制腺体分泌、扩张血管、解痉止痛和促进新陈代谢等作用。眼科用于儿童散瞳验光，麻痹调节。每3～5min点眼一次，共3次。每次1滴，滴药后15min瞳孔开始散大，30～40min瞳孔散至最大，40min以后瞳孔缓缓缩小，约2～3周恢复至正常。用于消除因炎症刺激引起的睫状肌痉挛、疼痛等症状，如角膜炎、虹膜炎、眼外伤等情况的炎症。还用于恶性青光眼的治疗及防治近视。局部滴眼后可出现口干、皮肤潮红、心率加快及烦躁不安等不良反应。

2. 后马托品（Homatropine）作用机制与阿托品相似，但散瞳和麻痹睫状肌的作用较弱，时间较短。阻断胆碱能神经介质的效力仅是阿托品十分之一，点眼5～20min开始散瞳，30～90min达高峰，半天至一天瞳孔恢复正常。用于检查眼底：用1%～2%溶液滴眼，每10min点眼一次，共3次，30min后检查。用于验光：用2%～4%溶液滴眼，每10min点眼一次，共4～5次，30min后检查。还可用于术前散瞳及青光眼激发试验。

3. 托品酰胺（Tropicamide）是一种抗胆碱药，能阻滞乙酰胆碱引起的虹膜括约肌及睫状肌的兴奋作用，是有效的散瞳剂，但睫状肌麻痹作用较弱，主要用于眼底散瞳检查、验光、防治假性近视。用于浓度为0.5%或1%。滴药后20～25min可达最大作用，持续约15～20min，完全恢复需5～6h。本品较安全，适用于高血压、心绞痛或其他心血管疾病患者。用于防治假性近视的药物浓度为0.25%，每晚滴眼一次，第二天瞳孔恢复正常，视力不受影响。

4. 去氧肾上腺素，又名新福林（Phenylephedrine）是肾上腺素a受体兴奋剂，它具有散瞳作用，但无麻痹睫状肌的作用。有收缩血管作用，减少睫状突血流而使眼压下降。常用浓度2.5%、5%，滴眼后30min起作用，持续2～3h。正在应用利血平、呱乙啶、三环抗抑郁剂的患者禁用去氧肾上腺素（新福林）滴眼，否则会增强去氧肾上腺素（新福林）的全身不良反应。

5. 硫酸环戊通（cyclopentolate）是一种强力的抗胆碱药，具有较强的睫状肌麻痹和散瞳作用。常用浓度0.5%、1%、2%。屈光检查时用0.5%或1%的硫酸环戊通点眼，每5～10min一次，共3次，可获得充分的睫状肌麻痹作用。滴眼后30～60min起效，作用时间短，持续不到24h。0.5%的溶液滴眼可出现轻度烧灼感。在儿童中可引起中枢神经系统的紊乱，表现为运动失调、幻视和语无伦次。

三、糖皮质激素及非甾体抗炎药

（一）糖皮质激素

糖皮质激素是分别通过淋巴细胞、巨噬细胞、多形核白细胞、血管内皮细胞、成纤维母细胞和其他细胞的特殊作用而发挥眼部抗炎作用。各种糖皮质激素具有不同的抗炎活性，全身给药或局部给药可导致不良反应。

全身用药的主要不良反应：类肾上腺皮质功能亢进综合征，诱发或加重感染，诱发或加剧溃疡病，神经精神并发症，心血管系统并发症，骨质疏松、肌肉萎缩、伤口愈合迟缓，肾上腺皮质萎缩或功能不全。

眼局部用药的不良反应：不良反应比全身用药少，但长期或大剂量的使用可引起激素性青光眼、视神经损伤，激素性白内障、角膜、巩膜变薄及穿孔。抗炎作用强的药物，升高眼压的作用也大。糖皮质激素的分泌具有昼夜节律性，故药物在早晨一次顿服，可减少不良反应的发生。

常用药物

1. 复方地塞米松（Compound Dexamethasone）含 0.5% 硫酸新霉素、0.1% 地塞米松磷酸钠。具有抗菌抗炎、抗过敏作用。适用于眼部炎症、角膜排斥反应的预防。

2. 复方妥布霉素（Compound Tobramycin）主要成分为 0.3% 妥布霉素，0.1% 地塞米松磷酸钠或 0.1% 地塞米松。具有抗菌抗炎作用。适用于急性及慢性结膜炎、巩膜炎、葡萄膜炎、虹膜睫状体炎、角膜移植排斥反应及术后炎症反应等。每日滴眼 4 ~6 次。眼膏：涂眼、每晚 1 次。

3. 复方硫酸新霉素（Compound Neomycin Sulfate，帕利百）主要成分醋酸泼尼松、硫酸新霉素、硫酸多粘菌素 B，具有抗菌抗炎和抗过敏作用。每日滴眼 3 ~4 次。

4. 地塞米松（Dexamethasone）抗炎作用比泼尼松更明显，而对水钠潴留和促进排钾的作用较轻微。滴眼：0.1% 溶液，每日 3 ~4 次。结膜下注射每次 1 ~2mg。玻璃体内注射 1mg。静脉滴注每日 2 ~20mg。

5. 泼尼松龙（Prednisolone）抗炎作用强，适用于睑球结膜、角膜及其他眼前段组织对糖皮质激素敏感的炎症。结膜下注射 7.5 ~12.5mg，球后注射 12.5mg，静脉滴注每日 10 ~20mg。

6. 泼尼松（Prednisone，强的松）抗炎作用较强，水钠潴留、促使排钾作用较小。常用于葡萄膜、视网膜炎、视神经炎及手术后抗炎治疗。

7. 甲泼尼松龙（Methylprednisolone，甲基泼尼松龙，美卓乐）结膜下注射 7.5 ~12.5mg。球后注射 12.5mg，口服每次 4 ~10mg，每日 2 ~4 次。静脉滴用每日 10 ~40mg。

（二）非甾体类抗炎药

1. 吲哚美辛（Indomethacin 消炎痛）主要通过抑制前列腺素合成酶，减少前列腺（PG）的合成与释放而发挥抗炎作用。用于眼部的多种感染性和非感染性炎症。常用 0.5% 溶液滴眼，为混悬液，用前要摇匀，每日滴眼 3 ~4 次。

2. 双氯芬酸钠（Diclofenac Sodium）作用同吲哚美辛，但刺激性较少，抗炎作用比吲哚美辛强 2 ~2.5 倍。能抑制白内障手术中的瞳孔缩小。用于眼部非感染性炎症、内眼手术后的抗炎治疗。本品与缩瞳剂不能同时使用。青光眼患者术前 3h 停止使用。常用 0.1% 溶液滴眼，每日 3 ~4 次。

3. 普拉洛芬（Pranoprofen，普南扑灵）作用同吲哚美辛，但刺激性较小，具有较好的抗炎作用。用于眼睑炎、结膜炎、角膜炎、巩膜炎、浅层巩膜炎、虹膜睫状体炎、术后炎症等。常用 0.1% 溶液滴眼，每日 4 次。

4. 氟布洛芬（Flurbiprofen，欧可芬）具有止痛抗炎作用。用0.03%溶液滴眼，用于抑制内眼手术时瞳孔缩小，降低术后炎症反应。

四、免疫抑制药

1. 环孢素（Ciclosporin，CsA，环孢霉素A）通过阻断T淋巴细胞的不同发展阶段而实现其免疫抑制作用。眼局部用CsA可有效预防角膜移植后的排斥反应，治疗自身免疫性及干性角膜结膜炎等眼科疾病。常用滴眼剂浓度1%，每日3～4次。口服每日10mg/kg。

2. 他克莫斯（Tacrolimus，FK506）其免疫作用机制和环孢素相同，在体内和体外抑制淋巴细胞活性的能力比环孢素强10～100倍。FK506主要用于角膜移植术后排斥反应及自身免疫性葡萄膜炎。常用滴眼剂浓度0.05%，每日4～6次。药物需贮藏在4～8℃。

五、青光眼用药

1. 毛果芸香碱（Pilocarpine，匹罗卡品）为拟胆碱药，具有缩瞳和降低眼压作用。常用的浓度为0.5%，1%，2%溶液滴眼，用药后30～40min缩瞳作用达高峰，降低眼内压的作用可持续4～8h。

2. 噻吗洛尔（Timolol，噻吗心安）药物的作用是减少房水生成而降低眼压，为β-受体阻滞剂。用0.25%～0.5%溶液滴眼，每日2次。滴眼后半小时起降压作用，降眼压作用可维持24h，是目前治疗青光眼的一线用药。β-受体阻滞剂可引起支气管平滑肌和心肌的兴奋性增高，对慢性支气管哮喘、窦性心动过缓、右心室衰竭、继发性肺动脉高压、充血性心动衰竭及有心脏病史者禁用。孕妇慎用。

3. 溴莫尼定（Brimonidine，Alphagan，阿法根）降压机制既减少房水的生成又增加葡萄膜巩膜通道的房水外流，降眼压作用峰值与0.5%噻吗洛尔相似。具有降低眼内压及保护视神经的作用。滴眼剂浓度0.2%，每日2～3次。副作用主要有嗜睡、口干、眼红、眼刺痛。

4. 左布诺洛尔（Levobunolol，贝他根）是非选择B_1和B_2受体阻滞剂，其降眼压作用和副作用与噻吗洛尔相似。滴眼剂浓度为0.25%和0.5%每日1～2次。

5. 倍他洛尔（Betaxolol，贝特舒）为β-受体阻滞剂，通过抑制房水生成而起降眼压作用。滴眼剂浓度0.25%，每日2次。

6. 卡替洛尔（Carteolol，美开朗）通过抑制房水生成而降低眼内压。青光眼患者滴用后1h眼压开始降低，4h降眼压作用最大。滴眼剂浓度1%～2%，每日1～2次。

7. 布林佐胺（Brinzolamide，Azopt，派立明）是一种新型的局部碳酸酐酶抑制剂，能减少房水生成，有效地降低眼内压。常用滴眼剂浓度1%，每日2～3次。有报道药物副作用：雾视和味觉异常，发生于5%～10%患者。

8. 乙酰唑胺（Acetazolamide，Diamox）又名醋氮酰胺，能通过抑制碳酸酐酶，使肾小管分泌H^+减少，Na^+、K^+、HCO_3^-大量排出，产生利尿作用。并能抑制睫状体碳酸酐酶，减少房水产生。用于治疗各型青光眼、角膜移植和手术前降眼压。口服：每日0.25～0.5g，每日2次。儿童：5mk/kg，1日或隔日1次。副作用：疲倦、手足麻木等。长时间应用可致低血钾和代谢性酸中毒及磺胺类副作用。肝肾功能不全，孕妇慎用。

9. 拉坦前列腺素（Latanoprost）又名适利达（Xalatan）是一种选择性前列腺 FP 受体兴奋剂，通过增加房水葡萄膜巩膜通道外流而降低眼压。滴眼浓度为 0.005%，每晚滴眼 1 次。

10. 高渗剂（脱水剂）用于青光眼或一些内眼手术前后需要降低眼内压时，通过增加血浆渗透压，导致组织内（包括眼、脑、脑脊液等）水分进入血管内，从而降低眼压。常用的药物有：甘露醇（Mannitol），异山梨醇（Isosorbide，易思清），甘油果糖、甘油盐水。

六、抗疲劳和营养剂

1. 人工泪液　透明质酸钠（Hyaluronate Sodium）适用于眼干燥病、手术后、外伤和配戴隐形眼镜等引起角膜上皮的损伤。滴眼每日 5 ~ 6 次。潇莱威（Celluvisc）用于治疗干眼症或因阳光、风、沙等引起的眼部烧灼、刺痛等不适感及角膜术后的应用。需要时 1 ~ 2 滴。

2. 预防近视及抗疲劳药　小乐敦（Soft Rohto，复方氨基乙磺酸）和新乐敦（New Rohto，复方门冬泛甘）用于眼睛疲劳、结膜充血、慢性结膜炎、慢性睑缘炎及过敏性结膜炎。每次 1 ~ 2 滴，每日 4 ~ 6 次。甲基硫酸新斯的明（Neostigmine Methylsulfate，近视明）用于治疗青少年假性近视眼。每次 1 ~ 2 滴，每日 3 ~ 4 次，支气管哮喘者慎用。

3. 促进吸收及脱水剂　5% 氯化钠（Sodium Chloride）用于大泡性角膜炎等角膜营养不良症及丝状角膜炎，并作角膜水肿脱水剂。滴眼剂：滴眼每次 1 ~ 2 滴，每日 4 ~ 6 次；眼膏：涂眼，每晚 1 次。葡萄糖复合维生素 B（Glucose and Compound Vitamin B）用于大泡性角膜炎、角膜水肿及非感染性角膜病变（浅层点状角膜炎、酒渣鼻性角膜炎等）。滴眼，每日 1 ~ 2 滴，每日 3 ~ 4 次。蜂蜜（Honey）主要用于大泡性角膜炎（Fuchs 病）等角膜营养不良症的治疗。滴眼，每日 1 ~ 2 滴，每日 3 ~ 4 次。

第四节　手术室常用药物

一、手术室常用药品

（一）冲洗剂

0.9% 生理盐水

作用与用途：为中性等渗灭菌溶液。用于眼部异物和伤口的冲洗，用于结膜囊冲洗。

（二）消毒剂

1. 75% 酒精　①作用及用途：有杀菌作用。75% 酒精用于皮肤及器械消毒。②用法：局部消毒、浸泡消毒。

2. 2% 碱性戊二醛　①作用及用途：为广谱、强效、高效、速效、低毒灭菌剂。对微生物繁殖体、芽胞和乙肝病毒、艾滋病病毒具有杀灭作用。稳定性好，无特殊刺激性气味，常用于各种金属、玻璃、橡胶、塑料和医疗器械的消毒等。②用法：浸泡消毒。③注意事项：浸泡手术刀等金属器械时，应加 0.5% 亚硝酸钠以防生锈；水溶液 pH7.5～8.5 时效力最大。

3. 0.5%～2% 碘酒　①作用及用途：有较强的杀细菌和杀真菌作用，用于手术前皮肤消毒和注射前皮肤消毒。②用法：局部消毒。③注意事项：碘过敏者忌用。

4. 2% 消佳净　①作用及用途：为含氯消毒剂。对各种病菌、芽孢、肝炎病毒、真菌有快速的杀灭作用。常用于患者污染物品消毒用。②用法：浸泡消毒。

（三）手术室常用急救药品及用途

1. 升压药和抗休克药

（1）盐酸肾上腺素（Adrenaline）

1）作用与用途：直接激动 α 和 β 受体；兴奋心血管系统，增加心肌需氧量，兴奋心肌，增加心肌收缩力，升高血压，抑制支气管及肠道平滑肌，促进代谢等作用。主要用于过敏性休克、心脏骤停、支气管哮喘急性发作，局部收缩血管等。

2）用药途径及剂量：静脉注射、肌注、皮下注射 0.1～1mg。

3）注意事项：高血压、器质性心脏病、甲状腺功能亢进症、脑动脉硬化、洋地黄中毒及孕妇均禁用，忌与碱性药配伍，不得与氯仿、氟烷等合用。

4）不良反应：过量可致血压骤升，甚至脑卒中或心律失常，重至室颤。

（2）去甲肾上腺素（Noradrenaline）

1）作用与用途：主要兴奋 α_1 和 β_2 受体，能兴奋心脏，收缩血管，升高血压。主要用于药物中毒引起的低血压，神经源性休克及上消化道出血。

2）用药途径：静脉滴注、静脉注射。

3）注意事项：药液用量不宜过大，用药不宜太久，输速不宜过快，停药不宜突然，不宜与碱性药物配伍。高血压、动脉硬化症，肾功能不全，妊娠晚期及器质性心脏病患者禁用。

4）不良反应：静脉滴注时间过长、浓度过高或外渗可引起局部坏死。

（3）异丙肾上腺素（isoprenaline）

1）作用与用途：激动 β 受体，能兴奋心脏，扩张血管和支气管平滑肌，影响血压，促进代谢。主要用于治疗心脏骤停，房室传导阻滞、支气管哮喘及休克。

2）用药途径：静脉滴注、气雾吸入。

3）注意事项：禁用于冠心病、心肌炎及甲状腺功能亢进症等患者。

4）不良反应：常见有心悸、头痛、头晕；可见有心绞痛、恶心、震颤。

（4）阿托品（Atropine）

1）作用及用途：为典型的 M 胆碱受体阻滞剂。大剂量能作用于血管平滑肌、扩张血管、解除痉挛性收缩，改善微循环，还能兴奋或抑制中枢神经系统。主要用于平滑肌痉挛，抑制腺体分泌，抗缓慢型心律失常，抗感染中毒性休克及解救有机磷酸酯类中毒，麻醉前给药，眼科检查等。

2）用药途径与剂量：皮下注射，0.3～0.5mg/次，一次极量 2mg，静脉注射，0.5～1mg，最大量为 2mg；肌注同皮下注射。

3）注意事项：孕妇、婴儿、心脏病患者，尤其伴心律失常，充血性心力衰竭慎用。青光眼、心肌梗死心动过速、前列腺肥大及高热者禁用。最小致死量：成人130mg，儿童为10mg。

4）不良反应：口干、皮肤干燥、潮红发热、扩瞳、心悸等。

2. 中枢神经系统药

（1）可拉明（coramine）

1）作用与用途：能选择性兴奋延髓呼吸中枢，可作用于颈动脉和主动脉体化学感受器，反射性地兴奋呼吸中枢并提高呼吸中枢对二氧化碳的敏感性，使呼吸加深加快。用于各种原因引起的呼吸抑制。

2）用药途径与剂量：皮下注射、肌内注射、静脉注射、成人常用量一次0.25～0.5g，一次极量1.25g。

3）注意事项：作用时间短暂，应视病情间隔给药。抽搐及惊厥者禁用。

4）不良反应：常见面部刺激征、烦躁不安、抽搐、恶心、呕吐等。大剂量时可出现血压升高、心悸、出汗、面部潮红、呕吐、震颤、心律失常、惊厥，甚至昏迷。

（2）洛贝林（Lobeline 山梗菜碱）

1）作用与用途：可刺激颈动脉窦和主动脉体化学感受器，反射性兴奋呼吸中枢而使呼吸加快，但对呼吸中枢并无直接兴奋作用。主要用于各种原因引起的中枢性呼吸抑制。临床上常用于新生儿窒息，一氧化碳中毒。

2）用药途径与剂量：皮下注射、肌内注射、静脉注射。静脉注射成人一次3mg，一次极量为6mg，20mg/d。

3）注意事项：静脉注射须缓慢，剂量较大时能引起心动过速、传导阻滞、呼吸抑制甚至惊厥。

4）不良反应：少有恶心、呕吐、呛咳、心痛、心悸等。

（3）回苏灵（Aimefline）

1）作用及用途：对呼吸中枢有较强作用，作用比尼可刹米强，用于各种原因引起的中枢性呼吸衰竭和药物中毒所致的中枢性呼吸抑制及外伤、手术等引起的虚脱和休克。

2）给药途径：肌内注射、静脉注射。

3）注意事项：静脉滴注速度必须缓慢、应随时注意病情；有惊厥病史，肝肾功能不全者、孕妇禁用。

4）不良反应：大剂量可致恶心、呕吐、惊厥。

3. 升压药

（1）阿拉明（Aramine）

1）作用与用途：主要作用于α受体，能收缩血管，持久地升高血压，也可略增强心肌收缩力。正常人心输出量变化不大，休克患者心输出量增加。适用于各种休克，用于防治椎管内阻滞麻醉时发生的急性低血压等。

2）用药途径与剂量：肌内注射、皮下注射、静脉注射。成人一次极量100mg。

3）注意事项：甲状腺功能亢进症、高血压、冠心病、充血性心力衰竭、糖尿病患者慎用。给药时选用粗大血管防外溢，有蓄积作用，如用药后血压上升不明显，必须观察10min以上，才决定是否增加剂量、不宜与碱性药物及环丙烷、氟烷等合用。

4）不良反应：升压反应过快过猛可致急性肺水肿、心律失常、心跳停顿。

（2）多巴胺（Dopamine）

1）作用与用途：小剂量时，作用于多巴胺受体，使肾及肠系膜血管扩张，尿量及钠排出量增加；中剂量使心肌收缩力及心搏出量增加，心排血量增加，收缩压升高，脉压增大；大剂量可增加心排血量及周围血管阻力，致使血压升高。主要用于抗休克及急性肾功能衰竭。

2）用药途径：静脉注射、静脉滴注。

3）注意事项：使用时需进行血压、心排出血量、心电图、尿量监测。滴注前必须稀释，选用粗大静脉防外溢，控制滴速。高血压、闭塞性血管病、心脏器质性病变者及嗜铬细胞瘤患者慎用。

4）不良反应：常见的有胸痛、呼吸困难、心悸、心律失常（尤其用大剂量）、全身软弱无力感，偶见恶心、呕吐。过量可致血压升高。

（3）麻黄素（Ephedrine）

1）作用与用途：直接兴奋α和β受体，主要通过增加心输出量而升高血压，还可以间接地通过作用神经末梢释放去甲肾上腺素而收缩血管。能兴奋大脑皮层、呼吸中枢及血管运动中枢。主要用于蛛网膜下腔麻醉或硬膜外麻醉引起的低血压，防治支气管哮喘，消除鼻黏膜水肿等。

2）用药途径：静脉滴注、肌内注射、皮下注射。

3）注意事项：老人慎用。禁用于高血压、器质性心脏病、甲状腺功能亢进症等患者。

4）不良反应：大剂量可引起精神兴奋震颤、焦虑、失眠、心悸等；对前列腺肥大者可引起排尿困难。

4. 止血药

（1）维生素K（Vitamin K）

1）作用与用途：维生素K参与凝血因子Ⅱ、Ⅶ、Ⅸ、Ⅹ的转化，使其具有生理功能。维生素K缺乏，上述凝血因子合成受阻，发生凝血障碍。临床上主要用于防治维生素K缺乏所致的出血，如阻塞性黄疸或胆瘘、长期服用广谱抗菌药引起的维生素K缺乏、纠正维生素K拮抗药过量或中毒引起的出血。

2）用药途径：口服、肌内注射、缓慢静脉注射。

3）注意事项：对肝素引起出血倾向无效；静脉注射时宜缓慢，速度不超过1mg/min。临产孕妇应尽量避免使用，肝脏疾患或肝功能不良者禁用。

4）不良反应：偶见过敏反应，肌内注射可引起局部红肿和疼痛。对特异质缺乏红细胞葡萄糖-6磷酸脱氢酶者，可诱发急性溶血性贫血。

（2）6-氨基己酸（epsilon-aminocaproic acid）和止血芳酸（aminomethyc denzoic acrd）

1）作用与用途：能竞争性地阻抑纤溶酶原在纤维蛋白上吸附，使其无法被纤维蛋白上的纤溶酶原激活物激活，因而不能发挥纤溶作用。临床上用于纤溶性出血，如脑、肺、子宫等外伤或手术出血等。但对癌症出血以及创伤出血无止血作用。

2）用药途径：口服、静脉注射、静脉滴注。

3）注意事项：静脉注射须缓慢，肾出血者可致尿路阻塞，要慎用。对心肌梗死倾向者慎用。

4）不良反应：偶可见过敏反应，静脉注射可致低血压。

（3）立止血（Reptilase，血凝酶）

1）作用及用途：类似凝血酶样作用及类凝血激酶样作用，亦有凝血和止血双重作用，能缩短出血时间，减少出血量。主要用于治疗和防止多种原因出血。

2）用药途径：静脉注射、肌内注射。

3）注意事项：有血栓或栓塞性血管病者及弥漫性血管内凝血导致的出血者禁用；孕期未超过3个月的妇女不宜用。

4）不良反应：偶有过敏反应，可有呼吸困难和局部疼痛的不良反应。

5. 降压药

（1）利血平（reserpine）

1）作用与用途：与肾上腺素能神经末梢中的囊泡膜结合后抑制去甲肾上腺素重摄取和阻止去甲肾上腺素进入囊泡内，使去甲肾上腺素合成的储存逐渐减少或耗竭，当神经冲动达到时，囊泡内已无或很少产生递质释放，从而使交感神经传导受阻，小动脉扩张，血压下降。治疗轻、中度高血压病。

2）用药途径：口服、肌内注射、静脉注射。

3）注意事项：与利尿药合用可提高疗效，减少不良反应。伴有溃疡的高血压患者应禁用或加服抗酸药。精神抑郁患者禁用。降压作用达一定程度后，再加大剂量也不会相应增加降压作用，仅能延长降压时间和增加不良反应。

4）不良反应：主要表现副交感神经兴奋症状，常见鼻塞、乏力、胃酸分泌过多，胃肠蠕动亢进，腹泻和心率减慢等。长期大量服用可引起精神抑郁。

（2）呋塞米（Furosemide）

1）作用与用途：能增加水、钠、氯、钾、钙、镁、磷等的排泄。具有扩张血管作用，能扩张肾血管，降低肾血管阻力，使肾血流量增加，可降低肺毛细血管通透性。主要用于水肿性疾病、高钾血症及高钙血症，急性药物毒物中毒，预防急性肾功能衰竭，治疗成人呼吸窘迫综合征，急性左心衰竭。

2）用药途径：肌内注射、缓慢静脉注射。

3）注意事项：对磺胺药和噻嗪类利尿药过敏者，对本品也可能过敏。下列情况慎用，无尿或严重肾功能损害者、糖尿病、高尿酸血症或有痛风病史者、严重肝功能损害者、急性心肌梗死、胰腺炎或有此病史者、有低钾血症倾向者、红斑狼疮和前列腺肥大患者。静脉注射时宜用氯化钠注射液稀释，而不宜用葡萄糖注射液稀释。

4）不良反应：水、电解质紊乱，大剂量静脉注射过快时，可出现听力减退或暂时耳聋。偶见过敏反应、头痛、纳差、恶心、呕吐、高尿酸血症等。

（3）硝酸甘油（nitroglycerin）

1）作用与用途：降低心肌耗氧量，缓解冠脉痉挛，增加缺血区供血和供氧。促进心肌血液重新分布，使血液从非缺血区经侧支循环流向缺血区，改善缺血区的血供。进入组织细胞后释放出扩血管物质氧化氮，进而产生血管舒张作用。临床上主要用于防治心绞痛发作、急性心肌梗死和急慢性充血性心力衰竭。

2）给药途径：舌下含服口腔喷射、静脉滴注、局部涂抹（前臂或胸部皮肤）。

3）注意事项：硝酸甘油与降压药、血管扩张药合用，可使降压作用增强，与乙醇或三环类抗抑郁药合用，易引起低血压，与拟肾上腺素类药的合用，可降低其抗心绞痛作用。颅内高压及青光眼患者忌用。

4）不良反应：面颈部皮肤发红，搏动性头痛、眼内压增高，有时可引起体位性低血压，大剂量可引起高铁血红蛋白血症。

6. 心血管药

（1）西地兰（cedilanid）

1）作用与用途：正性肌力作用，心肌细胞内钙离子浓度增高，激动心肌收缩蛋白从而增加心肌收缩力，负性频率作用及心脏电生理作用。主要用于急性心力衰竭及心房颤动、扑动等。

2）用药途径：静脉注射。

3）注意事项：不宜与酸、碱类配伍。低钾血症、高钙血症、甲状腺功能低下、不完全性房室传导阻滞、缺血性心脏病、肾功能损害者慎用。用药期间要对血压、心率及心律、心电图、电解质、肾功能进行监测。

4）不良反应：中毒表现常见有胃肠道反应（厌食、恶心、呕吐、腹泻等）、神经系统表现（疲倦、头痛、眩晕等）、视力障碍及心脏毒性。

（2）毒毛旋花子甙 K（strophanthin）：性质同西地兰。

（3）氨茶碱（aminophyline）

1）作用与用途：对呼吸道平滑肌有直接松弛作用，增强膈肌收缩力，有益于改善呼吸功能，有微弱舒张冠状动脉、外周血管和胆管平滑肌及轻微利尿作用。主要用于支气管哮喘、慢性喘息性支气管炎、慢性阻塞性肺病等，缓解喘息症状，也用于心功能不全的心源性哮喘。

2）用药途径：静脉注射、静脉滴注。

3）注意事项：氨茶碱制剂可致心律失常和（或）使原有心律失常加重，应对患者心率和心律进行监测。高血压或非活动性消化道溃疡病史的患者、肾功能或肝功能不全患者、孕妇、产妇及哺乳期妇女慎用。

4）不良反应：当血清浓度超过 20mg/ml，可出现心动过速、心律失常，血清中茶碱超过 40mg/ml，可发生发热、失水、惊厥等症状，严重的甚至引起呼吸和心跳停止致死。

（4）酚妥拉明（phentolamine）

1）作用及用途：为 α 肾上腺素能受体阻滞剂，能降低周围血管阻力，增加周围血管容量，扩张小动脉及毛细血管，增加心肌收缩力和心搏出量，有助于消除肺水肿。用于血管痉挛性疾病，亦可与正性肌力药物联合治疗难治性充血性心力衰竭，与去甲肾上腺素类联合治疗心源性休克，中毒性休克和重症肺炎。

2）给药途径：静脉滴注、静脉注射。

3）注意事项：低血压、冠心病、肾功能不全者忌用。过量时可用异丙肾上腺素处理。治疗中毒性休克和重症肺炎时，宜同时注意补足血容量。

4）不良反应：可引起血压显著下降，心动过速，偶有恶心、呕吐、心律失常、心绞痛、腹痛。

（5）利多卡因（Lidocaine）

1）作用与用途：能促进心肌细胞内 K^+ 外流，降低心肌的自律性，缩短膜动作电位时程，相对延长有效不应期，具有迅速有效而较安全的抗室性心律失常作用。主要用于浸润麻醉、硬膜外麻醉、表面麻醉及神经传导阻滞。也用于急性心肌梗死后室性早搏与室性心动过速，亦用于洋地黄类中毒、心脏外科手术及心导管术引起的室性心律失常。

2）用药途径：静脉滴注、静脉注射、局部麻醉。

3）注意事项：神经阻滞麻醉应防止误入血管，注意局麻药中毒症状的诊治，用药期间注意检查血压、监测心电图、备抢救设备，出现其他心律失常或原有心律失常加重应立即停药。肝肾功能障碍、充血性心力衰竭、严重心肌受损、低血容量及休克等患者慎用。

4）不良反应：嗜睡、感觉异常、肌肉震颤、惊厥昏迷及呼吸抑制，亦可引起低血压及心动过缓。

（6）硫酸镁（magnesium sulfate）

1）作用及用途：硫酸镁注射有镇静、解痉作用，用于子痫、破伤风、高血压脑病、尿毒症及低镁血症。口服有导泻作用，用于便秘或服驱虫药后作导泻用；亦可用作利胆，外敷可消肿止痛。

2）给药途径：口服、肌内注射、静脉滴注、外敷。

3）注意事项；静脉滴注时半量在 15～20min 内滴入，余量在 90min 内滴完，每 15min 观察血压、脉搏、呼吸、膝反射一次，应备葡萄糖酸钙以供解救之用。心传导阻滞者忌用；用洋地黄者使用本品要特别注意有无心律不齐；口服导泻时宜多饮水稀释之；孕妇及肠道出血者忌用；溶液外漏以热敷效果更佳。

4）不良反应：静脉滴注可致呼吸减慢，血压下降过多，肌注可引起局部疼痛。

（7）硝酸甘油片（nitroglycerin）

1）作用及用途：本品为速效、短效抗心绞痛药物，能直接松弛血管平滑肌，特别是小血管平滑肌，使周围血管扩张，外周阻力及回心血量减少，心排血量降低，心脏负荷减轻及心肌耗氧量减少，从而使心绞痛得到缓解。

2）给药途径：舌下含服，每次 0. 25～0. 5mg。喷雾剂喷于口腔黏膜 1～2 次，每次 1 喷。

3）注意事项：青光眼、脑出血、脑外伤、严重贫血、急性心肌梗死和严重肝肾疾病患者忌用。用药期间不宜喝酒，以免出现低血压和体位性低血压。

4）不良反应：头痛、眩晕、昏厥、面颈潮红，严重者可见恶心、呕吐、心动过速、视力模糊、皮疹等。

（8）亚硝酸异戊酯（amyl nitrite）

1）作用及用途：同硝酸甘油，作用更快，吸入后 30s 起效，维持 10min，并可使血红蛋白转变成高铁血红蛋白，后者与氰化物有较大亲和力，形成无毒的氰高铁血红蛋白。用于心绞痛及氰化物中毒。

2）给药途径：吸入。

3）注意事项：青光眼、头部外伤、脑外伤、急性心肌梗死患者忌用。超过数量可因高铁血红蛋白产生过多而出现缺氧症状，可静注亚甲蓝。不宜用肾上腺素。

4）不良反应：头胀、头痛、增加眼内压。

7. 镇静、镇痛、催眠药　有吗啡（Morphine）、安定（Valium）、冬眠灵（Wintermin）和非那根（Phenergan），见后面叙述。

8. 退热药

（1）复方氨基比林（aminopyrin co）

1）作用及用途：有解热、镇痛、抗风湿等作用，用于高热、头痛、肌肉痛、牙痛、关节痛、痛经等。

2）给药途径：肌内注射、皮下注射。

3）注意事项：本品含氨基比林0.1g、安替比林0.04g、巴比妥0.18g。

4）不良反应：偶有粒细胞减少。

（2）百服灵（bufferin）

解热、镇痛作用。用于发热、头痛、肌肉痛。

（3）安乃近（analgin）

1）作用及用途：有解热、镇痛、抗风湿等作用。用于高热、头痛、肌肉痛、牙痛、关节痛、痛经等。

2）给药途径：口服、肌内注射，滴鼻。

3）注意事项：使用一周以上应查血象，严格控制剂量。年老、年幼及体弱者应减量慎用或忌用。注射剂开启后立即使用，滴鼻液应避光，放置时间不得超过4～6h。

4）不良反应：较长期应用可引起粒细胞减少。特异性体质可发生皮疹、过敏性紫癜、剥脱性皮炎，甚至出现过敏性休克，肌注量较大可因大汗淋漓而致休克。肌注局部可发生红肿、坏死等反应。

9. 糖皮质激素类

（1）地塞米松（dexamethasone）

1）作用及用途：具有抗炎、抗过敏、抗风湿、免疫抑制作用。主要用于急、慢性肾上腺皮质功能减退、脑垂体前叶功能减退及肾上腺次全切除术后的替代疗法、自身免疫性疾病、防止器官移植的排斥反应和过敏反应、严重感染或炎症及休克、皮肤疾病者。

2）给药途径：口服、肌内注射、静脉滴注、静脉注射。

3）注意事项：与苯妥英钠并用，本品效果减弱。对孕妇特别在妊娠初3个月内慎用，以免造成胎儿或出生后婴儿的肾上腺皮质功能减退。溃疡病、血栓性静脉炎、进行性精神病、活动性肺结核患者忌用或慎用。

4）不良反应：并发感染，糖皮质激素停药综合征。长期使用可引起医源性库欣综合征面容、体重增加、下肢浮肿、月经紊乱、肱骨或股骨头缺血性坏死、骨质疏松及骨折等。

（2）氢化可的松（hydrocortisone）

1）作用及用途：本品原是一种天然糖皮质激素，现已人工合成。具有抗炎、抗毒、抗休克，免疫抑制作用。

2）给药途径：口服、静脉滴注。

3）注意事项：注射液为稀乙醇溶液，如有结晶析出，可加温溶解后使用。不能与其他药物混合于一溶液中使用；静脉可用5%葡萄糖或盐水稀释摇匀后使用。

4）不良反应：长期大量使用可致类库欣综合征表现。

10. 其他

（1）5%葡萄糖注射液（50% glucose injection）

1）作用及用途：可增加血浆渗透压、发挥脱水作用及渗透利尿作用，但利尿较弱，持续时间短。用于脑水肿、肺水肿、降低颅内压、低血糖及急性闭角型青光眼及内眼手术前1h给药降压。

2）给药途径：静脉注射。

3）注意事项：漏出血管外、有刺激，在合成糖原过程中需 K^+，故低钾者注射后可能产生低钾血症甚至低钾危象。

4）不良反应：注射过快可使循环负担过重，所以心脏病患者慎用。

（2）10%葡萄糖酸钙（10% calcium gluconate）

1）作用及用途：能降低毛细血管通透性和增加致密度。有消炎、抗血管神经水肿和抗过敏作用，并能保持神经肌肉正常兴奋性，加强大脑皮质抑制过程。高浓度时，有拮抗镁的作用，亦有缓解平滑肌痉挛等作用。用于过敏性疾病、手足抽搐、佝偻病、各种绞痛及镁中毒。亦用于治疗过敏性眼疾。

2）给药途径：静脉注射。

3）注意事项：洋地黄治疗期间与期后1周内忌用，有血栓倾向者忌用。

4）不良反应：静脉注射时有全身发热感，漏出血管外有强烈刺激性。

（3）氯化钙（calcium chcoride）：同葡萄糖酸钙。

（4）碳酸氢钠（Sodium bicarbonate）

1）作用及用途：口服有中和胃酸的作用，但口服吸收后可影响体液的酸碱平衡。用于碱化尿液，治疗胃酸过多，代谢性酸中毒及高钾血症。

2）给药途径：口服、静脉滴注。

3）注意事项：将要穿孔的溃疡患者忌用。忌与酸性药物配伍，静脉滴注时应稀释3倍左右。

4）不良反应：口服易产生 CO_2 及引起继发性胃酸过多，用量过大可致碱中毒和水肿。

（5）维生素C（Vitamin C）

1）作用及用途：参与体内氧化还原和糖代谢过程，增加毛细血管致密性，减少通透性和脆性，加速血液凝固，刺激造血功能，促进铁在肠内吸收，增加机体对感染的抵抗力，并有解毒等作用。用于防治坏血病、各种急、慢性传染病、紫癜、高铁血红蛋白症、肝胆疾病及各种过敏性疾病；亦用于冠心病的预防。眼科用于角、结膜碱性烧伤、角膜溃疡、眼内炎、视网膜炎、出血性眼病等。

2）给药途径：口服、静注、肌注。

3）注意事项：长期服用应加用维生素 B_1 和维生素 B_{12}，以免引起 B_1 和 B_{12} 缺乏症。

不宜与碱性较强的针剂，如碳酸氢钠、氨茶碱等配伍；与维生素 K_3 配伍，可使两疗效减弱或消失。服用磺胺类及排尿酸时，不宜用大剂量。制剂色泽变黄后不可应用。每日用量超过 5g 时，可导致溶血，重者可致命，孕妇服用大量时，有可能出现婴儿坏血酸。

4）不良反应：一般毒性较低。大剂量口服可能有恶心、呕吐、消化不良、肠蠕动亢进及高尿酸血症。

（四）麻醉药

1. 局麻药

（1）的卡因（dicaine）

1）作用及用途：的卡因表麻穿透力强，作用迅速且持久，能穿透黏膜。主要用于黏膜表面麻醉，椎管内和神经阻滞，与利多卡因合用可增强麻醉效果。

2）用法：表面麻醉或相应部位注射，眼科表面麻醉用 0.5% ~1% 溶液。

3）注意事项：毒性较盐酸普鲁卡因大，一般不作浸润麻醉。勿与碱性药物配伍，眼科不能长期作止痛剂使用，若较长时间使用，注意角膜上皮损伤。

4）不良反应：大剂量或误入血液，可引起急性死亡。

（2）利多卡因（lidoeaine）

1）作用及用途：本品穿透力强，起效快，扩散快，局部作用是普鲁卡因的一倍，但毒性也较大。主要用于阻滞麻醉、硬膜外麻醉及治疗心律失常。作用时间短暂，无积蓄性，不抑制心肌收缩力，治疗量下血压不下降，主要用于窦性心动过速及频发室性早搏。

2）用法及剂量：局部浸润（成人 0.25% ~ 0.5%，一次不超过 0.4g；小儿 0.25% ~0.5%）或相应部位注射。

3）注意事项：本品扩散力强，一般不作蛛网膜下腔阻滞，可产生快速耐受性，注意掌握用量。

（4）不良反应：用量过大可出现中枢神经系统兴奋现象。

（3）布比卡因（bupivacaine）

1）作用及用途：为酰胺类长效局麻药，作用时间较长，用于外周神经阻滞和硬膜外腔阻滞等。

2）用法及剂量：相应部位注射，神经阻滞麻醉用 0.25% ~0.5% 浓度，眼科使用 0.5% ~0.75%。

3）注意事项：低浓度时无肌松作用，较高浓度时可产生较好的运动神经阻滞，孕妇、新生儿慎用。用作神经阻滞及硬膜外腔阻滞一次用量不得超过 200mg，蛛网膜下腔阻滞不超过 1.5 ~2.5mg。

4）不良反应：可有血压下降、心率减慢，肌颤，恶心、呕吐等。过量和误入血管可发生严重的毒性反应，有心搏骤停的危险。

2. 吸入全麻药

（1）氧化亚氮（nitrous oxide）

（2）安氟醚（enflurane）

1）作用及用途：为吸入麻醉药，对黏膜无刺激，全麻效能高，诱导和苏醒快，对呼吸道刺激小，用于各种手术的全身麻醉。有一定肌肉松弛作用，一般应用于复合全身麻醉，可与多种静脉全身麻醉药和全身麻醉辅助用药联用或合用。

2）用法：吸入。

3）注意事项：常用浓度1.5%～3.0%，最大浓度不超过4.5%，能增强非去极化肌松剂作用，肝肾功能不全、癫痫、颅内压增高者慎用。术后有恶心症状，少数患者全麻后出现后遗性中枢神经兴奋。

4）不良反应：深麻醉时对呼吸循环抑制较强。

（3）异氟醚（isoflurane）

1）作用及用途：与安氟醚同分异构体，气味难闻，诱导比安氟醚慢，苏醒较快，对循环影响小，用于各种手术的全身麻醉，亦用于控制性降压。

2）用法：吸入。

3）注意事项：诱导浓度1.5%～3.0%，维持浓度1.0%～1.5%，小儿酌减。对去极化和非去极化肌肉松弛剂均有一定增强作用。产妇分娩时慎用。术后有恶心。

4）不良反应：对呼吸道有刺激性，少量可致呼吸、循环抑制。

（五）镇静安定类

1. 硫喷妥钠（sodium thiopental）

（1）作用及用途：为短时作用的巴比妥类药物，常用于静脉麻醉、诱导麻醉、基础麻醉、抗惊厥及复合麻醉。

（2）用法：肌内注射、静脉注射。

（3）注意事项：瓶破或粉变色不宜再用。为防止呼吸抑制及喉痉挛，宜备氧气、呼吸机及气管插管。术前宜先注射阿托品，以防喉及支气管痉挛，或术中出现心搏减少，血压降低时，即注肾上腺素或麻黄碱。有甲状腺、肾功能不全、心肝病者、低血压、糖尿病、哮喘、严重贫血等疾病者不宜使用。对巴比妥类过敏者忌用。注药不可漏出皮下或血管外，否则易致局部组织坏死，新生儿一般不用。

（4）不良反应：易致呼吸抑制及喉头痉挛、支气管收缩。

2. 安定（Valium）

（1）作用及用途：其安定、肌肉松弛及抗惊厥作用比利眠宁强。用于焦虑紧张不安、破伤风，与其他抗癫痫药合用可防止癫痫大小发作。

（2）用法：口服、肌注、静脉注射。

（3）注意事项：年老和体弱者慎用，分娩时或乳母不宜用，闭角型青光眼及重症肌无力者忌者。注射3小时内宜静卧，静注速度宜慢，并注意呼吸情况。治疗破伤风时剂量可增加，成人不超过0.6g/天。

（4）不良反应：嗜睡、便秘、大剂量可引起共济失调、尿潴留、皮疹、粒细胞减少等。久用骤然停药可致癫痫发作。

3. γ-羟基丁酸钠（sodrum γ-Hydroxybutyrate）

（1）作用及用途：能直接抑制中枢神经活动而起生理样睡眠作用。静注10min即可进入麻醉，常用于全身麻醉、诱导麻醉及局麻和腰麻的辅助用药，适用于老人、儿童及脑、神经外科手术、外伤、烧伤患者的麻醉。

（2）用法：静脉注射。

（3）注意事项：严重高血压、心脏房室传导阻滞及癫痫患者禁用。能引起血钾过低，须同时补钾。

（4）不良反应：单用或注射过快可出现运动性兴奋、谵妄、肌肉抽动等，重者可致呼吸停止，并可致唾液和呼吸道分泌增加，恶心、呕吐、低血钾等。

4. 异丙嗪（promethazine）

（1）作用及用途：能阻断平滑肌、毛细血管壁等组织受体，从而与组织起竞争性的拮抗作用，并有显著的中枢安定作用，能加强麻醉药、催眠药及镇痛药的作用。并能降低体温和镇吐。用于各种过敏性疾病、妊娠呕吐、晕船、晕车及人工冬眠等。

（2）用法：口服、肌注、静脉滴注。

（3）注意事项：忌与碱性及生物碱类药物配伍。静脉滴注宜稀释后缓慢滴入，肝、肾功能不全者慎用。用药期间应避免驾驶车辆及管理机器。

（4）不良反应：有口干、恶心、嗜睡，静脉滴注可使血压下降，肌注可引起局部刺激。

5. 氯丙嗪（wintermin）

（1）作用及用途：具有安定、镇静、止吐、降低基础代谢、扩张血管等作用。用于控制精神患者躁动、幻觉妄想症状，并有镇吐、镇顽固性呃逆，有“人工冬眠”和中暑降温作用，尚可增强催眠药、镇痛药和降压药的作用。

（2）用法：口服、肌注、静注、静脉滴注。

（3）注意事项：忌与碱性及苯巴比妥钠等碱性药物配伍；注射后平卧1～2h，以防止体位性低血压，急性低血压及体温过低可静脉滴注去甲肾上腺素，忌用肾上腺素，1岁内小儿慎用。药应避光保存，色变深时不宜用。静脉滴注时常测体温，心率和血压。

（4）不良反应：有口干、便秘、皮疹、药热、粒细胞减少、胆汁淤积性黄疸、体位性低血压、锥体外系症状等。静注时可发生血栓性静脉炎，肌注部位易产生硬块。

（六）镇痛类

1. 氯胺酮（ketamin hydrochloride）

（1）作用及用途：作用于大脑的联络系统、镇痛作用强，尤其体表镇痛较好。用于全麻诱导，烧伤清创，小儿麻醉及各种体表小手术。

（2）用法：肌注、静注。

（3）注意事项：静注过快或过量可引起呼吸抑制；高血压，颅内高压、青光眼及严重心功能不全者忌用或慎用；癫痫病者忌用；不能与巴比妥用同一注射器，对要求肌肉松弛的手术，应加肌松剂。

（4）不良反应：唾液分泌过多、恶梦、错觉、幻觉、躁动、谵妄。

2. 芬太尼（fentanyl）

（1）作用及用途：为强效麻醉性镇痛药，作用与吗啡相似，用于止痛，作用快，维持短。用作静脉麻醉的主药和各种麻醉的辅助用药，也可用于短暂手术或一般情况较差的手术。

（2）用法：肌注、静注。

（3）注意事项：2岁以下、支气管哮喘、重症肌无力者忌用。静注应缓慢，快速静注可引起胸壁、腹壁肌肉僵硬而影响通气及呼吸抑制，儿童应在气管插管下使用。与氟哌啶合用施行神经安定镇痛麻醉，病危者、儿童用量可减半。

（4）不良反应：有成瘾性、但较轻、个别有恶心、呕吐、视觉模糊、发痒。

3. 吗啡（morphie）

（1）作用及用途：为中枢抑制药，有镇痛、镇静、镇咳、抑制呼吸及肠蠕动，增强括约肌的紧张性等作用，用于剧痛、心源性哮喘、肺水肿、亦用于麻醉前给药。

（2）用法：口服、皮下注射、肌注、静注。

（3）注意事项：治胆、肾绞痛时应与有效解痉剂合用。肝功能不全、肺源性心脏病、支气管哮喘、临产及乳母、颅内压增高、颅脑损伤及婴儿忌用。

（4）不良反应：便秘、呕吐、尿潴留、眩晕、嗜睡、过量可致昏迷、血压降低，呼吸抑制、极易成瘾。

4. 度冷丁（Dolantin）

（1）作用及用途：镇痛和对平滑肌的作用与吗啡相似、但较弱，用于剧烈疼痛，麻醉前给药，强化麻醉及“人工冬眠”等。

（2）用法：皮下注射、肌注。

（3）注意事项：治胆绞痛与阿托品使用；“人工冬眠”时可静脉滴注，以5%葡萄糖250～500ml稀释后滴入，但1岁以下小儿一般不采用静脉滴注作“人工冬眠”，禁忌证同吗啡。

（4）不良反应：头痛、头昏、出汗、恶心、久用成瘾，过量可致呼吸抑制，意识障碍，血压下降等。

（七）肌肉松弛药

司可林（scaline）是最常用的肌肉松弛药物

1. 作用及用途　为去极化类肌松剂，作用快，持续短，易于控制，用于支气管插管，解除喉痉挛。

2. 用法　肌注、静注、静脉滴注。

3. 注意事项　忌与硫喷妥钠混合注射。严重烧伤、破伤风、广泛软组织损伤、尿毒症等血钾偏高者、青光眼、视网膜脱离者、眼球穿通伤及白内障术者忌用。

4. 不良反应　静注后15～20s呈现肌肉震颤，大剂量时可引起呼吸肌麻痹。

二、手术室间的常用药品

手术室内常用物品，应放在药架上，标签清楚，位置固定，定期更换，随时补充。常用药品有：0.5%的卡因、2%利多卡因、0.75%布比卡因、耐乐品、1%阿托品滴眼剂、5%新福林滴眼剂、托品酰胺滴眼剂、1%托品眼膏、1%毛果芸香碱眼膏、妥布霉素眼膏、1%毛果芸香碱针剂、妥布霉素注射液、地塞米松注射液、0.1%肾上腺素注射液，0.9%氯化钠注射液、1%荧光素溶液、1%龙胆紫、75%酒精和碘伏溶液等。

第二十五章
眼病预防与保健

盲和视力损伤是世界范围内的严重公共卫生、社会和经济问题。目前，估计全世界视力损伤的人群为1.8亿人。WHO、一些国际非政府组织联合于1999年2月发起“视觉2020，享有看见的权利”行动，目标是在2020年全球根治可避免盲。其中预防和控制疾病是这次行动的重点。

目前我国盲的主要原因依次为白内障（46.1%）、角膜病（15.49%）、沙眼（10.9%）、青光眼（8.8%）、视网膜脉络膜病（5.5%）、先天或遗传性眼病（5.1%）、视神经病（2.9%）、屈光不正或弱视（2.9%）、眼外伤（2.6%）。各地在调查中发现半数以上盲和视力损伤是可以预防和可以治疗的。为达到在2020年根治可避免盲的宏伟目标，作为一个眼科医务工作者应采取实际行动，积极投身到眼病预防与眼保健工作中，为人类的健康做出我们的贡献。

第一节　眼外伤的预防

根据调查报告，我国每年至少有1000～1200万人发生眼外伤。眼球组织结构复杂、精细、脆弱、一旦受伤往往后果严重，甚至导致失明。但是，大多数眼外伤是可以预防的，并且这些预防措施并不难做到。预防眼外伤应针对不同对象采取不同措施。

一、儿童眼外伤的预防

（一）机械性眼外伤的预防

1. 锐器伤的预防　好玩是儿童的天性，但家长、幼儿园、学校老师给予正确的指导及安全教育非常重要。强调儿童不要玩弄刀、针、剪刀、弹弓、玩具枪（气枪）等，家长应把这些锐器放于儿童拿不到的地方。儿童玩弄剪刀而刺伤眼睛或刺伤在一起玩的伙伴，男孩喜欢用竹枝对打而刺伤眼部，这些病例临床上不少见。

注意家具安全也很重要，在房子装修及购买家具时，要考虑儿童的安全，家具不应有锐角、墙角、柱子应为钝角或圆型，家具锐角撞伤眼球也不少见。

2. 动物伤的预防　儿童喜欢动物，更喜欢逗鸟类、家禽，这些尖嘴动物喜欢捕食飞虫，当儿童靠近观察动物时，瞳孔区中央角膜反光点，这些尖嘴动物可能误认为是食物用嘴啄食之，导致角膜被啄伤或角膜穿破伤，这些损伤后果往往较严重，如得不到及时治疗可发生化脓性眼内炎，导致视力丧失或眼球萎缩。儿童玩猫狗容易被爪子刺伤眼睛。教育儿童尽量避免与这些动物近距离接触是预防眼外伤的有效方法。

3. 儿童眼部爆炸伤的预防　目前，在一些大城市已禁止燃放烟花、鞭炮、爆竹，但在一些地方还未禁止或禁止后重新开禁，逢年过节经常有儿童燃放烟花、鞭炮炸伤眼部到急诊就诊。禁止儿童燃放烟花、鞭炮并远离燃放烟花鞭炮的地方是预防儿童眼部爆炸伤的有效措施。

（二）儿童化学性眼外伤的预防

家庭、学校、单位对强酸、强碱等强腐蚀性化学物品应妥善保管。家庭用的厕所清洁剂与消毒剂对眼部也有很强的刺激性，应放于儿童不易触及的地方。并向儿童说明这些物品的危害性。因为儿童好奇，不能只考虑把危险物品收藏好就足够了，还要给予适当的安全教育。学校在做化学实验室时，要向学生强调遵守操作规程的重要性。学校做化学实验室的环境与设备一定要充分考虑到学生的安全，防止酸碱溶液溅入眼部。一旦发生化学物品溅入眼部，立即用大量清水冲洗眼部，按化学性眼外伤处理。

二、成人眼外伤的预防

日常生活中，眼睛受到外伤的机会很多，尤其是从事机械、化工、化学实验等。提高安全意识，克服麻痹大意，严格遵守操作规程，大多数眼外伤是可以预防的。预防措施：

1. 加强宣传教育，重视对新上岗人员安全生产教育，强调严格执行操作规程，确保安全的重要性。

2. 化工厂的工人，在接触强酸、强碱时，农民在喷洒农药或接触氨水、石灰时要戴防护眼镜，并且喷洒农药时应站在风头上。

3. 改进生产及防护设备对陈旧的防护设备要进行改进和维护，尤其是化工厂，应防止酸和碱性物质外漏。

4. 加强易燃、易爆物品如雷管、火药包等的管理，相关部门应专人严格保管，保证民众的安全。

5. 对从事金属机械操作工作，强调应用防护设备，防止机器上金属碎屑飞入眼内，造成眼内异物。

6. 提倡社会文明、礼貌谦让、理性处理日常生活中碰到的冲突避免暴力，杜绝挥动拳头造成眼球钝挫伤的野蛮行为，为构建和谐社会尽一个普通公民的义务。

第二节　传染性眼病的预防

一、红眼病的预防

红眼病是一种传染性很强的眼病，是通过接触传染的急性流行性结膜炎。如接触患者用过的毛巾、洗脸用具、手摸过的水龙头、门把手、楼梯扶手、公交车上的扶手、游泳池的水、玩具等公用物品都可引起接触传染。本病常在幼儿园、学校、工厂、医院广泛传播，造成暴发流行。

预防措施：

1. 无论是否红眼病流行期，养成个人良好卫生习惯很重要，未清洁的手不要揉眼睛。

2. 当患红眼病时要积极治疗，并做好隔离。不要到公共场所，特别是游泳、以免传染他人。

3. 红眼病流行期间，尽量避免与红眼病患者及其使用过的物品接触。

4. 对红眼病使用过的物品（如毛巾、手帕等）或幼儿园、学校、浴池等公共用品要进行消毒。

5. 红眼病流行期间，可滴抗生素滴眼液预防，尽量少到公共场所。

二、沙眼的预防

沙眼是由沙眼衣原体感染所致的一种慢性传染性结膜角膜炎，是致盲的主要眼病之一。

沙眼的预防措施：

1. 注意个人卫生，实行一人一巾，毛巾、手帕经常洗晒，未清洁的手不要揉擦眼睛，有条件的地方最好用流动水洗脸，或分别使用脸盆。

2. 公共场所、学校、幼儿园、工厂等地方采用流动水洗手，洗脸，发现沙眼患者应积极尽快治疗，以免传染。

3. 理发室、浴室、旅馆等公共服务性行业对洗脸用具、浴盆、浴巾要严格消毒，被褥经常洗晒。

4. 加强沙眼防治知识的宣传，人人都要重视环境卫生，保护水源，改善生活环境，避免沙眼的传播。

三、新生儿淋菌性结膜炎的预防

淋菌性结膜炎是严重的急性传染性眼病。传播途径为胎儿出生时经过已经感染了淋球菌的产道被感染。如果能及早发现孕妇淋菌感染，及时治疗，新生儿淋菌性结膜炎是可以预防的。

1. 育龄妇女患有淋病期间应避免怀孕，如已怀孕，应积极治疗淋病，确保孕妇产前治愈。

2. 若孕妇被确诊为淋病，应全身应用羟氨苄青霉素，每日 3g，对青霉素过敏者应使用其他对淋球菌敏感的药物。

3. 新生儿一旦确诊为淋菌性结膜炎，立即隔离患儿，积极治疗，以防交叉感染。如为一眼发病，应保护健眼。治疗护理操作要严格隔离患眼，保证健眼不被传染。患儿应取患侧卧位，以防患眼分泌物流入健眼。

4. 积极预防孕妇淋病，首次产前检查应做宫颈分泌物涂片检查。

第三节　近视眼的预防

我国是近视眼的高发地区，根据1998年在北京顺义区人群调查，15岁男、女少年近视眼的患病率分别为37.6%和55.0%。很多患者的近视或近视加深是可以预防的。

一、近视眼的发病原因

近视眼的发病原因可以分为遗传因素和环境因素两类。

1. 遗传因素　据研究者们认为病理性近视眼与遗传因素有密切的关系，研究表明，父母均为近视眼的子代发生近视眼的几率是父母无近视子代的8倍。

2. 环境因素　近距离工作与近视眼的发生，发展有很重要的关系。持续的近距离工作引起的近视有暂时性和永久性近视两种类型。暂时性近视是由于调节疲劳或睫状肌痉挛所致。假性近视是一种暂时性近视。

（1）假性近视：患者远视力低于正常，近视力正常。如用强的睫状肌麻痹剂，则视力可达正常，检影验光为正视或轻度远视。

（2）真性近视即永久性近视：患者远视力差，近视力好，用睫状肌麻痹剂散瞳验光时其散瞳后的视力变化不大，可负镜片矫正视力。

二、近视眼的预防措施

1. 保证良好的阅读、书写环境　阅读、书写环境光线充足，适宜的光亮度和对比度，桌面的照度应在100lux以上，照明无眩光或闪烁，黑板无反光，读物纸面无反光，桌椅高度适合。避免在阳光直接照射或暗光下进行近距离阅读或进行精细工作。

2. 保持良好的用眼习惯　用眼姿势要端正，眼与读物距离保持25～30cm，避免连续近距离用眼以免引起视疲劳，不宜长时间阅读和使用电脑，用眼45min要休息10min，并远眺，使眼肌调节得以松弛。不在乘车、走路时或卧床姿势下看书。注意劳逸结合，生活有规律。

3. 父母均有近视的儿童要定期检查视力，注意营养均衡、不挑食、加强户外锻炼，增强体质。

4. 每天坚持做眼保健操以消除视觉疲劳。

三、眼保健操

眼保健操共四节，操作方法如下：

第一节　揉天应穴（攒竹下三分）

手法：以左右大拇指指纹面按左右眉头下面的上眶角处，其他四指散开如弓状支持在前额上，按揉面不要大，节拍8次×8s，共64s（图25-1）。

第二节　挤按睛明穴

手法：以左手或右手大拇指与示指挤按鼻根，先向下按，然后向上挤，一按一挤为一拍。节拍8次×8s，共64s（图25-2）。

第三节　按揉四白穴

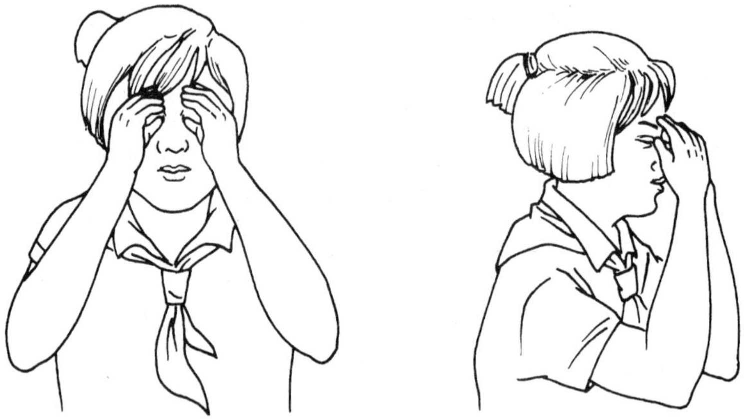

图 25-1　揉天应穴

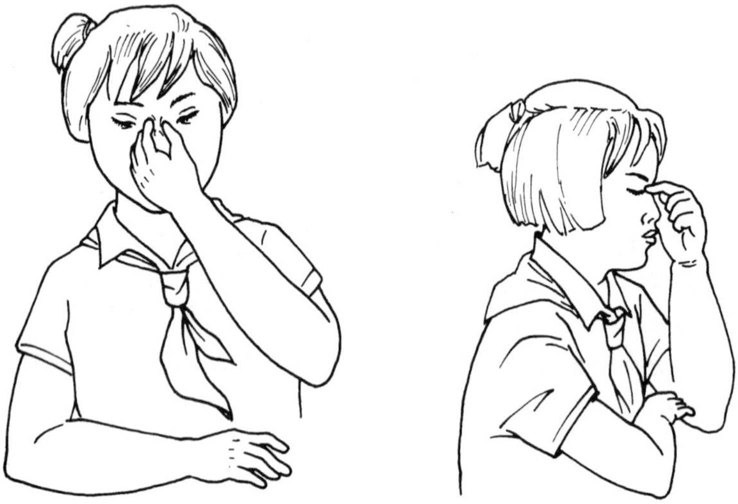

图 25-2　挤按睛明穴

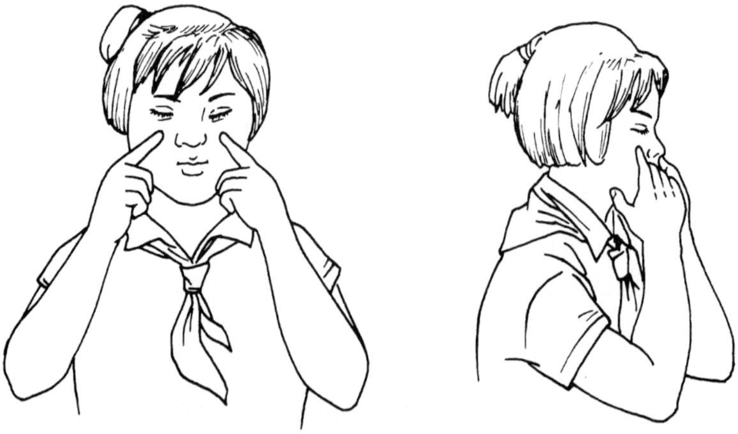

图 25-3　揉按四白穴

手法：先以左右示指与中指并拢，放在紧靠鼻翼两侧，大拇指支持在下颌骨凹陷处，然后放下中指，用示指在面颊中央部按揉。节拍 8 次 ×8s，共 64s（图 25-3）。

第四节　按太阳穴，轮刮眼眶

手法：以左右大拇指指纹面按住左右太阳穴，以左右示指第二节内侧面轮刮眼眶上下一圈，先上后下。上侧从眉头开始到眉梢为止，下侧从内眼角起至外眼角止。轮刮上、下一圈计四拍。节拍 8 次 ×8s，共 64s（图 25-4）。

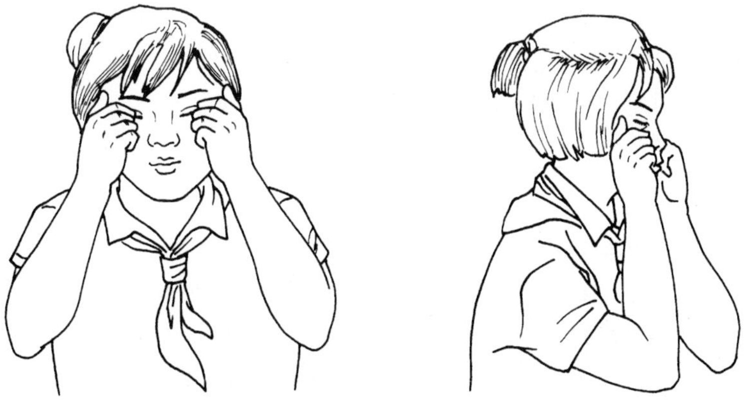

图 25-4　按太阳穴，轮刮眼眶

以上四节共需 4 分 16 秒。在操练时要闭着眼睛做，自己默念节拍。要经常剪短指甲，并保持两手清洁，一般每天做两次，要经常保持。如面部有疖疮，眼睛有发炎时，可以暂停操练，待治愈后再作。

参 考 文 献

1. 葛坚. 眼科学. 北京：高等教育出版社，2004.
2. 葛坚. 眼科学. 北京：人民卫生出版社，2005.
3. 惠延年. 眼科学. 北京：人民卫生出版社，2001.
4. 严密. 眼科学. 北京：人民卫生出版社，1996.
5. 毛文书. 眼科学. 北京：人民卫生出版社，1984.
6. 《眼科护理》编写组. 眼科护理. 上海：上海科学技术出版社，1983.
7. 刘文. 视网膜脱离显微手术学. 北京：人民卫生出版社，2007.
8. 杨培增，陈家祺，葛坚，吾德正. 眼科学基础与临床. 北京：人民卫生出版社，2006.
9. 中华医学会. 临床技术操作规范. 北京：人民军医出版社，2007.
10. 广东省卫生厅. 护理工作管理规范. 广州：广东科技出版社，2006.
11. 唐细兰. 眼科药物手册. 广州：广东科技出版社，2004.
12. 徐广弟. 青少年近视防治. 北京：军事医学科学出版社，2005.
13. 刘虎. 一双好眼 DIY. 北京：科学出版社，2006.
14. 辛爱青. 五官科护理学. 山西：山西科学技术出版社，1995.
15. 林菊英，金乔. 中华护理全书. 江西：江西科学技术出版社，1993.
16. 《临床护理学》编译委员会. 临床护理学全书. 北京：北京出版社，1991.
17. 何国平，喻坚. 实用护理学. 北京：人民卫生出版社，2002.
18. 殷磊. 护理学基础. 北京：人民卫生出版社，2004.
19. 陈维英. 基础护理学. 江苏：江苏科学技术出版社，1997.
20. 杨英华. 护理管理学. 北京：人民卫生出版社，2004.
21. 仲剑平. 医疗护理技术操作常规. 北京：人民军医出版社，1999.
22. 阎洪禄，高建鲁. 小儿眼科学. 北京：人民卫生出版社，2002.
23. 李绍珍. 眼科手术学第 2 版. 北京：人民卫生出版社，1997.
24. 刘正良. 彭望秀. 手术室护理管理. 长沙：湖南科学技术出版社，2005.
25. 肖顺贞，袁剑云. 药理学与护理程序. 北京：北京医科大学　中国协和医科大学联合出版社. 1997.
26. 吴素虹，陈绮华. 高度近视后巩膜加强术的护理. 中华护理杂志，1996，31（4）：208-209.
27. 吴素虹，陈绮华，彭大伟. 额颏胸垫在视网膜脱离眼内填充术后护理中的应用. 中华护理杂志，1998，33（4）：215-217.
28. 吴素虹，潘健，黄思健. 现代玻璃体视网膜显微手术患者的护理. 中华护理杂志，1999，34（2）：88-90.
29. 吴素虹，明月，陈绮华，黄思健，等. 玻璃体视网膜术后患者眼压的早期监测. 中华护理杂志，2001，36（8）：585-587.
30. 吴素虹，明月，陈绮华，等. 非接触性眼压计测量结果的影响因素分析与护理干预. 中华护理杂志，2003，38（6）：450-460.

31. 吴素虹，黄雯，黄思健，等. 33 例 25G 经结膜无缝合玻璃体视网膜手术患者的护理. 中华护理杂志，2005，40（7）：528-529.
32. 卢素芬，吴素虹，叶雪莲. 糖尿病性视网膜病变的护理. 中国实用护理杂志，2004，20（11）：56-57.
33. 吴素虹，陈绮华，黄思健等. 高度近视并视网膜脱离患者出院后的视力维护. 护理研究，200，14（6）：251-252.
34. 黄雯，吴素虹，黄思健. 早产儿视网膜病变手术前后的护理. 现代护理，2003，9（5）：350-356.
35. 黄雯，吴素虹，黄思健. 对视网膜病变行巩膜外冷凝术早产儿的母亲的健康教育. 中国实用护理杂志，2006，22（3）：52-53.
36. 吴素虹，黄思健，杨远霞，等. 增殖型糖尿病玻璃体视网膜病变患者的健康教育. 南方护理杂志，1998，5（5）：26-28.
37. 陈星，赵玉兰，李丽萍，等. 25 例急性视网膜坏死的护理体会. 南方护理学报，2000，7（6）8-10.
38. 吴素虹，明月，黄思健，等. 玻璃体视网膜手术脉络膜上腔出血患者的护理. 南方护理学报，2001，8（5）：30-31.
39. 李丽萍，赵玉兰，陈星. 视网膜脱离患者眼内短期填充过氟氢菲液体的护理. 南方护理学报，2002，9（5）：43-44.
40. 吴素虹，明月，黄雯，等. 视网膜脱离外路显微手术患者体位护理的改进. 南方护理学报，2005，12（10）：39-40.
41. 叶荣花. 玻璃体手术配合的探索. 黑龙江护理杂志，1998，4（12）：14-15.
42. 吴素虹，杨远霞，黄雯，等. 硅油取出联合白内障囊外摘除术的护理. 黑龙江护理杂志，1999，5（11）：15-16.
43. 陈星. 1 例急性视网膜坏死的整体护理. 心理医生，2001，7（8）：23-25.
44. 林婉意，苏丽金，刘荣娇. 视网膜中央动脉阻塞患者健康教育需求与护理对策. 广东医学，2005，26（10）1451-1452.
45. 余惠英，吴素虹，林箐，等. 老年增殖性糖尿病视网膜病变 54 例围手术期护理体会. 齐鲁护理杂志，2005，11（7）；873-874.
46. 黄思建，吴素虹，陈绮华. 儿童视网膜脱离的临床整体护理. 黑龙江护理杂志 1999，5（11）：52-53.
47. 吴素虹，黄思建，黄雯，等. 额颊伏台在现代玻璃体视网膜显微术后护理中的应用。中国实用护理杂志，2006，22（10）：37-38.
48. 黄思建，吴素虹，黄雯，等。复杂性视网膜脱离患者的整体护理。现代医院 2006，6（5）：98-99.
49. 陈玩妆，张海容，陈少娜，等. MEDPOR 眶内植入整复眼眶爆裂怀骨折的手术配合. 护理学杂志. 2004，6（19）：42-43.
50. 林菁，邓杏灵. 超声乳化白内障吸除联合玻璃体切除及人工晶体植入术的护理配合. 现代医院. 2005. 12（5）：72-73.
51. 黄晓燕，马文芳，卢素芬，等. 眼激光显微内窥镜系统的使用配合. 实用护理杂志，2003. 19（3）：219-220.
52. 黄晓燕，唐焕萍，程佩霞，等. 泪道浚通插管手术的配合，护士进修杂志，2003，4（18）366-367.
53. Alams GW, Azen SP, McCuen BW, et al. Vitrectomy with silcone or long-acting gas in eyes with severe

proliferative vitreoretinopathy：results of additional and long-term follow-up. Arch Ophthalmology，1977，115：335-344.

54. Salates NR Tolentino FI，ARRoyo M，Freeman HM. The complications of perfluoropane gas use in complex retinal detachments. Retina，1996，16（1）7-12.

55. Maggie DeAlba，ST Kirk H，PACKO. Innovative management of the face-down patient. Vieoretinal Surgery and Technology，1993，15：6.

56. Ventura LM，Dix RD. Viability of herpes simplex virus type 1 on the applanation tonometer. Am J ophthalmol，1987，103：48-52.

57. Su CS，Bowden S，Fong LP，et al. Current tonometer disinfection may be inadequate for mepatitis B virus. Arch ophthalmol，1994，112：1406-1407.

58. Kretz C，Demaailly P. E-PERT NCT advanced logic tonometer valuation. Inte ophthal，1992，16：287-290.

59. Myers KJ，Latte P，Liwak A，et al. XPERT NCT-a clinical evaluation. J Am optom Assoc，1990，61：863-869.

60. Honavar SG，Goyal M，Majji AB，et al. Ophthalmology，1999，106：169.

致　谢

非常感谢中山眼科中心领导对我们护理工作的大力支持以及我们护理同仁的关怀与厚爱！

感谢中山眼科中心的教授们长期以来对我们护理工作的指导！

感谢中山眼科中心的护理前辈们对我们每一位护士的精心培育，并把她们的宝贵经验毫无保留地传授给我们！没有她们的辛勤耕耘，就没有我们眼科护理的今天，也没有这本书的出版。

同时要感恩于来中山眼科中心诊治的千千万万患者，由于有了他们对护理的高度配合，使我们练就了过硬的护理技术。我们将继续努力，以更高的护理热忱和技术水平造福人类。

编　者